The Dermato-Venereology Volume

Interpretation
of Clinical Pathway

2022年版

临床路径释义
INTERPRETATION OF CLINICAL PATHWAY
皮肤病及性病学分册

主 编 郑 捷 晋红中

中国协和医科大学出版社

北 京

图书在版编目（CIP）数据

临床路径释义·皮肤病及性病学分册／郑捷，晋红中主编．—北京：
中国协和医科大学出版社，2022.5
ISBN 978-7-5679-1948-8

Ⅰ.①临…　Ⅱ.①郑…②晋…　Ⅲ.①临床医学-技术操作规程②皮肤病-
诊疗-技术操作规程③性病-诊疗-技术操作规程　Ⅳ.①R4-65

中国版本图书馆 CIP 数据核字（2022）第 044235 号

临床路径释义·皮肤病及性病学分册

主　　编：郑　捷　晋红中
责任编辑：许进力　王朝霞
丛书总策划：张晶晶　冯佳佳
本书策划：边林娜　张晶晶

出版发行：**中国协和医科大学出版社**
（北京市东城区东单三条 9 号　邮编 100730　电话 010-65260431）
网　　址：www.pumcp.com
经　　销：新华书店总店北京发行所
印　　刷：北京虎彩文化传播有限公司

开　　本：787mm×1092mm　　1/16
印　　张：23.25
字　　数：610 千字
版　　次：2022 年 5 月第 1 版
印　　次：2022 年 5 月第 1 次印刷
定　　价：108.00 元

ISBN 978-7-5679-1948-8

编 委 会

罗杰峰　广西医科大学第二附属医院
郑和义　中国医学科学院北京协和医院
郑　捷　上海交通大学医学院附属瑞金医院
郝　飞　重庆医科大学附属第三医院
施　辛　苏州大学附属第二医院
施若非　上海交通大学医学院附属瑞金医院
姚　煦　中国医学科学院皮肤病医院
秦安京　首都医科大学附属复兴医院
晋红中　中国医学科学院北京协和医院
顾　恒　中国医学科学院皮肤病医院
徐金华　复旦大学附属华山医院
陶　娟　华中科技大学同济医学院附属协和医院
曹　华　上海交通大学医学院附属瑞金医院
渠　涛　中国医学科学院北京协和医院
曾跃平　中国医学科学院北京协和医院
潘　萌　上海交通大学医学院附属瑞金医院

序 言

由于历史、地域、医学教育背景、临床医学基础以及中医、西医并存等诸多因素，造成了我国在不同地区、不同医院在同一疾病诊疗上的巨大差异。所谓"差异"，实质上就是不规范。临床诊疗的不规范不仅导致了患者不能得到合理诊断与治疗，还导致了患者诊疗开支的无谓增加，还是医患矛盾发生的重要原因之一。这一现象在我们皮肤性病科的表现尤为突出。由于我国的医疗基础薄弱，皮肤病学科长期来受重视程度低，造成我们这个学科的医疗主体——皮肤性病科临床医师队伍的严重良莠不齐。获得高学历、经过正规临床训练的皮肤科医师大都集中在大城市的三级医院。缺乏规范化培训、医学院校一毕业还未接受基本的临床知识和技能训练，穿上白大褂就成为皮肤科专科医师的在我国皮肤性病科医师队伍中不在少数。

皮肤性病学科是一门复杂学科，堪称临床医学二级学科中最为庞杂的学科，内容涉及临床各学科。皮肤性病既有其特有的疾病特点，病种多达1000余个，是临床各个学科中病种数最多的；还与其他临床各学科有密切联系和交叉，几乎与临床各科相关；皮肤疾病常伴有多脏器、多系统的受累或是其他系统疾病在皮肤的表现；一些与之相关的基础学科如病理学、免疫学、遗传学、肿瘤学、医学微生物学、外科手术学及近年来方兴未艾的分子生物学、激光医学、影像医学等技术与理论越来越多地被应用于皮肤性病的临床诊断和治疗。因此，皮肤性病科临床医师应具备较其他专科医师更为宽广的临床医学知识和技能。

我国目前皮肤性病治疗的现况可以借用我国著名皮肤性病学家、中国医学科学院皮肤病学研究所孙建芳教授的话来概括，是"千人千方"，即对同一疾病各个医师都有自己的不同处方；而欧美是"千人一方"。对一个门诊就诊的患者，特别是一个住院的患者，到底应该做哪些检查，通过哪些检查可以有助于诊断和鉴别诊断，哪些检查对了解患者有无皮肤外的系统损害是必需的而哪些检查是过度的，是为医院或科室而不是为患者进行的，都没有一个合适的规范，结果或是出现突发意外而没有对重要脏器在入院时进行评价的资料，酿成医疗纠纷甚至医疗事故，或是被患者投诉"过度检查"。

基于以上现象，显示我国目前临床诊疗亟待规范化，特别是在皮肤性病学科。由我国部分富有临床经验的资深皮肤科医师编撰的、中国协和医科大学出版社出版的《临床路径释义·皮肤病及性病学分册》对部分常见皮肤病的入院后在不同的时间节点应该进行的与疾病相关的必需检查和处理，可能出现的并发症、排除与疾病相关或药物治疗可能后发生的器官与系统病变应该进行的预先检查和处理进行了规范性介绍及补充说明。希望这本书能够成为每个皮肤性病科医师的案头必备之书，希望这本书对我国皮肤性病学界的规范化诊疗和治疗有所助益。

我国的皮肤性病学科与其他临床各个学科一样，其规范化的诊断与治疗还有漫长的路要走，现在仅仅是开始。更多疾病的"临床路径"还在制订中。让我们一起努力，为我国临床诊疗的逐步规范化作出贡献，从中提高自我、造福患者、造福后代、利及国家。

中华医学会皮肤性病学分会　前主任委员
上海交通大学医学院　皮肤性病学教授
上海交通大学医学院附属瑞金医院　皮肤科主任、主任医师

前　言

开展临床路径工作是我国医药卫生改革的重要举措。临床路径在医疗机构中的实施为医院医疗质量管理提供标准和依据，是医院管理的抓手，是实实在在的医院内涵建设的基础，是一场重要的医院管理革命。

为更好地贯彻国务院深化医药卫生体制改革的有关精神，帮助各级医疗机构开展临床路径管理，保证临床路径工作顺利进行，自2011年起，受国家卫生健康管理部门委托，中国医学科学院承担了组织编写《临床路径释义》的工作。

在医院管理实践中，提高医疗质量、降低医疗费用、防止过度医疗是世界各国都在努力解决的问题。其重点在于规范医疗行为，控制成本过快增长与有效利用资源。研究与实践证实，临床路径管理是解决上述问题的有效途径，尤其在优化资源利用、节省成本、避免不必要检查与药物应用、建立较好医疗组合、提高患者满意度、减少文书作业、减少人为疏失等诸多方面优势明显。因此，临床路径管理在医改中扮演着重要角色。2016年11月，中共中央办公厅、国务院办公厅转发《国务院深化医药卫生体制改革领导小组关于进一步推广深化医药卫生体制改革经验的若干意见》，提出加强公立医院精细化管理，将推进临床路径管理作为一项重要的经验和任务予以强调。国家卫生健康管理部门也提出了临床路径管理"四个结合"的要求，即临床路径管理与医疗质量控制和绩效考核相结合、与医疗服务费用调整相结合、与支付方式改革相结合、与医疗机构信息化建设相结合。2021年1月，国家卫健委、医保局、财政部等8部委联合下发《关于进一步规范医疗行为促进合理医疗检查的指导意见》，明确要求国家卫健委组织制定国家临床诊疗指南、临床技术操作规范、合理用药指导原则、临床路径等；并要求截至2022年底前，三级医院50%出院患者、二级医院70%出院患者要按照临床路径管理。

临床路径管理工作中遇到的问题，既有临床方面的问题，也有管理方面的问题，最主要是对临床路径的理解一致性问题。这就需要统一思想，在实践中探索解决问题的最佳方案。《临床路径释义》是对临床路径的答疑解惑及补充说明，通过解读每一个具体操作流程，提高医疗机构管理人员和医务人员对临床路径管理工作的认识，帮助相关人员准确地理解、把握和正确运用临床路径，合理配置医疗资源，规范医疗行为，提高医疗质量，保证医疗安全。

本书由郑捷教授、晋红中教授等数位知名专家亲自编写审定。编写前，各位专家认真研讨了临床路径在实施过程中各级医院遇到的普遍性问题，在专业与管理两个层面，从医师、药师、护士、患者多个角度进行了释义和补充，供临床路径管理者和实践者参考。

　　对于每个病种，我们在临床路径原文基础上补充了"医疗质量控制指标""疾病编码"和"检索方法""国家医疗保障疾病诊断相关分组"四个项目，将临床路径表单细化为"医师表单""护士表单"和"患者表单"，并对临床路径及释义中涉及的"给药方案"进行了详细的解读，即细化为"给药流程图""用药选择""药学提示""注意事项"，同时补充了"护理规范""营养治疗规范""患者健康宣教"等内容。在本书最后，为帮助实现临床路径病案质量的全程监控，我们在附录中增设"病案质量监控表单"，作为医务人员书写病案时的参考，同时作为病案质控人员在监控及评估时评定标准的指导。

　　"疾病编码"可以看作适用对象的释义，兼具标准化意义，使全国各医疗机构能够有统一标准，明确进入临床路径的范围。对于临床路径公布时个别不准确的编码我们也给予了修正和补充。增加"检索方法"是为了使医院运用信息化工具管理临床路径时，可以全面考虑所有因素，避免漏检、误检数据。这样医院检索获取的数据才能更完整，也有助于卫生行政部门的统计和考核。增加"国家医疗保障疾病诊断相关分组"是将临床路径与 DRG 有机结合起来，临床路径的实施可为 DRG 支付方式的实施提供医疗质量与安全保障，弥补其对临床诊疗过程监管的不足。随着更多病例进入临床路径，也有助于 DRG 支付方式的科学管理，临床路径与 DRG 支付方式具有协同互促的效应。

　　依国际惯例，临床路径表单细化为"医师表单""护士表单"和"患者表单"，责权分明，便于使用。这些仅为专家的建议方案，具体施行起来，各医疗机构还需根据实际情况修改。

　　实施临床路径管理意义重大，但同时也艰巨而复杂。在组织编写这套释义的过程中，我们对此深有体会。本书附录对制定/修订《临床路径释义》的基本方法与程序进行了详细的描述，因时间和条件限制，书中不足之处难免，欢迎同行诸君批评指正。

编　者
2022 年 2 月

目 录

第一章

寻常痤疮临床路径释义

【医疗质量控制指标】

指标一、把握治疗的安全性和疗效平衡

指标二、分级治疗

指标三、定期随访

一、寻常痤疮编码

疾病名称及编码：寻常痤疮（ICD-10：L70.0）

二、临床路径检索方法

L70.0

三、国家医疗保障疾病诊断相关分组（CHS-DRG）

MDCJ 皮肤、皮下组织及乳腺疾病及功能障碍

JZ1 其他皮肤及乳腺疾患

四、寻常痤疮临床路径标准门诊流程

（一）适用对象

第一诊断为寻常痤疮（不伴有并发症）。

> 释义
>
> ■ 本路径适用于第一诊断为寻常痤疮，包括非炎性皮损（开放性粉刺和闭合性粉刺）、炎性皮损（丘疹、脓疱）及不断进展的皮损（结节和囊肿），但不包括暴发性痤疮、聚合性痤疮、药物性痤疮、新生儿痤疮、婴儿痤疮等变异型或累及骨关节、伴发热、肝脾大等并发症的严重痤疮。

（二）诊断依据

根据《临床诊疗指南·皮肤病与性病分册》（中华医学会编著，人民卫生出版社）、《临床技术操作规范·皮肤病与性病分册》（中华医学会编著，人民军医出版社）。

1. 多见于青春期人群，好发于面部、上胸、背及肩部等皮脂溢出部位。

2. 基本损害为圆锥形丘疹，又称粉刺，分为开放性的黑头粉刺和闭合性的白头粉刺，同时伴有炎症损害如丘疹、脓疱、结节、囊肿等。

3. 一般无自觉症状，可有轻微痒、痛，病情时轻时重，呈慢性经过，可遗留色素沉着、瘢痕。

根据痤疮皮损性质及严重程度可将痤疮分为三度4级：

Ⅰ级（轻度）：仅有粉刺。

Ⅱ级（中度）：除粉刺外还有炎性丘疹。

Ⅲ级（中度）：除有粉刺、炎性丘疹外还有脓疱。

Ⅳ级（重度）：除有粉刺、炎性丘疹及脓疱外还有结节、囊肿或瘢痕。

> **释义**
>
> ■ 寻常痤疮的诊断中抓住发病年龄（85%患者在12~24岁）、皮损形态（粉刺、丘疹、脓疱，大多数情况下呈多形性损害）及部位（面部为主，可以累及胸部、背部和肩部）这3个要点，容易与发生在面部的很多疾病区别。诊断中需关注成年女性痤疮患者的表现有一定特殊性，并注意合并雄激素增多症表现如多毛、脱发和脂溢性皮炎等，必要时做性激素检查。需要与痤疮样疹、毛囊炎、皮脂腺增生、玫瑰痤疮、口周皮炎、毛发苔藓、粟丘疹等鉴别。痤疮的分级主要是根据皮损的性质而不依赖于皮损的数量，这是决定治疗策略的重要基础，方便临床医生掌握。并且不同的皮损性质其发病机制也有差异，如粉刺主要是毛囊上部的角化，而丘疹脓疱主要为继发的炎症反应。

（三）治疗方案的选择

根据《临床治疗指南·皮肤病与性病分册》（中华医学会编著，人民卫生出版社）、《临床技术操作规范·皮肤病与性病分册》（中华医学会编著，人民军医出版社）、《中国痤疮治疗指南》（中国医师协会皮肤科医师分会，2008年）。

1. 局部治疗。
2. 系统治疗（抗菌药物治疗、维A酸治疗、激素治疗）。
3. 物理治疗。
4. 中医中药。

> **释义**
>
> ■ 局部治疗主要指外用药物治疗，是各种类型痤疮的基础治疗，也是维持治疗的重要手段。系统治疗通常指口服药物治疗，可选择的药物包括抗菌药物、维A酸及激素，通常适合于2级及以上患者。药物治疗是痤疮治疗中不可代替的手段，物理治疗在帮助提高药物疗效、抗炎和皮损修复中发挥一定的治疗作用。中医中药在痤疮治疗中也有肯定的疗效。
>
> ■ 维A酸类药物主要指口服异维A酸，治疗效果显著，但因具有一定不良反应故不作为轻型痤疮的首选治疗。激素治疗包括雌激素、抗雄激素类药物及糖皮质激素。口服糖皮质激素本身可能诱发痤疮，故仅小量（通常每日低于泼尼松20~40mg剂量）、短期（通常控制在2~3周）用于治疗初期且炎症较重的患者。

（四）进入路径标准

1. 第一诊断必须符合 ICD-10：L70.0 寻常痤疮（不伴有并发症）疾病编码。
2. 当患者同时具有其他疾病诊断，但不需要特殊处理也不影响第一诊断的临床路径流程实施时，可以进入路径。

释义

■ 明确属于寻常痤疮，且排除痤疮变异型等特殊类型的痤疮可以进入本路径。同时无肝、肾、关节等合并症或并发症。当合并有严重的肝肾疾病或伴有严重内分泌疾病时，或长期大剂量使用糖皮质激素治疗其他疾病时，不应进入本路径。

（五）治疗方案与药物选择

1. 局部治疗：外用维 A 酸类药物、过氧化苯甲酰、抗菌药物、壬二酸、二硫化硒等，用药时间视病情而定。

2. 系统治疗：

（1）抗菌药物治疗：应首选四环素类，其次为大环内酯类，疗程 6~12 周。其他如甲硝唑也可酌情使用，但 β-内酰胺类和喹诺酮类抗菌药物不宜选择。

（2）维 A 酸治疗：主要是口服异维 A 酸，通常用于重度患者，也可用于其他方法治疗无效的中度痤疮患者。每日剂量取决于患者体重，疗程视病情而定。须向患者说明异维 A 酸可能引起的不良反应，如皮肤黏膜干燥、肝功能异常、血脂异常、致畸等。

（3）激素治疗：可选择复方醋酸环丙孕酮片、醋酸环丙氯地孕酮等，应当根据患者月经周期服用，疗程 3~4 个月或视病情而定。抗雄激素药物也可选择螺内酯。口服雌激素类制剂及螺内酯主要用于女性患者。糖皮质激素主要用于严重的结节囊肿性痤疮、暴发性痤疮或聚合性痤疮的病情进展期，多采用小剂量短期使用。也可结节和/或囊肿内注射糖皮质激素。

3. 物理治疗：光疗法包括单纯蓝光（415nm）、蓝光与红光（630nm）联合疗法、红光加 5-氨基酮戊酸（5-ALA）光动力疗法等，其中光动力疗法需要一定的设备，且主要用于重度痤疮或结节囊肿性痤疮；激光疗法如 1450nm 激光、强脉冲光（IPL）、脉冲染料激光等；粉刺挑除。治疗时间视病情而定。

4. 中医治疗：辨证论治，随症加减。

释义

■ 局部治疗：外用维 A 酸类药具有溶解粉刺、预防新粉刺形成及抗炎等特性，是治疗粉刺、轻中度炎性痤疮的基础治疗方法。可供选择的药物包括 0.025% 维 A 酸、0.1% 维 A 酸、0.1% 阿达帕林、0.1% 他扎罗汀和 0.05% 异维 A 酸等，剂型有凝胶或乳膏等，使用中主要是局部刺激反应。可以考虑从低浓度开始如 0.025% 维 A 酸，2~4 周耐受后改为 0.1% 维 A 酸，或采用每晚短期接触疗法，如使用 0.1% 他扎罗汀乳膏 30 分钟后出现刺激反应就立即洗掉，坚持使用 3~5 天看是否能建立耐受。过氧化苯甲酰和壬二酸可抑制痤疮丙酸杆菌繁殖，主要用于炎症性痤疮。外用抗菌药物主要有克林霉素和红霉素类，也可使用复方多黏菌素 B 软膏，通常不宜单独长期使用。

■ 系统治疗：口服抗菌药物主要用于中度及部分重度痤疮患者。四环素类药物因抗炎作用强且容易渗透到毛囊皮脂腺而成为首选，特别是米诺环素，其组织分布浓度高。对不能耐受四环素类的患者可用大环内酯类抗菌药物代替。抗菌药物使用中注意不良反应，特别是菌群失调、肝损害、色素沉着和头晕等，尤其是米诺环素。口服异维 A 酸是治疗重度患者的首选，但也可用于其他治疗无效的中度或迁延反复的患者。近年来主张小剂量（成人每日 10~20mg）及长疗程（4~6 个月），其安全性高，复发率低。异维 A 酸不良反应多，使用前需充分与患者沟通，并注意预防或对症处理各种不良反应。育龄妇女服药期间及服药后 3 个月应严格避孕。维胺酯是我国自主研发的治疗痤疮的维 A 酸制剂，起效慢，但不良反应较小，也可选择。激素类制剂通常选择需有严格的适应证，特别是避孕药，通常是患有迟发性痤疮、严重痤疮、口服异维 A 酸治疗有效但停药后很快复发的或迁延不愈的女性患者。糖皮质激素不常规用于痤疮的治疗，仅在严重的痤疮处于进展阶段可短疗程（2~3 周）、低剂量（每日泼尼松 20~40mg）使用。

　　■ 物理治疗：红光或蓝光主要针对炎性丘疹脓疱患者，通常每周 2 次，连续使用 4~8 周。光动力疗法是重度痤疮的一种治疗选择，因需要特殊的设备及较高的费用，需严格掌握适应证，主要用于药物治疗效果不佳，或不能耐受药物治疗不良反应，或不愿意接受药物治疗的重度或囊肿结节性痤疮患者。激光或强脉冲光多用于痤疮恢复后局部皮肤的修复。重度痤疮常形成瘢痕。对于增生性瘢痕，常用局部封闭治疗（包括激素，五氟尿嘧啶等）及脉冲染料激光，填充治疗等。

　　■ 中医中药：治疗痤疮有明确的疗效，但需要遵循中医理论，辨证施治。中药外治法：需根据皮损的特点、部位、性质来选择适宜的药物，并应注意所选药物的禁忌证，可选用复方黄柏液涂剂湿敷，用于炎性丘疹、脓疱皮损，起到清热利湿、泻火解毒的作用。

（六）门诊检查项目

根据患者病情选择的项目：

1. 病原学检测：患者可进行蠕形螨、马拉色菌等病原菌学检查，以利于鉴别诊断，有条件可监测痤疮丙酸杆菌的耐药性，指导临床合理用药。

2. 内分泌检查：女性痤疮患者如同时伴有皮脂溢出、多毛、月经稀发过少或闭经、不孕等，可检测性激素水平，必要时需排除多囊卵巢综合征等。

3. 服药后安全性监测：拟行异维 A 酸系统治疗者，在开始治疗前应当进行肝功能和血脂检查，并在治疗后每 2~4 周复查。

> 释义
>
> 　　■ 通常寻常痤疮容易诊断，不需要做过多的检查。鉴于绝大多数患者内分泌是正常的，因此不常规检查性激素，除非出现多毛、月经不调且皮损严重、治疗抵抗的情况。对于肝功能及血脂监测，通常治疗开始 3 个月需定期检查，如无异常可停止监测。

（七）临床治愈标准

临床症状消失，原有皮损基本消退，无新发皮损，临床疗效指数≥90%。

> **释义**
>
> ■ 寻常痤疮通常容易反复发作，对达到临床治愈的患者应主要维持治疗，可以选择外用0.1%阿达帕林凝胶或0.1%他扎罗汀乳膏每晚1次，连续使用6个月或更长时间。

（八）变异及原因分析

1. 对门诊常规治疗效果差者，可酌情住院治疗。
2. 伴有其他基础疾病或并发症，需进一步诊断及治疗或转至其他相应科室诊治，延长住院时间，增加住院费用。

> **释义**
>
> ■ 寻常痤疮通常以门诊治疗为主，除非出现严重的并发症如高热、关节疼痛、肝脾大或发生严重的药物不良反应等，可以考虑住院治疗。

五、寻常痤疮临床路径给药方案

【用药选择】

1. 根据病情严重程度选择用药。通常依据皮损的性质将疾病分为轻度（Ⅰ级）、中度（Ⅱ级、Ⅲ级）和重度（Ⅳ级）。
2. 轻度痤疮不推荐口服药物治疗，以外用药物为主，治疗首选维A酸类制剂，如果无效可以考虑联合外用过氧苯甲酰等。
3. 中度痤疮如果临床表现以丘疹为主，可以首选外用疗法，包括过氧苯甲酰等，如果无效可以联合口服抗菌药物，必要时结合红蓝光。

【药学提示】

1. 异维A酸属于第一代维A酸，是全反式维A酸的立体异构体。口服具有重要的治疗痤疮的作用，通过选择性结合维A酸核受体发挥以下作用：①影响皮脂腺的功能，包括缩小皮脂腺体积、抑制皮脂腺活性、减少皮脂腺分泌等，从而间接改变环境，不利于痤疮丙酸杆菌繁殖；②具有抗角化、抑制表皮细胞过度增殖和促进其分化的作用，可减轻毛囊口和皮脂腺导管口的角化；③通过影响单核细胞和淋巴细胞功能，抑制中性粒细胞的趋化而发挥抗炎作用。口服吸收迅速，生物利用度较低，需餐后服用以提高生物利用度。
2. 四环素类药物，因其可有效到达毛囊皮脂腺部位、有效抑制痤疮丙酸杆菌及非特异性的抗炎作用而成为治疗痤疮的首选。四环素是最廉价的选择，空腹服用生物利用度高，但需要分次给药。多西环素是四环素良好的代替药，其口服吸收好，抗菌活性强。近年来采用亚抗菌剂量疗法，即每次20mg，每日2次，可以获得有效抗炎作用的同时，减少诱导全身细菌的耐药性产生。米诺环素是治疗寻常痤疮最有效的口服抗菌药物，当痤疮丙酸杆菌对四环素耐药时，米诺环素是极好的替代之选。

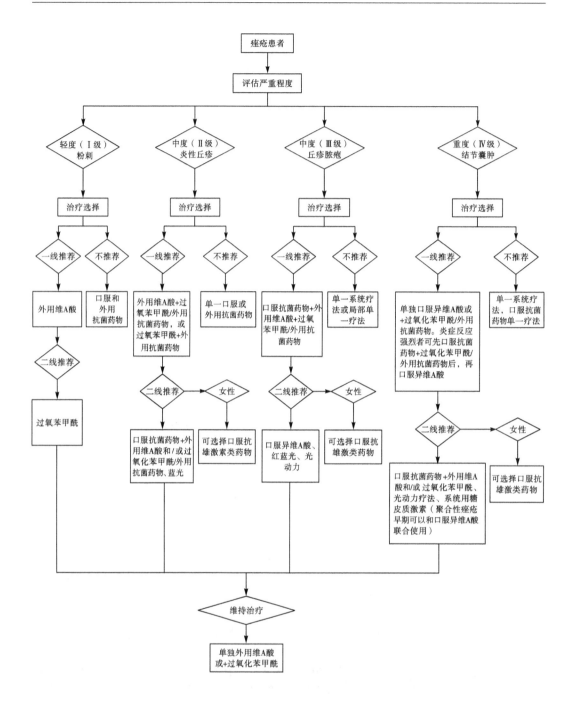

【注意事项】

1. 异维A酸口服有严重的致畸作用，孕妇及拟妊娠的妇女禁用，服药期间及服药后3个月应严格避孕。对本品过敏、严重的肝肾功能不全、严重的高脂血症、12岁以下儿童禁用或慎用。其他不良反应较多，但多为可逆性的，其反应轻重与剂量大小、疗程长短及个体耐受性有关。

2. 四环素类药物治疗中大约5%患者可出现阴道炎或肛周瘙痒，发病部位可以检查出念珠菌。8岁以下儿童使用可能会出现牙齿黄染。多西环素较常发生光敏反应。米诺环素服药后会出现眩晕，故主张晚上单剂量服药。另外，米诺环素还存在色素沉着等不良反应。

服用避孕药可能出现恶心、月经不调、黄褐斑、体重增加、乳房胀痛等不良反应，极少数情况下发生血栓性静脉炎和肺栓塞等严重不良反应。

六、寻常痤疮患者护理规范

1. 适当清洁皮肤，特别是皮肤油腻比较明显的患者更要注重皮肤的清洁。通常用温水清洁就可以满足大多数患者，也可借助洗面奶清洁皮肤，但不要过度清洁皮肤，以免损伤皮肤屏障。

2. 避免挤压或针挑粉刺或丘疹，以免诱发或加重皮肤炎症反应，增加皮肤色素沉着、瘢痕形成的风险。

3. 炎症较为明显时，特别是伴有敏感皮肤时可以酌情考虑用3%硼酸或生理盐水湿敷，每日1~2次，每次30分钟。

4. 适当护肤，包括使用防晒霜或保湿霜。

七、寻常痤疮患者营养治疗规范

饮食要均衡，多食蔬菜、水果。清淡饮食对于控制痤疮很重要。避免过度食用高能量饮食，如油炸食品、巧克力、牛奶等。辛辣食物、浓茶、浓咖啡等因人而异，不一定每个人都需要限制。

八、寻常痤疮患者健康宣教

1. 要有良好的心态正确面对痤疮。痤疮是青春期很常见的表现，发生率高达90%以上。不能因为痤疮而产生消极情绪，甚至抑郁。重视痤疮合理规范的治疗。轻度痤疮通过控制饮食、皮肤护理或外用药物就可以有效控制，严重痤疮特别是容易形成瘢痕的痤疮需要及时有效的治疗，以免对容貌产生严重的影响。

2. 饮食要多元化，多饮食，少饮碳水化合物饮料。避免过量食入高能量的食物，以免诱发体内激素的异常分泌，促进痤疮的发生和发展。

3. 要保证足够睡眠，避免因熬夜、睡眠不规律影响到皮脂腺的功能调节。

4. 要保证心情舒畅，避免精神压力过度。精神压力可以影响到皮脂腺功能，加重痤疮。

5. 要保持大便通畅，养成每日定时大便的习惯。便秘可以诱导肠道菌群紊乱，加重痤疮的炎症过程。

6. 要正确护肤。可以使用防晒霜、保湿霜或面膜等，但需要在医生指导下使用。如果工作或生活需要可以化淡妆，但应避免化浓妆，以免形成化妆品性痤疮，使病情复杂化。

7. 痤疮容易反复发作，定期复诊并按照医嘱完成一定的疗程很重要，同时要注意药物不良反应并及时处理。

附：原表单（2016 年版）

寻常痤疮临床路径表单

适用对象：第一诊断为寻常痤疮（ICD-10：L70.0）

患者姓名：	性别： 年龄： 门诊号：
出诊日期：　　年　　月　　日	第一次复诊日期：　　年　　月　　日
第二次复诊日期：　　年　　月　　日	第三次复诊日期：　　年　　月　　日
标准门诊治疗时间：6~12 周	

时间	初诊第 1 天	门诊第 2~3 周
主要诊疗工作	□ 询问病史及体格检查 □ 完成门诊初诊病历 □ 完成病情评估和治疗方案 □ 向患者或其家属交代注意事项，预约复诊日期 □ 患者或其家属签署接受光动力（或果酸、激光、激素）治疗知情同意书（必要时）	□ 询问病史及体格检查 □ 完成门诊复诊病历 □ 根据患者的病情变化和治疗反应及时调整治疗方案 □ 防治药物的不良反应
重点医嘱	门诊医嘱： □ 进行疾病的宣教 □ 忌辛辣、低脂饮食 □ 局部药物治疗 □ 中医治疗（视病情） □ 抗菌药物治疗（视病情） □ 维 A 酸治疗（视病情） □ 激素治疗（视病情） □ 物理治疗（视病情） □ 激素水平测定、超声检查、尿妊娠试验、肝功能、血脂检查（必要时）、痤疮丙酸杆菌培养及药敏试验（必要时）	门诊医嘱： □ 忌辛辣、低脂饮食 □ 局部药物治疗 □ 中医治疗（视病情） □ 抗菌药物治疗（视病情） □ 维 A 酸治疗（视病情） □ 激素治疗（视病情） □ 物理治疗（视病情）
病情变异记录	□ 无　□ 有，原因： 1. 2.	□ 无　□ 有，原因： 1. 2.
医师签名		

第二章

重症多形红斑/中毒性表皮坏死松解型药疹临床路径释义

【医疗质量控制指标】

指标一、住院重症多形红斑/中毒性表皮坏死松解型药疹病患者病因（药物）筛查诊断率

指标二、住院重症多形红斑/中毒性表皮坏死松解型药疹病患者的规范诊断率

指标三、住院重症多形红斑/中毒性表皮坏死松解型药疹病患者体表面积评估率

指标四、住院重症多形红斑/中毒性表皮坏死松解型药疹病患者进行严重度评估率

指标五、住院重症多形红斑/中毒性表皮坏死松解型药疹病患者进行免疫、感染、肿瘤筛查率

指标六、住院重症多形红斑/中毒性表皮坏死松解型药疹病患者规范系统治疗率

指标七、住院重症多形红斑/中毒性表皮坏死松解型药疹病患者感染监测率

指标八、住院重症多形红斑/中毒性表皮坏死松解型药疹病患者规范创面护理率

指标九、住院重症多形红斑/中毒性表皮坏死松解型药疹病患者并发症评估率

指标十、住院重症多形红斑/中毒性表皮坏死松解型药疹病患者康复情况评估率

指标十一、住院重症多形红斑/中毒性表皮坏死松解型药疹病患者精神神经症状筛查率

一、重症多形红斑/中毒性表皮坏死松解型药疹编码

疾病名称及编码：大疱型多型性红斑（ICD-10：L51.1）

中毒性表皮坏死松解症（ICD-10：L51.2）

二、临床路径检索方法

L51.1/L51.2

三、国家医疗保障疾病诊断相关分组（CHS-DRG）

MDCJ 皮肤、皮下组织及乳腺疾病及功能障碍

JS1 重大皮肤疾患

四、重症多形红斑/中毒性表皮坏死松解型药疹临床路径标准住院流程

（一）适用对象

第一诊断为重症多形红斑/中毒性表皮坏死松解型药疹（ICD-10：L51.1/L51.2）。

> **释义**
>
> ■ 本路径适用对象为第一诊断为重症多形红斑/中毒性表皮坏死松解型药疹的患者。重症多形红斑/中毒性表皮坏死松解型药疹皮疹具有一定的特征性，结合临床病史、体格检查、实验室检查结果可明确诊断。

（二）诊断依据

根据《临床诊疗指南·皮肤病与性病分册》（中华医学会编著，人民卫生出版社，2006年），

《临床技术操作规范·皮肤病与性病分册》（中华医学会编著，人民军医出版社，2006 年）。

1. 明确的用药史。

2. 有一定的潜伏期。

3. 起病突然、进展迅速，皮疹呈泛发、对称性分布，伴有黏膜损害。

4. 伴发热等全身症状。

重症患者判定：

1. 重症多形红斑（史-约综合征）。

2. 中毒性表皮坏死松解症。

> **释义**
>
> ■ 重症多形红斑/中毒性表皮坏死松解型药疹的诊断依据明确服药史，一定的潜伏期，突然、迅速泛发出现典型皮肤损害，伴有黏膜损害，有全身症状。

（三）治疗方案的选择

根据《临床诊疗指南·皮肤病与性病分册》（中华医学会编著，人民卫生出版社，2006 年），《临床技术操作规范·皮肤病与性病分册》（中华医学会编著，人民军医出版社，2006 年）。

1. 停用可疑致敏药物。

2. 足量糖皮质激素。

3. 大剂量静脉注射丙种球蛋白。

4. 免疫抑制剂。

5. 促进药物排泄。

6. 支持疗法。

7. 局部治疗及护理。

8. 防止继发感染。

> **释义**
>
> ■ 立即停用致敏或可疑致敏性药物。糖皮质激素使用依据患者病情采取个体化治疗原则。静脉注射人免疫球蛋白有助于减少激素用量，缩短住院天数，减少激素不良反应，降低死亡率。注意补液及维持电解质平衡，加强支持治疗。皮肤糜烂者，加强包括外生殖器在内的皮肤护理，预防感染；口腔黏膜受累者，注意保持口腔清洁，含漱碳酸氢钠溶液。眼结膜受累者，注意眼部护理，避免粘连。条件允许尽可能单独房间，防止并发症及继发感染。

（四）标准住院日 14~28 天

> **释义**
>
> ■ 激素首剂量应用后无新发皮疹，体温控制正常 4~5 天后激素可逐渐减量，激素减量过程中观察病情有无反复，当改为泼尼松口服时，可出院继续治疗。治疗顺利的重症多形红斑/中毒性表皮坏死松解型药疹标准住院时间为 14~28 天。

（五）进入路径标准

1. 第一诊断必须符合 ICD-10：L51.1/L51.2 重症多形红斑/中毒性表皮坏死松解型药疹。

2. 当患者同时具有其他疾病诊断，但在住院期间不需要特殊处理也不影响第一诊断的临床路径流程实施时，可以进入路径。

> **释义**
>
> ■ 进入路径的患者需符合重症多形红斑/中毒性表皮坏死松解型药疹诊断标准。
>
> ■ 入院后常规检查发现以往没有发现的疾病或既往有基础疾病（如高血压、冠状动脉粥样硬化性心脏病、糖尿病、肝肾功能不全、各种感染等），经系统评估后对重症多形红斑/中毒性表皮坏死松解型药疹诊断治疗无特殊影响，仅需要药物维持治疗者，可进入路径。但可能会增加医疗费用，延长住院时间。

（六）入院当日

1. 检查项目：

（1）血常规、尿常规、大便常规及隐血。

（2）肝功能、肾功能、电解质、血糖、血脂、红细胞沉降率、C 反应蛋白、感染性疾病筛查（乙型肝炎、丙型肝炎、艾滋病、梅毒以及与药疹发生相关的病毒抗体与 DNA 载量如单纯疱疹病毒、巨细胞病毒等）；发热者行血清病原体培养及药敏试验。

（3）X 线胸片（或胸部 CT）、心电图、肝胆超声检查（视患者皮损情况、全身情况而定）。

（4）EB 病毒等检测、肿瘤指标筛查（必要时）。

2. 创面细菌培养及药敏试验。

> **释义**
>
> ■ 入院后完善必须检查项目以评价患者的一般情况，通过对患者重要生命器官的系统评价以全面了解患者皮肤外器官状况。创面细菌、真菌培养及药敏试验判断糜烂面有无继发感染。完善相关病毒抗体与 DNA 载量检查，了解有无病毒参与该病的发生及发展。主管医师应认真分析检查结果，有发热者应行血培养，及时发现异常情况并采取相应处置。
>
> ■ 如患者一般情况差，治疗时注意排除系统感染。

（七）药物选择与使用时机

1. 糖皮质激素。

2. 支持治疗：维持水、电解质、酸碱平衡，纠正低蛋白血症，补充能量。

3. 大剂量丙种球蛋白治疗，用药时间为 3~5 天。

4. 免疫抑制剂。

5. 皮肤黏膜护理和局部治疗。

6. 选择用药：

（1）针对糖皮质激素副作用的辅助用药，如抑酸、保护胃黏膜、控制血糖、降压等药物；是否使用根据患者病史、症状而定。

（2）抗菌药物：使用时按照《抗菌药物临床应用指导原则》（卫医发〔2015〕43号）执行，根据创面/痰液细菌培养及药敏结果选用，用药时间视病情而定。

（3）抗真菌药物：用药时间视病情而定（限于伴有真菌感染者）。

（4）合并症的治疗。

（八）入院后必须复查的检查项目

1. 血常规、尿常规、大便常规及隐血。
2. 肝功能、肾功能、电解质、血糖、血脂等。
3. 血液、痰液及分泌物细菌和真菌培养，药敏试验。
4. 胸部X线片。

（九）出院标准

1. 皮疹基本痊愈，创面愈合无感染。
2. 糖皮质激素可改为口服。
3. 没有需要住院处理的并发症。

> **释义**
>
> ■ 糖皮质激素为本病的治疗药物，使用时依据患者病情选用合适剂量。使用激素病情得到控制后，激素可逐渐减量。激素治疗过程中需密切监测可能出现的不良反应，减量过程中观察病情有无反复。
>
> ■ 患者一般情况差，皮损面积大，有合并感染，对常规治疗应答不敏感等情况，可考虑给予大剂量静脉用丙种球蛋白。
>
> ■ 注意水电解质平衡，加强对症支持治疗、纠正低蛋白血症、皮肤黏膜护理和局部治疗均对治疗结果非常重要。

（十）变异及原因分析

1. 继发严重感染者（如败血症），需反复多次行病原学检测及药敏试验，致住院时间延长。
2. 伴有心、肺、脑、肝、肾、胃肠道、血液等多器官或系统严重损害，需进行相应的治疗。
3. 由于糖皮质激素引起的并发症，如高血糖、电解质紊乱、消化道出血、继发感染等，需要进行相关的治疗。
4. 由于患者处于高敏状态，可能发生的药物再次致敏会导致病情的反复和住院天数的延长。

> **释义**
>
> ■ 住院期间需每周复查血常规、尿常规、大便常规及隐血，监测有无继发感染、消化道溃疡等情况发生；复查肝功能、肾功能、电解质、血糖，监测有无药物性肝损伤、类固醇性糖尿病、电解质紊乱、血脂。
>
> ■ 根据患者病情选择：痰液细菌培养及药敏试验（继发肺部感染者）、痰液/大便真菌涂片及培养（肺部/肠道二重感染者）、血液细菌和真菌培养及药敏试验（血流感染者）。

五、重症多形红斑/中毒性表皮坏死松解型药疹临床路径给药方案

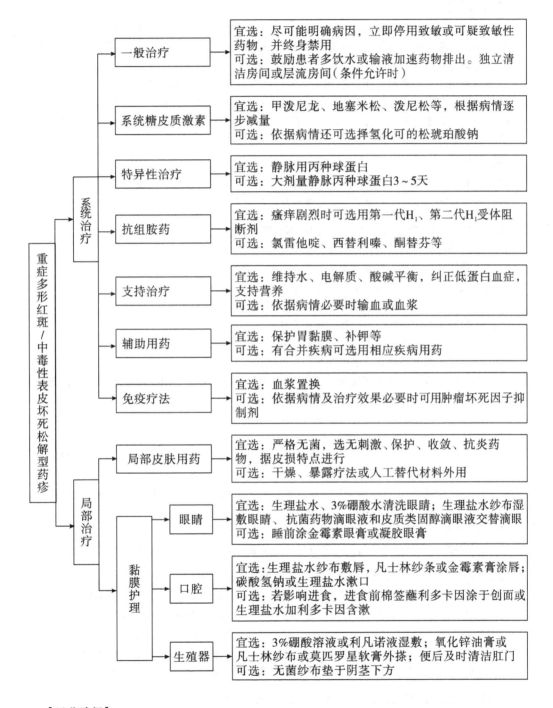

【用药选择】

1. 激素联合大剂量丙种球蛋白治疗。激素通常首选甲泼尼龙、地塞米松，均根据患者病情决定用药剂量。

2. 加用静脉用丙种球蛋白者，注意不良反应。

3. 合并感染者需行痰液细菌培养及药敏试验、真菌涂片及培养等选择敏感抗菌药物进行治疗。

【药学提示】

1. 接受系统糖皮质激素治疗的患者，可能会导致严重的不良反应（高血压、糖尿病、高脂血症、骨质疏松症、感染、胃肠道溃疡及无菌性骨坏死等）。因此，在使用中适当采取预防与治疗措施。

2. 通常患者对大剂量静脉用丙种球蛋白治疗的耐受性良好。不良反应通常为轻到中度，如输液反应、血压升高及腹部不适。无菌性脑膜炎是静脉用丙种球蛋白治疗的一种严重不良反应，一旦发生要立即终止治疗。在 IgA 缺乏的患者中，全身性过敏反应是静脉用丙种球蛋白治疗的一个潜在风险。

【注意事项】

重症多形红斑/中毒性表皮坏死松解型药疹注意维持水、电解质、酸碱平衡，纠正低蛋白血症，补充能量。在治疗过程中，需对皮肤及口眼护理。

六、重症多形红斑/中毒性表皮坏死松解型药疹患者护理规范

1. 立即停用任何可疑或潜在的致敏药物。
2. 建立外周静脉通路，尽量选取非损伤皮肤进行穿刺。
3. 如果患者口服不能保证足够的营养，插入胃管鼻饲补充。
4. 如果泌尿生殖器黏膜受累导致排尿困难或尿潴留，留置导尿管。
5. 减少剪切力保护皮肤，减少外力保护皮肤。
6. 环境要求：入住重症监护或清洁病房，室温宜控制在 30~32℃。
7. 皮肤创面的微生物培养；清洁全身皮肤及创面。
8. 眼部护理：持续关注眼部受累情况，必要时进行眼科会诊，用生理盐水冲洗清洁眼睛和眼睑，根据眼部受累的严重程度开始眼部的局部治疗。
9. 口腔护理：急性期每日检查口腔黏膜情况，并行病原学检查，每日口腔护理 2 次；根据病原菌情况选择不同口腔护理方案。
10. 鼻腔护理：每天用生理盐水棉球或棉签擦洗 1~2 次，可在鼻腔内涂抹莫匹罗星软膏，2 次/日。
11. 泌尿生殖器护理：急性期每日检查泌尿生殖器黏膜受累情况，每天冲洗或擦拭，皮肤和黏膜每日 2 次涂抹软膏或霜剂，留置导尿患者每日导尿管护理 2 次。
12. 发热期间多卧床休息，定期监测体温，注意合理营养支持。
13. 伴有并发症患者应严密监测生命体征，加强支持治疗，注意维护各器官功能。

七、重症多形红斑/中毒性表皮坏死松解型药疹患者营养治疗规范

1. 尽早补充营养，纠正并预防低蛋白血症及其他代谢紊乱。肠内营养优于肠外营养，尽量经口进食，必要时可使用胃管鼻饲。有低蛋白血症者必须静脉补充人体白蛋白。
2. 急性期热量需求 20~25kcal/(kg·d)；恢复期热量需求 25~30kcal/(kg·d)。
3. 根据患者的耐受程度从温偏凉的流质逐渐过渡到半流质和柔软湿润酸度低的普通饮食。新鲜牛奶、米汤、蔬菜汁、新鲜水果汁或炖蛋应尽早食用。急性期可使用吸管。

八、重症多形红斑/中毒性表皮坏死松解型药疹者健康宣教

1. 告知患者切忌再次使用致敏药物或与其密切相关的药物，并使其了解再次使用可能会有生命危险。患者需掌握致敏药物的全名，能够报告其有重型药疹病史，能够鉴别出密切相关的药物。
2. 在患者病历卡首页登记致敏药物，包括通用名及商品名。

3. 警告患者避免使用成分不清楚的非处方药。

4. 告知激素减量过程中的注意事项，严格遵医嘱减量直至停药，切忌自行减量或停药，防止病情反复。

5. 患者和家属应注意疲劳和嗜睡是出院后数周的主要问题，通常需要一段时间来恢复。

6. 定期随访。如果患者在急性期有眼睛受累，出院后定期眼科随访。

九、推荐表单

（一）医师表单

重症多形红斑/中毒性表皮坏死松解型药疹临床路径医师表单

适用对象：第一诊断为重症多形红斑/中毒性表皮坏死松解型药疹（ICD-10：L51.1-L51.2）

患者姓名：	性别：	年龄：	门诊号：	住院号：
住院日期：　　年　月　日	出院日期：　　年　月　日		标准住院日：14~28 天	

时间	住院第 1 天	住院第 2~3 天
主要诊疗工作	□ 询问病史及体格检查 □ 完成病历 □ 相关检查 □ 上级医师查房，完成初步的病情评估和治疗方案 □ 患者或其家属签署告知及授权委托书、接受糖皮质激素治疗知情同意书 □ 重症患者应与其家属签署病重/病危通知书	□ 上级医师查房 □ 根据检查的结果，完成病情评估并制订治疗计划 □ 患者或其家属签署自费用品协议书、输血治疗同意书 □ 请相关科室会诊
重点医嘱	**长期医嘱：** □ 皮肤科护理常规 □ 一级护理 □ 饮食：视病情 □ 告病危 □ 禁用致敏药物 □ 糖皮质激素 □ 保护胃黏膜药物 □ 支持治疗 □ 皮肤黏膜护理，局部治疗 **临时医嘱：** □ 血常规、尿常规、大便常规及隐血 □ 肝功能、肾功能、心肌酶谱、电解质、血糖、血脂、红细胞沉降率、C 反应蛋白、感染性疾病筛查 □ X 线胸片、心电图 □ 创面细菌培养及药敏试验 □ EB 病毒等检测、肿瘤指标筛查（必要时）	**长期医嘱：** □ 大剂量静脉丙种球蛋白（必要时） □ 免疫抑制剂（必要时） **临时医嘱：** □ 白蛋白/血浆（根据病情需要） □ 抗菌药物（必要时）
病情变异记录	□ 无　□ 有，原因： 1. 2.	□ 无　□ 有，原因： 1. 2.
医师签名		

时间	住院第 4~7 天	住院第 8~13 天	住院第 14~28 天 （出院日）
主要诊疗工作	□ 注意观察生命体征及皮疹变化，及时调整治疗方案 □ 观察并处理治疗药物的不良反应 □ 防治并发症	□ 注意观察生命体征及皮疹变化及时调整治疗方案 □ 防治药物的不良反应 □ 根据创面/痰液培养及药敏结果的变化调整抗菌药物用药（有创面/肺部感染者）	□ 上级医师查房，进行诊疗评估，确定患者是否可以出院 □ 完成出院小结 □ 向患者及其家属交代出院后注意事项，预约复诊日期
重点医嘱	长期医嘱： □ 糖皮质激素：剂量调整（必要时） □ 抗菌药物：根据创面培养及药敏结果用药（有创面感染者） □ 局部治疗：根据皮疹变化调整用药 临时医嘱： □ 复查血常规、尿常规、大便常规及隐血、肝功能、肾功能、电解质、血糖、X 线胸片（必要时） □ 血液、痰液及分泌物细菌和真菌培养，药敏试验（必要时）	长期医嘱： □ 糖皮质激素：剂量调整（必要时） □ 调整免疫抑制剂（必要时） □ 抗菌药物：根据创面/痰液培养及药敏结果调整用药 □ 局部治疗：根据皮疹变化调整用药 □ 停病危（视病情） 临时医嘱： □ 复查血常规、尿常规、大便常规及隐血、肝功能、肾功能、电解质、血糖 □ 血液、痰液及分泌物细菌和真菌培养，药敏试验（必要时）	长期医嘱： □ 糖皮质激素：逐步减量 □ 停病危（视病情） □ 局部治疗：据皮疹变化调整用药 □ 停用/调整抗菌药物：根据创面痰液/培养及药敏结果 临时医嘱： □ 每周复查血常规、肝功能、肾功能、电解质、血糖、尿常规、大便常规及隐血 □ 出院带药
病情变异记录	□ 无　□ 有，原因： 1. 2.	□ 无　□ 有，原因： 1. 2.	□ 无　□ 有，原因： 1. 2.
医师签名			

（二）护士表单

重症多形红斑/中毒性表皮坏死松解型药疹临床路径护士表单

适用对象：第一诊断为重症多形红斑/中毒性表皮坏死松解型药疹（ICD-10：L51.1-L51.2）

患者姓名：	性别： 年龄： 门诊号：	住院号：
住院日期： 年 月 日	出院日期： 年 月 日	标准住院日：14~28 天

时间	住院第 1 天	住院第 2~3 天	住院第 4~7 天
健康宣教	□ 入院宣教 　介绍主管医师、护士 　介绍环境、设施 　介绍住院规范及注意事项 □ 停用一切引起过敏的可疑药物 □ 饮食、活动指导（根据病情） □ 避免探视，以防交叉感染	□ 进行疾病宣教 　遵医嘱正确用药，禁止擅自减药或停药 　避免擦破水疱，以防继发感染 　避免撕剥游离表皮，以免刺激皮损 □ 饮食、活动指导 □ 注意保暖，避免受凉，以防感冒 □ 卧床患者，应勤翻身，及时咳出气管内痰液，以防肺部感染	□ 进行疾病宣教 　告知疾病发展过程中可能出现的情况及应对方式 □ 告知糖皮质激素等药物作用、频率及不良反应 □ 告知各种监护设备的功能及注意事项 □ 饮食、活动指导 □ 给予患者及家属心理支持 □ 再次明确探视陪伴须知
护理处置	□ 核对患者，佩戴腕带 □ 建立入院护理病历 □ 卫生处置：剪指（趾）甲、沐浴，更换病号服 □ 协助患者完成相关检查及次日有关检查的准备 □ 遵医嘱完成相关治疗	□ 协助医师完成辅助检查 □ 遵医嘱完成相关治疗	□ 遵医嘱完成相关治疗 □ 遵医嘱完成相关实验室检查的复查
基础护理	□ 一级护理 　晨晚间护理 　卧位护理：协助翻身、床上移动、预防压疮 　患者安全管理	□ 根据患者病情和生活自理能力确定护理级别 　晨晚间护理 　患者安全管理	□ 根据患者病情和生活自理能力确定护理级别 　晨晚间护理 　患者安全管理
专科护理	□ 入院护理评估 □ 制订护理计划，填写护理记录单 □ 遵医嘱记录 24 小时出入量 □ 创面、口腔及眼部护理 　创面护理：采用暴露疗法，必要时予以支被架 　操作时避免拖、拉患者，避免在皮肤表面直接扎止血带 　直径 ≥1cm 的新鲜大疱，常规消毒后用一次性注射器吸净疱液 　用无菌剪剪除游离坏死表皮 　创面遵医嘱用生理盐水清洗，外敷金霉素油纱 　口腔护理：口腔糜烂者，遵医嘱含漱 　眼部护理：用生理盐水清洗眼部，去除痂皮、分泌物后，遵医嘱予眼药水滴眼 　生殖器护理：生殖器糜烂者遵医嘱清洁；便后及时清洁肛门；需要时，请家属陪伴 　心理护理	□ 观察患者病情变化 　生命体征 　皮损面积、颜色、渗液、愈合情况等 　有无新发皮疹 　糖皮质激素等药物不良反应：如感染、血压升高、血糖升高、贫血等 　心理状态及精神状态 □ 遵医嘱予大剂量糖皮质激素、丙种球蛋白、抗菌药物等的抗炎、抗感染治疗 □ 填写护理记录单 □ 遵医嘱完成相关检查 □ 创面、口腔及眼部护理 □ 同住院第 1 天 □ 心理护理 □ 遵医嘱记录 24 小时出入量	□ 随时观察病情观察 　同前 □ 填写护理记录单 □ 遵医嘱予抗炎、抗感染治疗 　创面、口腔及眼部护理 　同前 □ 心理护理 □ 遵医嘱记录 24 小时出入量

时间	住院第 1 天	住院第 2~3 天	住院第 4~7 天
重点医嘱	□ 详见医嘱执行单	□ 详见医嘱执行单	□ 详见医嘱执行单
病情变异记录	□ 无 □ 有，原因： 1. 2.	□ 无 □ 有，原因： 1. 2.	□ 无 □ 有，原因： 1. 2.
护士签名			

时间	住院第 8~13 天	住院第 14~28 天
健康宣教	□ 药物作用、频率及不良反应 □ 饮食、活动指导 □ 疾病恢复期注意事项	□ 出院宣教 □ 疾病指导 □ 复查时间 □ 服药方法 □ 致敏药物 □ 活动休息指导 □ 饮食指导 □ 办理出院手续
护理处置	□ 遵医嘱完成相关治疗 □ 遵医嘱完成相关实验室检查的复查	□ 办理出院手续 □ 书写出院小结
基础护理	□ 根据患者病情和生活自理能力确定护理级别 　 晨晚间护理患者安全管理	□ 二级护理 □ 晨晚间护理 □ 患者安全管理
专科护理	□ 随时观察病情观察同前 □ 填写护理记录单 □ 遵医嘱予抗炎、抗感染治疗 □ 创面恢复期护理 □ 心理护理	□ 病情观察： □ 生命体征、皮损情况 □ 心理护理
重点医嘱	□ 详见医嘱执行单	□ 详见医嘱执行单
病情变异记录	□ 无　□ 有，原因： 1. 2.	□ 无　□ 有，原因： 1. 2.
护士签名		

（三）患者表单

重症多形红斑/中毒性表皮坏死松解型药疹临床路径患者表单

适用对象：第一诊断为重症多形红斑/中毒性表皮坏死松解型药疹（ICD-10：L51.1-L51.2）

患者姓名：		性别： 年龄： 门诊号：		住院号：
住院日期： 年 月 日		出院日期： 年 月 日		标准住院日：14~28 天

时间	入院住院第 1 天	住院期间 2~3 天	住院期间 4~7 天
医患配合	□ 配合详细询问病史、过敏史、用药史 □ 接受体格检查 □ 患者或其家属签署告知及授权委托书、接受糖皮质激素治疗知情同意书 □ 重症患者应与其家属签署病危通知书 □ 有任何不适请告知医师	□ 配合完善相关检查 □ 患者及家属与医师交流了解病情 □ 了解病情危重期的注意事项 □ 了解治疗计划 □ 了解检查结果和病情评估 □ 相关科室会诊 □ 签署自费药品协议书 □ 签署特殊治疗知情同意书（使用免疫抑制剂者、使用丙球者）	□ 患者及家属与医师交流了解患者心率、呼吸、血压、体温等生命体征情况 □ 了解患者病情变化，注意观察皮损大小、颜色、渗液 □ 了解并接受治疗方案的变化 □ 了解药物尤其是大剂量糖皮质激素的不良反应 □ 有任何不适请告知医师
护患配合	□ 接受入院宣教（环境介绍、病室规定、订餐制度、贵重物品保管等） □ 配合测量体温 2 次，脉搏、呼吸、血压、体重 1 次 □ 配合完成入院护理评估（简单询问病史、过敏史、用药史） □ 配合创面、口腔及眼部护理 □ 接受输液、服药、外用外用药等治疗 □ 有任何不适请告知护士	□ 配合定时测量生命体征、每日询问排便 □ 配合检查意识、瞳孔、肢体活动、皮损情况等 □ 配合完成相关检查 □ 创面/痰液培养及药敏试验 □ 接受疾病宣教 □ 接受输液、服药、外用外用药等治疗 □ 接受进食、进水、排便等生活护理 □ 配合活动，预防皮肤压力伤 □ 注意活动安全，避免坠床或跌倒	□ 配合观察：生命体征、皮损情况、皮质类固醇等药物副作用，如感染、血压升高、血糖升高、贫血等心理状态及精神状态 □ 配合创面的护理 □ 配合执行探视及陪伴制度
饮食	□ 根据医嘱，视病情，流质或半流质饮食	□ 根据医嘱，视病情，流质或半流质饮食	□ 根据医嘱，视病情，半流质或普通饮食
排泄	□ 正常排尿便 □ 避免便秘	□ 正常排尿便 □ 避免便秘	□ 正常排尿便 □ 避免便秘
活动	□ 病情允许情况下适当活动，避免劳累 □ 病情严重情况需绝对卧床休息	□ 根据医嘱，适当床边或下床活动	□ 根据医嘱，适当床边或下床活动

时间	住院期间 8~28 天	出院
医患配合	□ 观察生命体征 □ 根据病情变化及时调整治疗方案 □ 观察药物的不良反应 □ 配合复查生化、细菌培养等 □ 根据创面/痰液培养及药敏结果的变化调整抗菌药物用药	□ 出院前康复指导 □ 学习出院注意事项 □ 了解门诊复查程序，并预约复诊日期 □ 办理出院手续 □ 获取出院诊断书 □ 获取出院带药
护患配合	□ 配合完成相关检查的复查 □ 配合检查皮损愈合情况等 □ 接受恢复期疾病和安全宣教 □ 配合饮食活动的指导	□ 接受出院宣教 □ 办理出院手续 □ 获取出院带药 □ 知道用药方法、作用、注意事项 □ 知道皮肤的日常护理 □ 知道复印病历方法
饮食	□ 根据医嘱，普通饮食	□ 根据医嘱，普通饮食
排泄	□ 正常排尿便 □ 避免便秘	□ 正常排尿便 □ 避免便秘
活动	□ 根据医嘱，适当床边或下床活动	□ 正常适度活动，避免疲劳

附：原表单（2019 年版）

重症多形红斑/中毒性表皮坏死松解型药疹临床路径表单

适用对象：第一诊断为重症多形红斑/中毒性表皮坏死松解型药疹（ICD-10：L51.1-L51.2）

患者姓名：	性别： 年龄：	门诊号：	住院号：

住院日期： 年 月 日	出院日期： 年 月 日	标准住院日：

时间	住院第 1 天	住院第 2~3 天
主要诊疗工作	□ 询问病史及体格检查 □ 完成病历 □ 相关检查 □ 上级医师查房，完成初步的病情评估和治疗方案 □ 患者或其家属签署告知及授权委托书、接受糖皮质激素治疗知情同意书 □ 重症患者应与其家属签署病重/病危通知书	□ 上级医师查房 □ 根据检查的结果，完成病情评估并制订治疗计划 □ 患者或其家属签署自费用品协议书、输血治疗同意书 □ 请相关科室会诊
重点医嘱	**长期医嘱：** □ 皮肤科护理常规 □ 一级护理 □ 饮食：视病情 □ 告病危 □ 禁用致敏药物 □ 糖皮质激素 □ 保护胃黏膜药物 □ 支持治疗 □ 皮肤黏膜护理，局部治疗 **临时医嘱：** □ 血常规、尿常规、大便常规及隐血 □ 肝功能、肾功能、心肌酶谱、电解质、血糖、血脂、红细胞沉降率、C 反应蛋白、感染性疾病筛查 □ X 线胸片、心电图 □ 创面细菌培养及药敏试验 □ EB 病毒等检测、肿瘤标志物筛查（必要时）	**长期医嘱：** □ 大剂量静脉丙种球蛋白（必要时） □ 免疫抑制剂（必要时） **临时医嘱：** □ 白蛋白/血浆（根据病情需要） □ 抗菌药物（必要时）
主要护理工作	□ 进行疾病和安全宣教 □ 入院护理评估 □ 创面及腔口护理 □ 制订护理计划，填写护理记录 □ 指导患者进行心电图、X 线胸片等检查 □ 记录 24 小时出入液量	□ 观察患者病情变化 □ 创面及腔口护理 □ 记录 24 小时出入液量
病情变异记录	□ 无 □ 有，原因： 1. 2.	□ 无 □ 有，原因： 1. 2.
护士签名		
医师签名		

时间	住院第 4~7 天	住院第 8~13 天	住院第 14~28 天（出院日）
主要诊疗工作	□ 注意观察生命体征及皮疹变化，及时调整治疗方案 □ 观察并处理治疗药物的不良反应 □ 防治并发症	□ 注意观察生命体征及皮疹变化及时调整治疗方案 □ 防治治疗药物的不良反应 □ 根据创面/痰液培养及药敏结果的变化调整抗菌药物用药（有创面/肺部感染者）	□ 上级医师查房，进行诊疗评估，确定患者是否可以出院 □ 完成出院小结 □ 向患者及其家属交代出院后注意事项，预约复诊日期
重点医嘱	长期医嘱： □ 糖皮质激素：剂量调整（必要时） □ 抗菌药物：根据创面培养及药敏结果用药（有创面感染者） □ 局部治疗：根据皮疹变化调整用药 临时医嘱： □ 复查血常规、尿常规、大便常规及隐血、肝功能、肾功能、电解质、血糖、X 线胸片（必要时） □ 血液、痰液及分泌物细菌和真菌培养，药敏试验（必要时）	长期医嘱： □ 糖皮质激素：剂量调整（必要时） □ 调整免疫抑制剂（必要时） □ 抗菌药物：根据创面/痰液培养及药敏结果调整用药 □ 局部治疗：根据皮疹变化调整用药 □ 停病危（视病情） 临时医嘱： □ 复查血常规、尿常规、大便常规及隐血、肝功能、肾功能、电解质、血糖 □ 血液、痰液及分泌物细菌和真菌培养，药敏试验（必要时）	长期医嘱： □ 糖皮质激素：逐步减量 □ 停病危（视病情） □ 局部治疗：据皮疹变化调整用药 □ 停用/调整抗菌药物：根据创面痰液/培养及药敏结果 临时医嘱： □ 每周复查血常规、肝功能、肾功能、电解质、血糖、尿常规、大便常规及隐血 □ 出院带药
主要护理工作	□ 随时观察患者病情变化 □ 填写护理记录 □ 创面及腔口护理 □ 记录 24 小时出入液量	□ 随时观察患者病情变化 □ 填写护理记录 □ 创面及腔口护理	□ 随时观察患者病情变化 □ 创面及腔口护理 □ 帮助患者办理出院手续 □ 出院后疾病指导
病情变异记录	□ 无　□ 有，原因： 1. 2.	□ 无　□ 有，原因： 1. 2.	□ 无　□ 有，原因： 1. 2.
护士签名			
医师签名			

第三章

慢性光化性皮炎临床路径释义

【医疗质量控制指标】
指标一、住院慢性光化性皮炎病患者规范诊断率
指标二、住院慢性光化性皮炎病患者完成光敏试验检查率
指标三、住院慢性光化性皮炎病患者进行光敏药物、食物筛查率
指标四、住院慢性光化性皮炎病患者进行面积和严重度评估率
指标五、住院慢性光化性皮炎病患者进行免疫筛查、病理诊断率
指标六、住院慢性光化性皮炎病患者规范外用治疗率
指标七、住院慢性光化性皮炎病患者规范系统治疗率
指标八、住院慢性光化性皮炎病患者避光宣教率
指标九、住院慢性光化性皮炎病患者避光防护有效率

一、慢性光化性皮炎编码

1. 原编码：
疾病名称及编码：慢性光化性皮炎（ICD-10：L57.8/L59.8）
2. 修改编码：
疾病名称及编码：慢性光化性皮炎（ICD-10：L57）

二、临床路径检索方法

L57

三、国家医疗保障疾病诊断相关分组（CHS-DRG）

MDCJ 皮肤、皮下组织及乳腺疾病及功能障碍
JS2 炎症性皮肤病

四、慢性光化性皮炎临床路径标准住院流程

（一）适用对象

第一诊断为慢性光化性皮炎（ICD-10：L57.8/L59.8）。

> **释义**
>
> ■ 慢性光化性皮炎（chronic actinic dermatitis，CAD）是一种常见的与紫外线照射有关的，以慢性光敏感为特征的病谱性疾病。病程长，病情反复发作。主要发生于面部、上胸部、颈部和上肢暴露部位，有时皮疹可发展至全身，甚至呈红皮病样。好发于中老年男性。
>
> ■ 慢性光化性皮炎少数会发生癌变。

（二）诊断依据

根据《临床诊疗指南·皮肤病与性病分册》（中华医学会编著，人民卫生出版社），《杨国亮皮肤病学》（王侠生、廖康煌主编，上海科学技术出版社）。

1. 面、颈、头皮等光暴露部位出现慢性湿疹或假性淋巴瘤样损害，表现为持久性水肿性红斑、丘疹、丘疱疹，可伴浸润性丘疹或斑块，避免光敏物接触后仍存在慢性持久性光过敏状态3个月以上。
2. 非曝光部位最小红斑量试验显示对紫外线（ultraviolet，UV）、UVA 异常敏感，部分对可见光也敏感，部分患者光激发试验和光斑贴试验阳性。
3. 组织病理类似慢性皮炎湿疹和/或假性淋巴瘤表现。

> **释义**
>
> ■ 上述诊断依据为判断是否有慢性光化性皮炎。

（三）治疗方案的选择

根据《临床诊疗指南·皮肤病与性病分册》（中华医学会编著，人民卫生出版社），《杨国亮皮肤病学》（王侠生、廖康煌主编，上海科学技术出版社）。

1. 防光措施。
2. 避免变应原。
3. 具有光防护和治疗的药物。
4. 外用药物治疗。
5. 抗组胺药。
6. 糖皮质激素。
7. 免疫抑制剂。
8. 光疗。
9. 中药治疗。

> **释义**
>
> ■ CAD 治疗原则：首要治疗原则，减少 UV 暴露，做好避光防护。第二个原则，去除变应原，也是防治 CAD 的关键。第三个原则，依据疾病程度分层进行药物治疗。

（四）进入路径标准

1. 第一诊断必须符合 ICD-10：L57.8/L59.8 慢性光化性皮炎（不伴有并发症）疾病编码。
2. 当患者同时具有其他疾病诊断，但不需要特殊处理也不影响第一诊断的临床路径流程实施时，可以进入路径。

> **释义**
>
> ■ 患者同时具有其他疾病，影响第一诊断的临床路径流程实施时，均不适合进入临床路径。

■ 如患其他疾病需要特殊处理，并影响第一诊断的临床路径流程实施，不适合进入临床路径。

(五) 检查项目

1. 必需的检查项目：

(1) 光试验：在非光暴露区域（前臂屈侧或背部）分别测定对 UVA 和 UVB 的最小红斑量。

(2) 光斑贴试验：选择常见光变应原或与患者相关的可疑光变应原进行检测。

2. 根据患者病情可选择的检查项目：

(1) 血常规、嗜酸性粒细胞计数。

(2) 血尿卟啉检测（有条件可开展）。

(3) 血液学检查：肝功能、肾功能、电解质、血糖、抗核抗体、抗 ENA 抗体、免疫球蛋白 E，必要时作硫嘌呤甲基转移酶。

(4) 皮肤组织病理学检查，必要时免疫组织化学检查及直接免疫荧光检测。

(5) 外周血异型淋巴细胞检测。

> **释义**
>
> ■ 光试验用单一波长光照射无皮损的非曝光部位皮肤，门诊即可完成。
>
> ■ 光斑贴试验，部分患者对某些接触性光敏物和可疑光敏性药物呈阳性反应，门诊即可完成。

(六) 药物的选择与治疗时机

1. 防光措施：所有确诊患者必须终身采取恰当的有效的防光措施。

(1) 物理性防光措施：①严格避免日光照射，白天尽量减少外出，尤其上午 10 点到下午 4 点段；②外出时戴宽沿帽子或撑伞，穿戴具有防护作用的衣服、手套，戴遮阳镜；③避免人工紫外线光源（如灭菌灯、日光灯、电焊弧光等）。

(2) 正确使用遮光剂：①选择宽谱、高效、低致敏性遮光剂［建议选用防晒系数（sunprotection factor，SPF）值大于 20，防晒指标（protection grade of UVA，PA）值++～+++的防晒产品］；②遮光剂使用需达到一定标准，一般应当不少于 $2mg/cm^2$，涂抹后 15～30 分钟才开始起效；③阴天仍然存在 UV，也应该涂抹遮光剂防护。

2. 避免变应原

(1) 避免接触常见的光感性物质，如：柠檬油、檀香油等香料；依沙吖啶、亚甲蓝、伊红等染料；四氯水杨酰胺、硫柳汞等防腐剂。避免服用光敏性药物，如：喹诺酮类、磺胺类、氯霉素类、四环素类抗菌药物；氢氯噻嗪等利尿剂；水杨酸类抗炎镇痛药；氯磺丙脲、格列吡嗪等降糖药；抗抑郁药和吩噻嗪类抗精神病药等。防止食用光敏性食物，如：泥螺、竹虱等动物和富含呋喃香豆素的蔬菜植物。

(2) 应用接触变应原和光敏物进行斑贴试验和光斑贴试验以尽可能明确变应原。

(3) 严重者必要时通过改变工作和生活环境控制病情。

3. 具有光防护和治疗作用的药物：口服大剂量烟酰胺、β 胡萝卜素或氯喹、羟氯喹、沙利度胺。用药时机和疗程视病情和对 UV 的敏感度而定。氯喹、羟氯喹、沙利度胺在症状控制后需减量维持治疗一段时间。

4. 局部治疗：治疗原则与慢性湿疹相同，包括外用糖皮质激素和钙调磷酸酶抑制剂。但应当注意面部损害选用糖皮质激素需慎重，注意选择较为安全的药物和剂型，并且治疗时间不应过长。

5. 抗组胺药：在瘙痒剧烈时可选用第二代 H_1 受体阻断剂，疗程视病情而定。

6. 糖皮质激素：仅在急性加剧期，上述药物治疗控制不佳时使用。疗程视病情而定，但不建议长期使用，病情控制后需逐步减量。糖皮质激素使用期间酌情采取辅助用药，如保护胃黏膜、降糖、降压药物等。

7. 免疫抑制剂：可选用硫唑嘌呤、环孢素等。在糖皮质激素减量困难、易复发或反弹的患者使用。疗程视病情而定，病情控制后需减量维持治疗一段时间。

8. 光疗：可选窄谱 UVB 或补骨脂素加 UVA（psoralen plus UVA，PUVA）脱敏治疗，照射剂量、疗程依据治疗反应而定。急性加剧，有明显渗出的患者不能使用。

9. 中药治疗：辨证施治，但要注意避免使用含光敏物质的中药。

（七）治疗后复查的检查项目

根据患者情况复查血常规、肝功能、肾功能、电解质、血糖等。采用光疗脱敏的患者治疗结束后可复查光试验。

（八）治愈标准

1. 瘙痒症状消失，无新发皮疹。
2. 临床光敏性表现消失。
3. 光试验异常消退。

> **释义**
>
> ■ 患者皮肤损害消退 70%。

（九）变异及原因分析

伴有其他基础疾病或严重的伴发症状，需进一步诊断及治疗，可转至其他相应科室诊治或住院治疗。

> **释义**
>
> ■ 微小变异：因为医院检验项目的及时性，不能按照要求完成检查；因为节假日不能按照要求完成检查；患者不愿配合完成相应检查。
>
> ■ 重大变异：因其他疾病需要进一步诊断和治疗；因各种原因需要其他治疗措施；医院与患者或家属发生医疗纠纷，患者要求离院治疗。
>
> ■ 常规治疗无效或加重，转入相应路径。

五、慢性光化性皮炎临床路径给药方案

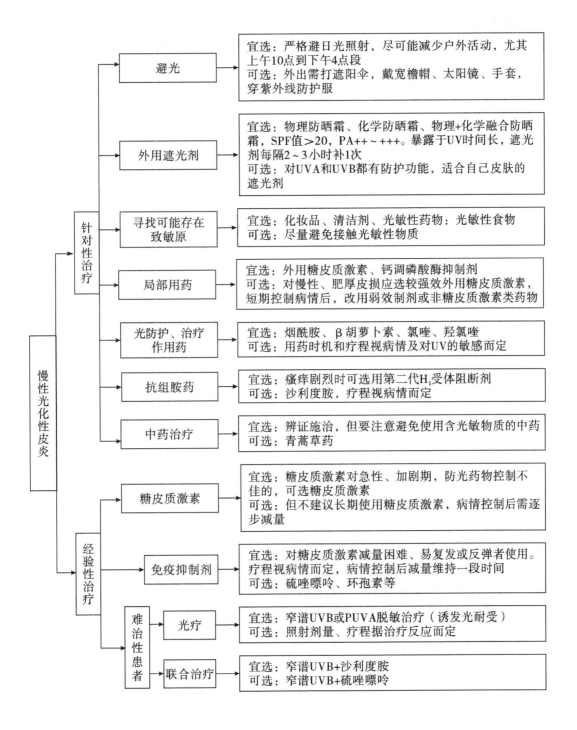

【用药选择】

1. 尽早采取防光措施。及时使用局部治疗及光防护治疗药物。

2. 轻症患者光防护和局部治疗；急性重症患者光防护药物治疗无效时可选激素、免疫抑制剂，待病情稳定后减量；难治性患者可采用光疗或联合治疗。

3. 依据光测试结果选择光脱敏治疗，脱敏剂量依据治疗反应而定。

【药学提示】

1. 外用糖皮质激素应当注意避免使用超强效糖皮质激素，面部损害选用糖皮质激素治疗时间不宜过长。需慎重，注意选择较为安全的剂型。

2. 氯喹、羟氯喹可引起黄斑水肿、萎缩、异常色素沉着，故应注意定期查眼底。

3. 糖皮质激素起效快，但停止后易复发，不应为追求短期疗效而对轻症者使用系统糖皮质激素。

4. 硫唑嘌呤不良反应常见于老年人，老年患者应慎用。

5. PUVA 与环孢素联合存在光致癌的危险，应避免。

【注意事项】

病情顽固且有严重的结节性损害者，需密切关注有无淋巴瘤发生。

六、慢性光化性皮炎患者护理规范

1. 做好光防护措施至关重要，避免日晒、做好遮挡、涂防晒霜（同时防护 UVA 和 UVB）、补涂防晒霜。

2. 晒后护理，注意：清洁降温、保湿修复。

3. 避免光敏性食物、加强防晒饮食。

4. 避免光敏性药物如诺氟沙星、氧氟沙星、米诺环素、磺胺、酮康唑、吡嗪酰胺、庆大霉素、氯霉素、布洛芬、胺碘酮、硝苯地平、氢氯噻嗪、奋乃静、氢醌等。

5. 加强皮肤屏障保护，规律合理使用润肤露等。

七、慢性光化性皮炎患者营养治疗规范

1. 均衡健康饮食，避免光敏感食物如莴苣、灰菜、香菜、芹菜、菠菜、油菜、韭菜、芥菜、荠菜、苋菜、茴香、荞麦等；水果包括：无花果、酸橙、杧果、柠檬等。光敏性海鲜包括：螺类、虾类、蟹类、蚌类等。

2. 适当补充：维生素 C、维生素 E。深色绿叶蔬菜，甜椒、番茄等茄科蔬菜，花椰菜、白菜、西蓝花等十字花科蔬菜都富含维 C。维生素 E 有抗衰老作用，还可使皮肤小动脉扩张，增强毛细血管抗力，改善皮肤的血液循环，有增强皮肤营养作用；像生菜等绿叶蔬菜和坚果类食物都富含维生素 E。

八、慢性光化性皮炎患者健康宣教

1. 做好光防护。

2. 了解不同波长的光特性，光敏试验可帮助判断哪个波段的光敏感。

3. 选择适合自己的防晒霜，SPF≥30，PA +++的广谱防晒剂用于从事户外工作、户外运动或户外娱乐活动的人群。

4. 防晒霜使用方法：防晒剂必须足量、反复涂抹于所有受到日晒的皮肤部位，以提供有效的防护。

5. 避免接触含光敏物的植物。

6. 不使用含光敏物质的化妆品。

九、推荐表单

(一) 医师表单

慢性光化性皮炎临床路径医师表单

适用对象：第一诊断为慢性光化性皮炎（ICD-10：L57.8/L59.8）

患者姓名：	性别： 年龄： 门诊号：	住院号：
住院日期：　年　月　日	出院日期：　年　月　日	标准住院日：14~21 天

时间	住院第 1~3 天	住院第 14~21 天
主要诊疗工作	□ 询问病史及体格检查 □ 进行病情初步评估 □ 上级医师查房 □ 评估疾病程度，进行初始抗光敏治疗 □ 开检查单，完成病历书写 □ 防光和避免变应原的宣教	□ 上级医师查房 □ 核查辅助检查的结果是否有异常 □ 病情评估，维持原有治疗或调整药物治疗 □ 观察药物不良反应 □ 住院医师书写病程记录
重点医嘱	**长期医嘱：** □ 皮肤科护理常规 □ 一级至三级护理（根据病情） □ 物理性防光措施 □ 抗炎外用药治疗 □ 光防护药物 **临时医嘱：** □ 血常规、尿常规、大便常规 □ 肝功能、肾功能、电解质、血糖、红细胞沉降率、C 反应蛋白、嗜酸性粒细胞计数、免疫性疾病筛查、外周血异型淋巴细胞检测 □ 光试验、光斑贴试验、皮肤组织病理学检查 □ 胸部 X 线正侧位片、心电图 □ 血尿卟啉检测（有条件可开展） □ 眼科会诊（使用氯喹、羟氯喹者） □ 对症处理	**长期医嘱：** □ 皮肤科护理常规 □ 一级至三级护理（根据病情） □ 物理性防光措施 □ 根据病情调整抗炎外用药治疗 □ 根据病情调整光防护药物 □ 调整光疗方案（接受脱敏患者必要时） **临时医嘱：** □ 对症处理 □ 复查血常规 □ 异常指标复查 □ 免疫组织化学检查（必要时） □ 直接免疫荧光检测（必要时） □ 签署接受糖皮质激素治疗知情同意书（系统使用糖皮质激素治疗者） □ 签署接受化疗知情同意书（使用免疫抑制剂者） □ 制订光疗方案（接受脱敏治疗者） □ 调整光疗方案（脱敏治疗者必要时） □ 制订门诊序贯治疗
病情变异记录	□ 无　□ 有，原因： 1. 2.	□ 无　□ 有，原因： 1. 2.
医师签名		

（二）护士表单

慢性光化性皮炎临床路径护士表单

适用对象：第一诊断为慢性光化性皮炎（ICD-10：L57.8/L59.8）

患者姓名：	性别： 年龄： 门诊号：	住院号：
住院日期： 年 月 日	出院日期： 年 月 日	标准住院日：14~21 天

时间	住院第1~3天	住院第4~6天	住院第7~21天
健康宣教	□ 介绍主管医师、护士 □ 介绍环境、设施 □ 介绍住院注意事项 □ 向患者宣教戒烟、戒酒的重要性，进行减少二手烟吸入、有效防光措施的宣教	□ 指导患者正确留取各类标本 □ 主管护士与患者沟通，了解并指导心理应对 □ 宣教疾病知识、预防知识、用药知识及有效的防光措施、特殊检查操作过程 □ 告知检查及操作前后饮食、活动及探视注意事项及应对方式	□ 康复和锻炼 □ 定时复查 □ 出院带药服用方法 □ 饮食、休息等注意事项指导 □ 讲解有效的防光措施 □ 讲解门诊序贯治疗
护理处置	□ 核对患者、佩戴腕带 □ 建立入院护理病历 □ 卫生处置：剪指甲、沐浴、更换病号服	□ 随时观察患者病情变化 □ 遵医嘱正确使用外用抗炎药 □ 协助医师完成各项检查 □ 术前准备	□ 办理出院手续 □ 书写出院小结
基础护理	□ 二级护理 □ 晨晚间护理 □ 患者安全管理	□ 二级护理 □ 晨晚间护理 □ 患者安全管理	□ 三级护理 □ 晨晚间护理 □ 患者安全管理
专科护理	□ 护理查体 □ 皮疹面积、厚薄、形态、颜色、性质，瘙痒程度 □ 需要时填写跌倒及压疮防范表 □ 需要时请家属陪伴 □ 心理护理	□ 病情观察，皮损、搔抓情况 □ 遵医嘱完成相关检查 □ 心理护理 □ 遵医嘱指导正确擦药 □ 观察擦药后反应 □ 遵医嘱指导正确皮肤护理 □ 提供皮肤健康指导	□ 病情观察：评估皮疹好转程度，特别是瘙痒程度 □ 心理护理
重点医嘱	□ 详见医嘱执行单	□ 详见医嘱执行单	□ 详见医嘱执行单
病情变异记录	□ 无 □ 有，原因： 1. 2.	□ 无 □ 有，原因： 1. 2.	□ 无 □ 有，原因： 1. 2.
护士签名			

（三）患者表单

慢性光化性皮炎临床路径患者表单

适用对象：第一诊断为慢性光化性皮炎（ICD-10：L57.8/L59.8）

患者姓名：	性别：　　年龄：　　门诊号：	住院号：
住院日期：　　年　月　日	出院日期：　　年　月　日	标准住院日：14~21 天

时间	入院当日	住院第 2~6 天	住院第 7~21 天（出院日）
医患配合	□ 配合询问病史、收集资料，请务必详细告知既往史、用药史、过敏史 □ 配合进行体格检查 □ 有任何不适告知医师	□ 配合完善相关检查，如采血、留尿、心电图、X 线胸片、光测试等 □ 医师向患者及家属介绍病情，如有异常检查结果需进一步检查 □ 配合用药及治疗 □ 配合医师调整用药 □ 有任何不适告知医师	□ 接受出院前指导 □ 了解复查程序 □ 获取出院诊断书
护患配合	□ 配合测量体温、脉搏、呼吸、血压、体重 □ 配合完成入院护理评估单（简单询问病史、过敏史、用药史） □ 接受入院宣教（环境介绍、病室规定、订餐制度、贵重物品保管等） □ 有任何不适告知护士	□ 配合测量体温、脉搏、呼吸，询问每日排便情况 □ 接受相关检查宣教，正确留取标本，配合检查 □ 有任何不适告知护士 □ 接受输液、服药治疗 □ 注意活动安全，避免坠床或跌倒 □ 配合执行探视及陪伴 □ 接受疾病及用药等相关知识指导	□ 接受出院宣教 □ 办理出院手续 □ 获取出院带药 □ 了解服药方法、作用、注意事项 □ 了解复印病历方法
饮食	□ 正常饮食	□ 正常饮食	□ 正常饮食
排泄	□ 正常排尿便	□ 正常排尿便	□ 正常排尿便
活动	□ 适量活动	□ 适量活动	□ 适量活动

附：原表单（2010 年版）

慢性光化性皮炎临床路径表单

适用对象：第一诊断为慢性光化性皮炎（ICD-10：L57.8/L59.8）

患者姓名：	性别： 年龄： 门诊号：
初诊日期： 年 月 日	标准门诊治疗周数：4~8 周

时间	门诊第 1 天	门诊第 2~4 天
主要诊疗工作	□ 询问病史及体格检查 □ 完成门诊初诊病历 □ 完成初步的病情评估 □ 开具光试验和光斑贴试验（近 1 周未服用抗组胺药物，近 1 个月未服用光防护类药物、糖皮质激素、免疫调节和免疫抑制类药物） □ 皮肤组织病理检查（必要时） □ 开具其他需要的辅助检查（必要时） □ 防光宣教	□ 根据实验室检查的结果，明确诊断并制订治疗计划 □ 根据光试验和光斑贴试验的结果对患者进行针对性的防光和避免变应原的宣教 □ 签署接受糖皮质激素治疗知情同意书（系统使用糖皮质激素治疗者） □ 眼科会诊（使用氯喹、羟氯喹者）
重点医嘱	门诊医嘱： □ 防光宣教 □ 光试验 □ 光斑贴试验 □ 皮肤组织病理学检查及直接免疫荧光检测（必要时） □ 血常规、嗜酸性粒细胞计数（必要时） □ 血尿卟啉检测（必要时） □ 血液学检查：肝功能、肾功能、电解质、血糖、抗核抗体、抗 ENA 抗体（必要时） □ 外周血异型淋巴细胞检测（必要时）	门诊医嘱： □ 避免日光和人工紫外线光源 □ 避免变应原和光变应原 □ 具有光防护和治疗作用的药物：口服大剂量烟酰胺、β 胡萝卜素或氯喹、羟氯喹、沙利度胺（根据病情选择） □ 局部外用糖皮质激素和/或钙调磷酸酶抑制剂 □ 口服抗组胺药（必要时） □ 系统使用糖皮质激素及其辅助用药（急性加剧期患者根据病情选择） □ 制订光疗方案（接受脱敏者） □ 中药治疗（必要时）
病情变异记录	□ 无 □ 有，原因： 1. 2.	□ 无 □ 有，原因： 1. 2.
医师签名		

时间	门诊第 7~14 天	门诊第 15~28 天
主要 诊疗 工作	□ 患者随访 □ 注意观察皮疹变化，及时调整治疗方案 □ 观察并处理治疗药物的不良反应 □ 调整光疗方案（接受脱敏患者）	□ 患者随访 □ 根据皮疹消退情况，调整治疗方案 □ 强化避光宣教，必要时需调动工作或改变生活环境 □ 签署接受化疗知情同意书（使用免疫抑制剂者）
重 点 医 嘱	门诊医嘱： □ 光防护和治疗作用的药物：剂量调整 （必要时） □ 糖皮质激素：剂量调整（急性加剧期 患者） □ 调整光疗脱敏方案（接受脱敏患者）	门诊医嘱： □ 继续使用具有光防护作用的药物 □ 调整或停用局部外用药物治疗 □ 逐步减量至停用糖皮质激素（急性加剧期患者） □ 加用免疫抑制剂（糖皮质激素减量困难者） □ 复查血常规、嗜酸性粒细胞计数、肝功能、肾功能、电解质、血糖（必要时）、硫嘌呤甲基转移酶（用硫唑嘌呤时）
病情 变异 记录	□ 无 □ 有，原因： 1. 2.	□ 无 □ 有，原因： 1. 2.
医师 签名		

时间	门诊第 29~42 天	门诊第 43~56 天
主要 诊疗 工作	□ 患者随访 □ 根据皮疹情况调整治疗方案 □ 调整光疗方案（脱敏患者必要时）	□ 患者随访 □ 根据皮疹情况调整治疗方案 □ 调整光疗方案（脱敏患者必要时）
重 点 医 嘱	门诊医嘱： □ 调整具有光防护作用的药物剂量 □ 逐步减量至停用糖皮质激素（急性加剧 期患者） □ 复查血常规、肝功能、肾功能（加用免 疫抑制剂者） □ 调整光疗方案（脱敏患者必要时）	门诊医嘱： □ 调整或停用具有光防护作用的药物 □ 调整至停用免疫抑制剂 □ 复查血常规、肝功能、肾功能、电解质、血糖（必 要时） □ 调整光疗方案（脱敏患者必要时）
病情 变异 记录	□ 无 □ 有，原因： 1. 2.	□ 无 □ 有，原因： 1. 2.
医师 签名		

第四章

荨麻疹临床路径释义

【医疗质量控制指标】

指标一、诊断需结合临床表现和必要的实验室检查

指标二、对临床诊断病例尽早使用抗组胺药物治疗

指标三、慢性顽固性病例应使用三线治疗药物控制病情

一、荨麻疹编码

疾病名称及编码：荨麻疹（ICD-10：L50）

日光性荨麻疹（ICD-10：L56.3）

二、临床路径检索方法

L50/L56.3

三、国家医疗保障疾病诊断相关分组（CHS-DRG）

MDCJ 皮肤、皮下组织及乳腺疾病及功能障碍

Z1 其他皮肤及乳腺疾患

四、荨麻疹临床路径标准门诊流程

（一）适用对象

第一诊断为荨麻疹（ICD-10：L50/L56.3）。

> 释义
>
> ■荨麻疹是由于皮肤、黏膜小血管扩张及渗透性增加出现的一种局限性水肿反应。临床上特征性表现为大小不等的风团伴瘙痒，可伴有血管性水肿。

（二）诊断依据

根据《临床诊疗指南·皮肤病与性病分册》（中华医学会编著，人民卫生出版社）、《临床技术操作规范·皮肤病与性病分册》（中华医学会编著，人民军医出版社）、《荨麻疹诊疗指南》（中华医学会皮肤性病学分会，2007版）。

1. 皮疹为大小、形态、数量不一的风团，发生突然，消退迅速。单个损害存在时间一般不超过24小时，消退后不留痕迹。

2. 皮疹无固定好发部位，常伴不同程度的瘙痒，少数伴刺痛感。

3. 少数可伴胸闷或呼吸困难、恶心、呕吐、腹痛、腹泻、发热。

4. 病程长短不一，病期在6周以内的为急性型，超过6周的为慢性型。

释义

- 急性荨麻疹常可找到病因，但慢性荨麻疹的病因多难以明确。
- 通常将病因分为外源性和内源性。外源性因素多为暂时性，包括物理刺激（摩擦、压力、冷、热、日光照射等）、食物（动物蛋白如鱼、虾、蟹、贝类、蛋类等，植物如柠檬、杧果、李、杏、草莓、胡桃、可可、大蒜、番茄等，腐败食物和食品添加剂）、药物（免疫介导的如青霉素、磺胺类药、血清制剂、各种疫苗等，或非免疫介导的肥大细胞释放剂如吗啡、可待因、阿司匹林等）、植入物（人工关节、吻合器、心脏瓣膜、骨科的钢板钢钉及妇科的节育器等）以及运动等。
- 内源性因素多为持续性，包括肥大细胞对 IgE 高敏感性、慢性隐匿性感染（细菌、真菌、病毒、寄生虫等感染，如幽门螺杆菌感染在少数患者可能是重要的因素）、劳累或精神紧张、针对 IgE 或高亲和力 IgE 受体的自身免疫以及慢性疾病如风湿热、系统性红斑狼疮、甲状腺疾病、淋巴瘤、白血病、炎症性肠病等。特别指出，慢性荨麻疹很少由变应原介导所致。
- 分类诊断：结合病史和体检，将荨麻疹分为自发性和诱导性。前者根据病程是否≥6 周分为急性与慢性，后者根据发病是否与物理因素有关，分为物理性和非物理性荨麻疹。可以有 2 种或 2 种以上类型荨麻疹在同一患者中存在，如慢性自发性荨麻疹合并人工荨麻疹。
- 目前已经由中华医学会皮肤性病学分会荨麻疹研究中心出版发行《中国荨麻疹诊疗指南》（2018 版）。

（三）治疗方案的选择

根据《临床诊疗指南·皮肤病与性病分册》（中华医学会编著，人民卫生出版社）、《临床技术操作规范·皮肤病与性病分册》（中华医学会编著，人民军医出版社）、《荨麻疹诊疗指南》（中华医学会皮肤性病学分会，2007 版）。

1. 组胺 H_1 受体阻断剂。
2. 降低血管壁通透性的药物。
3. 糖皮质激素及其辅助用药。
4. 外用止痒药。
5. 白三烯受体阻断剂。
6. 免疫抑制剂。
7. 免疫球蛋白。
8. 拟交感神经药。
9. 伴发症状的治疗。
10. 其他特殊类型荨麻疹的治疗。
11. 中医治疗。

（四）进入路径标准

1. 第一诊断必须符合 ICD-10：L50/L56.3 荨麻疹疾病编码。
2. 当患者同时具有其他疾病诊断，但在住院期间不需要特殊处理也不影响第一诊断的临床路径流程实施时，可以进入路径。

释义

■患者同时具有其他疾病，影响第一诊断的临床路径流程实施时，均不适合进入临床路径。

(五) 门诊期间检查项目

1. 根据患者病情可选择的检查项目：
(1) 血常规、尿常规、大便常规和隐血。
(2) 血液学检查：肝功能、肾功能、血离子、血糖、血脂、抗核抗体、抗 ENA 抗体、抗双链 DNA 抗体、类风湿因子、免疫球蛋白、补体、红细胞沉降率、抗链球菌溶血素 O、感染性疾病筛查（乙型肝炎、丙型肝炎等）。
(3) 变应原筛查。
(4) X 线胸片、心电图。
2. 根据伴发症状选择行腹部超声、超声心动图、内镜等检查。

释义

■急性患者可检查血常规，了解发病是否与感染或过敏相关。
■慢性患者如病情严重、病程较长或对常规剂量的抗组胺药治疗反应差时，可考虑行相关的检查，如血常规、大便虫卵、肝功能、肾功能、免疫球蛋白、红细胞沉降率、C 反应蛋白、补体和各种自身抗体等。必要时可以开展变应原筛查、食物日记、自体血清皮肤试验和幽门螺杆菌感染鉴定，以排除和确定相关因素在发病中的作用。
■IgE 介导的食物变应原在荨麻疹发病中的作用是有限的，对变应原检测结果应该正确分析。
■以上检查应在详细询问患者的相关病史后有选择地进行，切忌盲目检查。
■荨麻疹主要应与荨麻疹性血管炎鉴别，后者通常风团持续 24 小时以上，皮损恢复后留有色素沉着，病理提示有血管炎性改变。另外还需要与表现为风团或血管神经性水肿形成的其他疾病如荨麻疹型药疹、血清病样反应、丘疹性荨麻疹、成人斯蒂尔病、遗传性血管性水肿、肥大细胞增生症、全身炎症反应综合征、严重过敏反应等鉴别。

(六) 治疗方案与药物选择

1. 组胺 H_1 受体阻断剂：
(1) 第二代组胺 H_1 受体阻断剂为治疗急性和慢性荨麻疹的首选药物，疗程依据病情而定。
(2) 第一代组胺 H_1 受体阻断剂可为二线治疗药物。
(3) 治疗急、慢性荨麻疹 1 种药物治疗效果不佳时，可联合应用 2 种 H_1 受体阻断剂。
(4) 对于顽固性的慢性荨麻疹，可联合应用第二代组胺 H_1 受体阻断剂和组胺 H_2 受体阻断剂，如雷尼替丁、西咪替丁等。
2. 降低血管壁通透性的药物：维生素 C 或葡萄糖酸钙等，常与抗组胺药合用。
3. 糖皮质激素：荨麻疹如皮疹广泛、发病急，或伴发胸闷、呼吸困难、腹痛等症状时，可应用泼尼松、甲泼尼龙或地塞米松等。用药时间和剂量视病情而定。应当注意糖皮质激素的辅助用药,如抑酸、保护胃黏膜、降糖、降压药物等。

4. 外用收敛止痒药:炉甘石洗剂等。

5. 白三烯受体阻断剂:孟鲁司特等白三烯受体阻断剂可单用或与第二代抗组胺药物联合应用,作为慢性荨麻疹的二线治疗方案。用药剂量和时间视病情而定。

6. 免疫抑制剂:甲氨蝶呤、环孢素、硫唑嘌呤等可单用或与第二代抗组胺药物联合应用,作为慢性荨麻疹的三线治疗方案。用药剂量和时间视病情而定。

7. 免疫球蛋白:丙种球蛋白等,用药时间视病情而定。

8. 拟交感神经药:0.1%的肾上腺素用于严重的急性荨麻疹,尤其是有过敏性休克或喉头水肿时,可皮下注射,用药剂量视病情而定。

9. 伴发症状的治疗:伴喉头水肿、呼吸困难时,除使用肾上腺素和糖皮质激素外,必要时可行气管切开。伴胸闷或胃肠道症状时,除使用糖皮质激素外,可行对症治疗。

10. 其他特殊类型荨麻疹的治疗:冷脱敏可以作为寒冷性荨麻疹的二线治疗方案,羟基氯喹或血浆置换可以作为日光性荨麻疹的二线治疗方案,达那唑可以作为胆碱能性荨麻疹的二线治疗方案。

11. 中医治疗:辨证施治。

> **释义**
>
> ■ 一线治疗:首选第二代非镇静或低镇静抗组胺药,治疗有效后逐渐减少剂量,以达到有效控制风团发作为标准。
>
> ■ 二线治疗:常规剂量使用1~2周后不能有效控制症状,考虑到不同个体或荨麻疹类型对治疗反应的差异,可选择:更换品种或获得患者知情同意情况下增加2~4倍剂量;联合第一代抗组胺药,可以睡前服用,以降低不良反应;联合第二代抗组胺药,提倡同类结构的药物联合使用如氯雷他定与地氯雷他定联合,以提高抗炎作用;联合抗白三烯药物,特别是对非甾体抗炎药诱导的荨麻疹。
>
> ■ 三线治疗:对上述治疗无效的患者,可以考虑选择以下治疗:环孢素,每日3~5mg/kg,分2~3次口服。因其不良反应发生率高,只用于严重的、对任何剂量抗组胺药均无效的患者。糖皮质激素,适用于急性、重症或伴有喉头水肿的荨麻疹,泼尼松30~40mg(或相当剂量),口服4~5日后停药,不主张在慢性荨麻疹中常规使用。免疫球蛋白如静脉注射人免疫球蛋白,每日2g,连用5日,适合严重的自身免疫性荨麻疹。
>
> ■ 目前难治性慢性荨麻疹的三线治疗药物还包括奥玛珠单抗,用法为150mg或300mg,皮下注射,每4周1次。

(七)治疗后复查的检查项目

根据患者情况复查的项目:

1. 血常规。

2. 肝功能、肾功能。

3. 血离子。

4. 血糖等。

> **释义**
>
> ■ 如治疗过程中应用了免疫抑制剂，应注意复查血常规和肝肾功能。
> ■ 如应用了糖皮质激素，应注意复查血离子和血糖。

（八）治愈标准

急性荨麻疹经过治疗，停药 2 周后，皮疹完全消失不再发作，即视为痊愈。

> **释义**
>
> ■ 为提高患者的生活质量，慢性荨麻疹疗程一般不少于 1 个月，必要时可延长至 3~6 个月，或更长时间。

（九）变异及原因分析

1. 伴有其他基础疾病或严重的伴发症状（如休克、喉头水肿等）需进一步诊断及治疗的患者，可转至其他相应科室诊治或住院治疗。
2. 注意临床表现为荨麻疹的系统性疾病，并作相关的诊治。

> **释义**
>
> ■ 微小变异：因为医院检验项目的及时性，不能按照要求完成检查；因为节假日不能按照要求完成检查；患者不愿配合完成相应检查，短期不愿按照要求出院随诊。
> ■ 重大变异：因基础疾病需要进一步诊断和治疗；因各种原因需要其他治疗措施；医院与患者或家属发生医疗纠纷，患者要求离院或转院；不愿按照要求出院随诊而导致入院时间明显延长。

五、荨麻疹临床路径给药方案

【用药选择】

药物选择应遵循安全、有效和规则使用的原则，以提高患者的生活质量为目的。推荐根据患者的病情和对治疗的反应制订并调整治疗方案。

【药学提示】

1. 咪唑斯汀禁忌与咪唑类抗真菌药（全身用药）或大环内酯类抗菌药物合用，禁忌与已知可延长 Q-T 间期的药物合用，如：Ⅰ类和Ⅲ类抗心律失常药。
2. 同时服用酮康唑、大环内酯类抗菌药物、西咪替丁、茶碱等药物，会提高氯雷他定在血浆中的浓度，应慎用。

【注意事项】

有研究表明，大剂量（2~4 倍剂量）的抗组胺药对部分患者有益，但需要进一步的循证医学证据。因此，如临床上用药剂量超过生产商的推荐剂量时，需要患者知情同意。

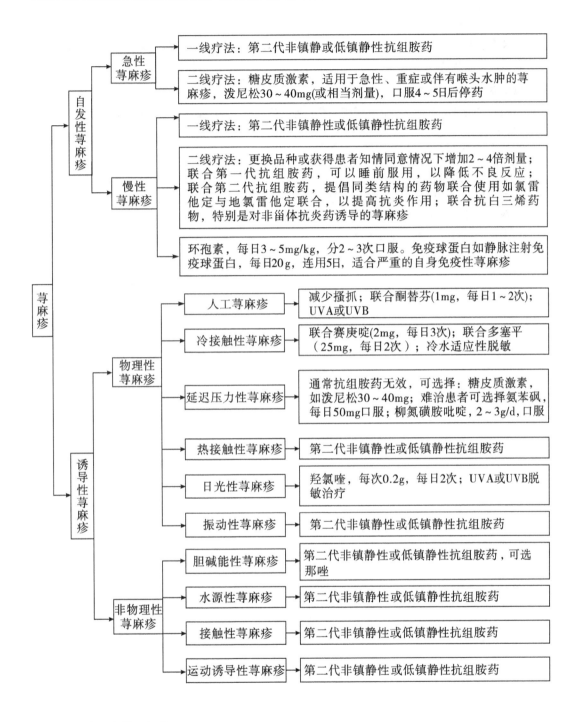

六、荨麻疹患者护理规范

1. 一般护理：瘙痒为本病的主要症状，嘱患者分散注意力，避免用肥皂、热水洗澡，忌用手搔抓及摩擦；治疗期间，患者可能出现病情反复，临床护士需严密观察患者病情变化，对皮损复发、腹部出现疼痛和腹泻等，需严密观察；若出现憋气等症状，提示患者病情危急。

2. 心理护理：研究表明，心理压抑、精神紧张可导致荨麻疹发作或加重，护士应以心理学理论为指导，多与患者沟通、交谈，改变患者的不正确认知、不良心理状态，调整情绪，调动主观能动性。

3. 用药护理：抗组胺药物可能导致患者头晕、嗜睡等不良反应，应加强药物宣教，保证患者服药后的安全。

七、荨麻疹患者营养治疗规范

1. 避免辛辣或易致敏食物，如辣椒、葱、姜、蒜、鱼、虾、蟹，如需进食，需严密观察使用后皮损变化情况。

2. 饮食清淡易消化，多食蔬菜、水果。

八、荨麻疹患者健康宣教

1. 勿用热水或肥皂水烫洗皮肤。修剪指甲，避免搔抓，贴身衣物宽松柔软。

2. 尽可能找出发病诱因并祛除。

3. 保持心情舒畅，生活起居规律。

五、推荐表单

(一) 医师表单

荨麻疹临床路径医师表单

适用对象：第一诊断为荨麻疹 (ICD-10：L50/L56.3)

患者姓名：	性别： 年龄： 门诊号：
初诊日期： 年 月 日	标准门诊治疗周数：2~12 周

时间	门诊第 1 天	门诊第 2~7 天 (急性荨麻疹)
主要诊疗工作	□ 询问病史及体格检查 □ 完成首次门诊病史 □ 完成初步的病情评估和治疗方案 □ 开具化验单及辅助检查申请单 □ 与患者或家属谈话明确诊疗计划 □ 患者或其家属签署接受糖皮质激素治疗知情同意书或接受免疫抑制剂治疗知情同意书 (使用免疫抑制剂者)	□ 询问病史及体格检查 □ 根据患者的病情变化及对治疗的反应及时调整治疗方案
重点医嘱	门诊医嘱： □ 第二代组胺 H_1 受体阻断剂 □ 降低血管通透性的药物：维生素 C 等 □ 外用止痒药：炉甘石洗剂 □ 糖皮质激素 (视病情)：甲泼尼龙等 □ 糖皮质激素的辅助治疗 (视病情)：胃黏膜保护剂等 □ 免疫抑制剂 (视病情用于慢性荨麻疹患者)：甲氨蝶呤、环孢素、硫唑嘌呤等 □ 白三烯受体阻断剂 (视病情用于慢性荨麻疹患者)：孟鲁司特等 □ 0.1%肾上腺素 (视病情) □ 免疫球蛋白 (视病情)：丙种球蛋白 □ 伴发症状治疗 (视病情)：气管切开等 □ 中医治疗 (视病情) □ 其他特殊类型荨麻疹的治疗：冷脱敏等 □ 血常规、尿常规 (必要时) □ 肝功能、肾功能、血离子、血糖、血脂、抗核抗体、抗 ENA 抗体、抗双链 DNA 抗体、类风湿因子、免疫球蛋白、补体、红细胞沉降率、感染性疾病筛查 (乙型肝炎、丙型肝炎等)、抗链球菌溶血素 O (必要时) □ 变应原筛查、X 线胸片、心电图、腹部超声、超声心动图、内镜等检查 (必要时)	门诊医嘱： □ 第二代组胺 H_1 受体阻断剂 □ 降低血管通透性的药物：维生素 C 等 □ 外用止痒药：炉甘石洗剂 □ 糖皮质激素 (视病情调整用量)：甲泼尼龙等 □ 糖皮质激素的辅助治疗 (视病情)：胃黏膜保护剂等 □ 复查血常规、便常规和隐血 (必要时) □ 复查肝功能、肾功能、电解质、血糖等 (必要时)
病情变异记录	□ 无 □ 有，原因： 1. 2.	□ 无 □ 有，原因： 1. 2.
医师签名		

时间	门诊第 2~4 周	门诊第 5~6 周
主要诊疗工作	□ 询问病史及体格检查 □ 根据患者的病情变化，完成疗效评估并调整治疗计划 □ 防治药物不良反应	□ 询问病史及体格检查 □ 根据患者的病情变化，调整治疗计划 □ 防治药物不良反应
重点医嘱	门诊医嘱： □ 第二代组胺 H_1 受体阻断剂（视病情减量或停用） □ 白三烯受体阻断剂（视病情调整用量）：孟鲁司特等 □ 糖皮质激素及其辅助治疗（视病情减量至停用）：甲泼尼龙等 □ 中医治疗（视病情） □ 其他特殊类型荨麻疹的治疗（视病情） □ 复查血常规、便常规和隐血（必要时） □ 复查肝功能、肾功能、血离子、血糖等（必要时）	门诊医嘱： □ 第二代组胺 H_1 受体阻断剂（视病情减量或停用） □ 白三烯受体阻断剂（视病情调整用量）：孟鲁司特等 □ 糖皮质激素及其辅助治疗（视病情） □ 中医治疗（视病情） □ 其他特殊类型荨麻疹的治疗（视病情） □ 复查血常规、肝功能、肾功能、血离子等（必要时）
病情变异记录	□ 无　□ 有，原因： 1. 2.	□ 无　□ 有，原因： 1. 2.
医师签名		

时间	门诊第 7~8 周（慢性荨麻疹）	门诊第 9~12 周（慢性荨麻疹）
主要诊疗工作	□ 询问病史及体格检查 □ 根据患者的病情变化，调整治疗计划 □ 防治药物不良反应	□ 询问病史及体格检查 □ 根据患者的病情变化，调整治疗计划并制订长期随访计划 □ 防治药物不良反应
重点医嘱	门诊医嘱： □ 第二代组胺 H_1 受体阻断剂（视病情减量） □ 白三烯受体阻断剂（视病情调整用量）：孟鲁司特等 □ 糖皮质激素及其辅助治疗（视病情） □ 中医治疗（视病情） □ 其他特殊类型荨麻疹的治疗（视病情） □ 复查血常规、大便常规和隐血（必要时） □ 复查肝功能、肾功能、血离子、血糖等（必要时）	门诊医嘱： □ 第二代组胺 H_1 受体阻断剂（视病情减量） □ 免疫阻断剂（视病情调整用量）：甲氨蝶呤、环孢素、硫唑嘌呤等 □ 白三烯受体阻断剂（视病情调整用量）：孟鲁司特等 □ 糖皮质激素及其辅助治疗（视病情） □ 中医治疗（视病情） □ 其他特殊类型荨麻疹的治疗（视病情） □ 复查血常规、大便常规和隐血（必要时） □ 复查肝功能、肾功能、血离子、血糖等（必要时）
病情变异记录	□ 无　□ 有，原因： 1. 2.	□ 无　□ 有，原因： 1. 2.
医师签名		

（二）护士表单

荨麻疹临床路径护士表单

适用对象：第一诊断为荨麻疹（ICD-10：L50/L56.3）

患者姓名：	性别：	年龄：	门诊号：
初诊日期： 年 月 日	标准门诊治疗周数：2~12 周		

时间	门诊第 1 天	门诊第 2~7 天（急性荨麻疹）
健康宣教	□ 提供有关荨麻疹的预防知识，包括食物及吸入物变应原的自我观察 □ 确保患者遵医嘱完成治疗。向其说明药物的名称及用法；可能出现的药物不良反应；在何种情况下需要及时复诊	□ 提供有关荨麻疹预防知识，包括食物及吸入物变应原的自我观察 □ 确保患者遵医嘱完成治疗。向其说明药物的名称及用法；可能出现的药物不良反应；在何种情况下需要及时复诊
护理处置	□ 向患者解释所用药物的用法、嘱其一定要完成整个疗程的用药 □ 在治疗过程中要认真观察和处理药物的不良反应，发现不良反应应及时请医师或转相关科室处理	□ 向患者解释所用药物的用法、嘱其一定要完成整个疗程的用药 □ 在治疗过程中要认真观察和处理药物的不良反应，发现不良反应应及时请医师或转相关科室处理
基础护理	□ 测量体温、脉搏、呼吸、血压等 □ 注意饮食，多饮水，少食辛辣，忌饮酒等	□ 测量体温、脉搏、呼吸、血压等 □ 注意饮食，多饮水，少食辛辣，忌饮酒等
专科护理	□ 注意皮损的范围及大小，解释外用药物的用法 □ 观察是否出现腹泻、严重憋气、呼吸困难等	□ 注意皮损的范围及大小，解释外用药物的用法
重点医嘱	□ 详见医嘱执行单	□ 详见医嘱执行单
病情变异记录	□ 无 □ 有，原因： 1. 2.	□ 无 □ 有，原因： 1. 2.
护士签名		

时间	门诊第2~4周	门诊第5~6周
健康宣教	□ 确保患者遵医嘱完成治疗。向其说明药物的名称及用法；可能出现的药物不良反应；在何种情况下需要及时复诊	□ 确保患者遵医嘱完成治疗。向其说明药物的名称及用法；可能出现的药物不良反应；在何种情况下需要及时复诊
护理处置	□ 向患者解释所用药物的用法、嘱其一定要完成整个疗程的用药 □ 在治疗过程中要认真观察和处理药物的不良反应，发现不良反应及时请医师或转相关科室处理	□ 向患者解释所用药物的用法、嘱其一定要完成整个疗程的用药 □ 在治疗过程中要认真观察和处理药物的不良反应，发现不良反应及时请医师或转相关科室处理
基础护理	□ 测量体温、脉搏、呼吸、血压等 □ 注意饮食，多饮水，少食辛辣，忌饮酒等	□ 测量体温、脉搏、呼吸、血压等 □ 注意饮食，多饮水，少食辛辣，忌饮酒等
专科护理	□ 注意皮损的范围及大小，解释外用药物的用法	□ 注意皮损的范围及大小，解释外用药物的用法
重点医嘱	□ 详见医嘱执行单	□ 详见医嘱执行单
病情变异记录	□ 无　□ 有，原因： 1. 2.	□ 无　□ 有，原因： 1. 2.
护士签名		

时间	门诊第7~8周（慢性荨麻疹）	门诊第9~12周（慢性荨麻疹）
健康宣教	□ 提供有关慢性荨麻疹的知识，叮嘱患者做好生活笔记，查找容易引发慢性荨麻疹的物理因素、食物因素或药物因素 □ 确保患者遵医嘱完成治疗。向其说明药物的名称及用法；可能出现的药物的不良反应；在何种情况下需要及时复诊	□ 提供有关慢性荨麻疹的知识，叮嘱患者做好生活笔记，查找容易引发慢性荨麻疹的物理因素、食物因素或药物因素 □ 确保患者遵医嘱完成治疗。向其说明药物的名称及用法；可能出现的药物的不良反应；在何种情况下需要及时复诊
护理处置	□ 向患者解释所用药物的用法、嘱其一定要完成整个疗程的用药 □ 在治疗过程中要认真观察和处理药物的不良反应，发现不良反应应及时请医师或转相关科室处理	□ 向患者解释所用药物的用法、嘱其一定要完成整个疗程的用药 □ 在治疗过程中要认真观察和处理药物的不良反应，发现不良反应应及时请医师或转相关科室处理
基础护理	□ 测量体温、脉搏、呼吸、血压等 □ 注意饮食，多饮水，少食辛辣，忌饮酒等	□ 测量体温、脉搏、呼吸、血压等 □ 注意饮食，多饮水，少食辛辣，忌饮酒等
专科护理	□ 注意皮损的范围及大小，解释外用药物的用法	□ 注意皮损的范围及大小，解释外用药物的用法
重点医嘱	□ 详见医嘱执行单	□ 详见医嘱执行单
病情变异记录	□ 无　□ 有，原因： 1. 2.	□ 无　□ 有，原因： 1. 2.
护士签名		

（三）患者表单

荨麻疹临床路径患者表单

适用对象：第一诊断为荨麻疹（ICD-10：L50/L56.3）

患者姓名：	性别： 年龄： 门诊号：
初诊日期： 年 月 日	标准门诊治疗周数：2～12 周

时间	门诊第 1 天	门诊第 2～7 天（急性荨麻疹）
医患配合	□ 配合询问病史、收集资料，请务必详细告知既往史、用药史、过敏史 □ 配合进行体格检查及必要的实验室检查 □ 有任何不适告知医师	□ 配合完善相关辅助检查等 □ 医师向患者及家属介绍病情，如有异常检查结果需进一步检查 □ 配合用药及治疗 □ 配合医师调整用药 □ 有任何不适告知医师
护患配合	□ 配合测量体温、脉搏、呼吸、血压、体重等 □ 配合完成治疗前护理评估单（简单询问病史、过敏史、用药史） □ 接受健康宣教 □ 有任何不适告知护士	□ 配合测量体温、脉搏、呼吸，血压等情况 □ 接受相关实验室检查宣教，配合检查 □ 有任何不适告知护士 □ 避免剧烈运动 □ 接受疾病及用药等相关知识指导
饮食	□ 多饮水，少食辛辣，忌饮酒等	□ 多饮水，少食辛辣，忌饮酒等
排泄	□ 保持大便通畅	□ 保持大便通畅
活动	□ 适中	□ 适中

时间	门诊第 2～4 周	门诊第 5～6 周
医患配合	□ 配合用药及治疗 □ 配合医师调整用药 □ 有任何不适告知医师	□ 配合用药及治疗 □ 配合医师调整用药 □ 有任何不适告知医师
护患配合	□ 配合测量体温、脉搏、呼吸、血压、体重等 □ 接受健康宣教 □ 有任何不适告知护士	□ 配合测量体温、脉搏、呼吸、血压等情况 □ 有任何不适告知护士 □ 避免剧烈运动 □ 接受疾病及用药等相关知识指导
饮食	□ 多饮水，少食辛辣，忌饮酒等	□ 多饮水，少食辛辣，忌饮酒等
排泄	□ 保持排便通畅	□ 保持排便通畅
活动	□ 适中	□ 适中

时间	门诊第7~8周（慢性荨麻疹）	门诊第9~12周（慢性荨麻疹）
医患配合	□ 配合用药及治疗 □ 配合医师调整用药 □ 有任何不适告知医师	□ 配合用药及治疗 □ 配合医师调整用药 □ 有任何不适告知医师
护患配合	□ 配合测量体温、脉搏、呼吸、血压、体重等 □ 接受健康宣教 □ 有任何不适告知护士	□ 配合测量体温、脉搏、呼吸、血压等情况 □ 有任何不适告知护士 □ 避免剧烈运动 □ 接受疾病及用药等相关知识指导
饮食	□ 多饮水，少食辛辣，忌饮酒等	□ 多饮水，少食辛辣，忌饮酒等
排泄	□ 保持排便通畅	□ 保持排便通畅
活动	□ 适中	□ 适中

附：原表单（2010 年版）

荨麻疹临床路径表单

适用对象：第一诊断为荨麻疹（ICD-10：L50/L56.3）

患者姓名：		性别：	年龄：	门诊号：
初诊日期：　　　年　月　日		标准门诊治疗周数：2~12 周		

时间	门诊第 1 天	门诊第 2~7 天（急性荨麻疹）
主要诊疗工作	□ 询问病史及体格检查 □ 完成首次门诊病史 □ 完成初步的病情评估和治疗方案 □ 开具检查单 □ 与患者或家属谈话明确诊疗计划 □ 患者或其家属签署接受糖皮质激素治疗知情同意书或接受免疫抑制剂治疗知情同意书（使用免疫抑制剂者）	□ 询问病史及体格检查 □ 根据患者的病情变化及对治疗的反应及时调整治疗方案
重点医嘱	门诊医嘱： □ 组胺 H_1 受体阻断剂 □ 降低血管通透性的药物：维生素 C 等 □ 外用止痒药：炉甘石洗剂 □ 糖皮质激素（视病情）：甲泼尼龙等 □ 糖皮质激素的辅助治疗（视病情）：胃黏膜保护剂等 □ 免疫抑制剂（视病情用于慢性荨麻疹患者）：甲氨蝶呤、环孢素、硫唑嘌呤等 □ 白三烯受体阻断剂（视病情用于慢性荨麻疹患者）：孟鲁司特等 □ 0.1% 肾上腺素（视病情） □ 免疫球蛋白（视病情）：丙种球蛋白 □ 伴发症状治疗（视病情）：气管切开等 □ 中医治疗（视病情） □ 其他特殊类型荨麻疹的治疗：冷脱敏等 □ 血常规、尿常规、大便常规和隐血（必要时） □ 肝功能、肾功能、血离子、血糖、血脂、抗核抗体、抗 ENA 抗体、抗双链 DNA 抗体、类风湿因子、免疫球蛋白、补体、红细胞沉降率、感染性疾病筛查（乙型肝炎、丙型肝炎等）、抗链球菌溶血素 O（必要时） □ 变应原筛查、X 线胸片、心电图、腹部超声、超声心动图、内镜等检查（必要时）	门诊医嘱： □ 组胺 H_1 受体阻断剂 □ 降低血管通透性的药物：维生素 C 等 □ 外用止痒药：炉甘石洗剂 □ 糖皮质激素（视病情调整用量）：甲泼尼龙等 □ 糖皮质激素的辅助治疗（视病情）：胃黏膜保护剂等 □ 复查血常规、大便常规和隐血（必要时） □ 复查肝功能、肾功能、电解质、血糖等（必要时）
病情变异记录	□ 无　□ 有，原因： 1. 2.	□ 无　□ 有，原因： 1. 2.
医师签名		

时间	门诊第2~4周	门诊第5~6周
主要诊疗工作	□ 询问病史及体格检查 □ 根据患者的病情变化，完成疗效评估并调整治疗计划 □ 防治药物不良反应	□ 询问病史及体格检查 □ 根据患者的病情变化，调整治疗计划 □ 防治药物不良反应
重点医嘱	门诊医嘱： □ 组胺 H_1 受体阻断剂（视病情减量或停用） □ 白三烯受体阻断剂（视病情调整用量）：孟鲁司特等 □ 糖皮质激素及其辅助治疗（视病情减量至停用）：甲泼尼龙等 □ 中医治疗（视病情） □ 其他特殊类型荨麻疹的治疗（视病情） □ 复查血常规、大便常规和隐血（必要时） □ 复查肝功能、肾功能、血离子、血糖等（必要时）	门诊医嘱： □ 组胺 H_1 受体阻断剂（视病情减量或停用） □ 白三烯受体抑制剂（视病情调整用量）：孟鲁司特等 □ 糖皮质激素及其辅助治疗（视病情） □ 中医治疗（视病情） □ 其他特殊类型荨麻疹的治疗（视病情） □ 复查血常规、肝功能、肾功能、血离子等（必要时）
病情变异记录	□ 无 □ 有，原因： 1. 2.	□ 无 □ 有，原因： 1. 2.
医师签名		

时间	门诊第7~8周（慢性荨麻疹）	门诊第9~12周（慢性荨麻疹）
主要诊疗工作	□ 询问病史及体格检查 □ 根据患者的病情变化，调整治疗计划 □ 防治药物不良反应	□ 询问病史及体格检查 □ 根据患者的病情变化，调整治疗计划并制订长期随访计划 □ 防治药物不良反应
重点医嘱	门诊医嘱： □ 组胺 H_1 受体阻断剂（视病情减量） □ 白三烯受体阻断剂（视病情调整用量）：孟鲁司特等 □ 糖皮质激素及其辅助治疗（视病情） □ 中医治疗（视病情） □ 其他特殊类型荨麻疹的治疗（视病情） □ 复查血常规、大便常规和隐血（必要时） □ 复查肝功能、肾功能、血离子、血糖等（必要时）	门诊医嘱： □ 组胺 H_1 受体阻断剂（视病情减量） □ 免疫抑制剂（视病情调整用量）：甲氨蝶呤、环孢素、硫唑嘌呤等 □ 白三烯受体阻断剂（视病情调整用量）：孟鲁司特等 □ 糖皮质激素及其辅助治疗（视病情） □ 中医治疗（视病情） □ 其他特殊类型荨麻疹的治疗（视病情） □ 复查血常规、大便常规和隐血（必要时） □ 复查肝功能、肾功能、血离子、血糖等（必要时）
病情变异记录	□ 无 □ 有，原因： 1. 2.	□ 无 □ 有，原因： 1. 2.
医师签名		

第五章

特应性皮炎临床路径释义

【医疗质量控制指标】

指标一、特应性皮炎患者规范诊断率

指标二、特应性皮炎患者病情严重程度评估率

指标三、特应性皮炎患者皮肤病生活质量指数评估率

指标四、特应性皮炎患者变应原筛查率

指标五、特应性皮炎患者接受系统免疫抑制剂治疗前筛查率

指标六、特应性皮炎患者使用系统免疫抑制剂不良反应发生率

指标七、特应性皮炎患者接受系统糖皮质激素治疗前筛查率

指标八、特应性皮炎患者使用系统糖皮质激素严重不良反应发生率

指标九、特应性皮炎患者系统糖皮质激素相关不良反应预防率

指标十、特应性皮炎患者健康宣教执行率

指标十一、抗菌药物治疗前病原学送检率

指标十二、特应性皮炎患者抗菌药物使用率

一、特应性皮炎编码

1. 原编码：

疾病名称及编码：特应性皮炎（ICD-10：L20.900）

2. 修改编码：

疾病名称及编码：特应性皮炎（ICD-10：L20）

二、临床路径检索方法

L20

三、国家医疗保障疾病诊断相关分组（CHS-DRG）

MDCJ 皮肤、皮下组织及乳腺疾病及功能障碍

JS2 炎症性皮肤病

四、特应性皮炎临床路径标准住院流程

（一）适用对象

第一诊断为特应性皮炎（ICD-10：L20.900）。

> 释义
>
> ■ 本路径适用对象为第一诊断为特应性皮炎的患者。特应性皮炎主要特点为皮肤干燥、湿疹样皮疹、对称发生于四肢和躯干屈侧、伴有顽固瘙痒和较明确的过敏性疾病家族史。

(二) 诊断依据

根据《临床诊疗指南·皮肤病与性病分册》(中华医学会编著,人民卫生出版社),《中国特应性皮炎诊疗指南 (2014 版)》(中华皮肤科杂志,2014,47 (7):511-514)。

根据国际公认的 Williams 诊断标准。满足 1 条主要标准,加上 3 条或者 3 条以上的次要标准即可确定诊断。

1. 主要标准:皮肤瘙痒。

2. 次要标准:①屈侧皮炎湿疹史,包括肘窝、腘窝、踝前、颈部 (10 岁以下儿童包括颊部);②个人哮喘或变应性鼻炎史 (或在 4 岁以下儿童的一级亲属中有特应性疾病史);③全身皮肤干燥史;④屈侧可见湿疹 (或 4 岁以下儿童在面颊部/前额和四肢伸侧可见湿疹);⑤2 岁前发病 (适用于 4 岁以上患者)。

> **释义**
>
> ■ 目前特应性皮炎的诊断标准包括 Hanifin-Rajka 诊断标准、Williams 诊断标准和日本皮肤病协会制订的标准等。我国学者康克非、张建中等和姚志荣等也提出了诊断标准。Williams 诊断标准由于敏感度和特异度均较高,并且简单易行被临床上广泛应用。张氏标准推荐用于成人/青少年特应性皮炎的诊断,姚氏标准推荐用于儿童特应性皮炎的诊断。特应性皮炎需与接触性皮炎、湿疹、疥疮、银屑病、皮肤 T 细胞淋巴瘤等多种疾病鉴别。

(三) 治疗方案的选择

根据《临床诊疗指南·皮肤病与性病分册》(中华医学会编著,人民卫生出版社),《临床技术操作规范·皮肤病与性病分册》(中华医学会编著,人民军医出版社)。

1. 一般治疗:健康教育;皮肤管理;避免诱发和加重因素。

2. 外用药物治疗:根据皮损部位、特点和患者年龄调整用药。

(1) 糖皮质激素。

(2) 钙调磷酸酶抑制剂。

(3) 抗菌药物。

(4) 角质促成或剥脱剂。

3. 系统治疗:如果患者病情评估为中重度特应性皮炎,或者局限性的重症皮损,可根据具体情况选用。

(1) 糖皮质激素。

(2) 免疫抑制剂。

(3) 抗菌药物。

(4) 抗组胺药。

(5) 其他:甘草酸苷、抗白三烯药物等。

(6) 中医中药。

4. 紫外线治疗:考虑患者年龄和皮损特点。

> **释义**
>
> ■ 首先要明确变应原，避免不良刺激。
>
> ■ 根据皮损的主要形态选择外用治疗药物和剂型。急性期皮损选择洗剂、锌氧油或溶液湿敷；亚急性和慢性皮损可选用糖皮质激素乳膏。如皮损合并感染，可加用抗菌药物乳膏。
>
> ■ 如果皮疹泛发或者患者出现发热等全身症状时需要系统治疗，常用药物包括抗组胺药、免疫抑制剂、糖皮质激素、生物制剂、抗菌药物等。

（四）标准住院日 10~14 天

> **释义**
>
> ■ 如去除诱因，给予适当的处理后皮疹通常在 10~14 天可控制，皮损控制病情无反复，没有需要处理的药物不良反应则可出院。治疗顺利的特应性皮炎标准住院时间为 10~14 天。

（五）进入路径标准

1. 第一诊断必须符合 ICD-10：L20.900 特应性皮炎疾病编码。
2. 当患者同时具有其他疾病诊断，但在住院期间不需要特殊处理，也不影响第一诊断的临床路径流程实施时，可以进入路径。

> **释义**
>
> ■ 进入路径的患者需符合特应性皮炎诊断标准。
>
> ■ 入院后常规检查发现以往没有发现的疾病或既往有基础疾病（如高血压、冠状动脉粥样硬化性心脏病、糖尿病、肝肾功能不全、各种感染等），经系统评估后对特应性皮炎诊断治疗无特殊影响，仅需要药物维持治疗者，可进入路径。但可能会增加医疗费用，延长住院时间。

（六）入院第 1 天

1. 必需的检查项目：
（1）血常规、尿常规、大便常规+隐血。
（2）肝功能、肾功能、血糖、血脂和电解质、感染性疾病筛查（乙型肝炎、丙型肝炎、梅毒、艾滋病等）。
（3）胸部 X 线检查、心电图、腹部超声。
2. 根据患者病情可选择的检查项目：
（1）变应原筛查。
（2）组织病理学检查。
（3）细菌培养加药敏试验。

释义

■ 入院后完善必需检查项目以评价患者的一般情况，通过对患者各个器官的系统评价以全面了解患者的皮肤外器官状况。

■ 如果皮损糜烂明显，渗出较多，建议进行细菌培养及药敏试验判断有无继发感染。主管医师应认真分析检查结果，及时发现异常情况并采取相应处置。变应原筛查有助于发现变应原，为疾病的防治提供依据。

（七）药物选择与使用时机

1. 一般治疗：避免精神紧张、情绪疏导和缓解焦虑不安的情绪；避免致敏食物和/或吸入物等变应原刺激，避免毛织物、出汗、热水烫洗和搔抓等不良刺激，指导正确洗浴和皮肤护理、修护皮肤屏障。有活动性损害时，避免接触单纯疱疹患者，以免发生疱疹样湿疹。

2. 外用治疗：根据患者的临床表现，遵循外用药的基本原则选用合适药物及合适的剂型。

（1）糖皮质激素：应按照《中国特应性皮炎诊疗指南（2014版）》中提及的用药原则用药。局部间断外用糖皮质激素是治疗特应性皮炎的一线选择。根据患者的年龄、皮损部位及病情程度选择不同类型和强度的糖皮质激素制剂，一般初治时应选用强度足够的制剂，以求在数天内明显控制炎症。但是，在面部、颈部及皱褶部位应选用相对弱效的糖皮质激素，应避免使用强效含氟制剂。具体时间视病情而定。用药期间注意观察局部和系统不良反应。

（2）钙调磷酸酶抑制剂：包括他克莫司软膏和吡美莫司乳膏，具有较强的选择性抗炎作用，且可相对较长时间地用于所有的发病部位，尤其是面颈部和褶皱部位。可与糖皮质激素合并使用或者序贯使用。不良反应主要是用药后局部短时间的烧灼和刺激感。

（3）抗菌药物：由于细菌或真菌可通过产生超抗原或作为变应原而诱发或加重病情，故当皮损渗出明显或者有感染时选用。具体时间视病情而定。

（4）角质促成或剥脱剂：对于局部肥厚顽固皮损，可加用维A酸类、水杨酸类或者煤焦油等药物，以促进角质层正常化。

3. 系统治疗：

（1）抗组胺药：根据病情和年龄选用第一代或者第二代抗组胺药。有镇静作用的第一代抗组胺药适用于伴有睡眠紊乱的患者。具体用药时间视病情而定。

（2）白三烯受体拮抗剂：用于稳定肥大细胞和拮抗介质与受体的结合，主要适用于伴有气道过敏症状的患者。具体用药时间视病情而定。

（3）抗感染药物：有细菌感染时使用，应按照《抗菌药物临床应用指导原则》（卫医发〔2004〕285号）执行，用药时间不超过7天，根据创面细菌培养及药敏结果及时调整用药。

（4）糖皮质激素：原则上尽量不用或少用此类药物，尤其是儿童。但对病情严重的患者可予中小剂量短期用药。病情好转后应及时逐渐减量、停药，以免长期使用带来的不良反应或停药过快而致病情反跳。用药时间视病情而定，一般10~14天。

（5）免疫抑制剂：适用于病情严重且常规疗法不易控制的患者，或者糖皮质激素不适用的患者。推荐使用环孢素，起始剂量2.5~3.5mg/（kg·d），分2次口服，最大5mg/（kg·d），病情控制后可渐减少至最小量维持；环孢素无效或禁忌时可选用硫唑嘌呤或霉酚酸酯。硫唑嘌呤推荐剂量1~3mg/（kg·d），分1~2次口服；霉酚酸酯治疗特应性皮炎推荐剂量是每天2g口服，12小时1次。

（6）其他：甘草酸苷、复合维生素等。

（7）中医中药：需辨证施治。中成药雷公藤、雷公藤多苷作为免疫抑制剂也可用于难治性特应性皮炎。中药引起药物性肝炎较常见，服用时需密切监测。

4. 物理疗法：主要以窄谱中波紫外线和长波紫外线为主。视患者的年龄和皮损类型而定。

> **释义**
>
> ■ 熟练掌握皮肤外用药使用原则，根据皮损性质选用合适的外用药物处理。
>
> ■ 病情较重时，及时加用糖皮质激素系统使用，但疗程不宜超过14天。免疫抑制剂与激素联合应用可提高疗效，减少激素用量。治疗过程中需密切监测激素及免疫抑制剂可能出现的不良反应。如系统治疗控制不佳，推荐使用生物制剂治疗，如度普利龙单抗。
>
> ■ 应根据临床症状和体征进行辨证施治。在中医中药治疗中也应注意药物的不良反应。如出现红肿、糜烂、渗出等皮损，可选用外治法以清热燥湿止痒，如复方黄柏液涂剂等。
>
> ■ 紫外线治疗一般适用于12岁以上的患者。

（八）住院期间检查项目

1. 必须复查的检查项目：
（1）血常规、尿常规、大便常规+隐血。
（2）肝功能、肾功能、电解质、血糖、血脂。
2. 根据患者病情选择：糜烂面细菌培养加药敏试验。

> **释义**
>
> ■ 住院期间需每周复查血常规、尿常规、大便常规及隐血，监测有无继发感染等情况发生；复查肝肾功能、电解质、血糖、血脂等监测有无药物性肝肾损伤、类固醇性糖尿病、电解质紊乱。

（九）出院标准

1. 皮疹控制：无新发皮疹，原有皮损基本消退。
2. 糖皮质激素可改为口服并减至安全剂量。
3. 没有需要住院处理的并发症。

> **释义**
>
> ■ 患者皮疹痊愈，无新发皮疹和原有皮损基本消退，激素改为口服或者减至安全剂量，完成需要复查的检查项目未发现有需要住院处理的并发症即可出院。

（十）变异及原因分析

1. 对常规治疗效果差，需适当延长住院时间。
2. 继发严重感染者（如败血症等）。
3. 出现应用糖皮质激素、免疫抑制剂的并发症，需要进行相关的治疗。

释义

■ 对治疗反应差、激素减量复发、出现激素引起的并发症等情况均会延长患者住院时间，增加治疗费用。主管医师需在临床路径表单中分析并说明。

■ 接受糖皮质激素和免疫抑制剂治疗的患者，发生继发感染的危险性增大，出现继发严重感染情况，会延长住院时间，增加治疗费用，并有转入其他路径可能。

五、特应性皮炎临床路径给药方案

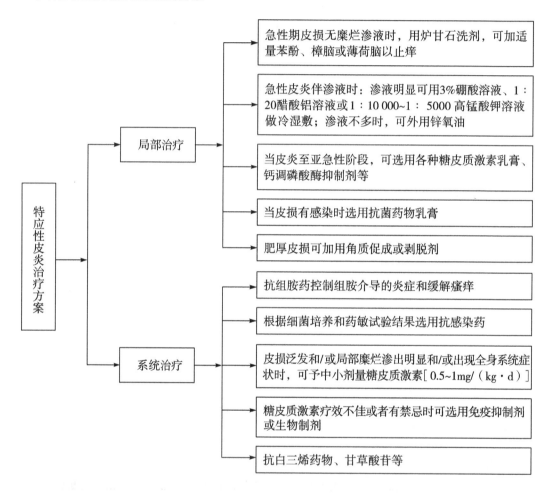

【用药选择】

1. 根据皮损性质和皮肤科外用药物使用原则选择合适的外用药物。尽早加用激素及免疫抑制剂治疗。急性期皮损无渗液时可选用炉甘石洗剂；急性皮炎伴渗液明显时可选用 3% 硼酸溶液、1:20 醋酸铝溶液或 1:10 000~1:5000 高锰酸钾溶液做冷湿敷，渗液不多时，可外用锌氧油；亚急性皮炎阶段可选用各种糖皮质激素；慢性肥厚性皮损可选用维 A 酸类或者煤焦油类乳膏外用。

2. 当皮损面积较大和/或局部糜烂渗出明显和/或出现全身系统症状时，可予中小剂量糖皮质激素 [0.5~1mg/（kg·d）]，待病情控制后可迅速减量，一般用药时间不超过 14 天。

3. 合并感染的患者需行细菌培养及药敏试验，根据检测结果选择敏感抗菌药物进行治疗，用药时间不宜超过 7 天。

【药学提示】

1. 接受免疫抑制剂治疗的患者，如使用环孢素治疗应注意监测血压、血电解质和胃肠道刺激症状等，建议不要同时光疗。选用硫唑嘌呤用药前需测嘌呤甲基转移酶，此酶缺陷者禁用，应定期监测白细胞和肝功能。选用霉酚酸酯治疗要注意胃肠道不良反应，和中性粒细胞减少。

2. 接受系统糖皮质激素治疗的患者，可能会导致或者加重原有疾病（高血压、糖尿病、高脂血症、骨质疏松症、感染、胃肠道溃疡等），因此应当进行针对糖皮质激素不良反应的相关检查，并进行健康教育、采取适当的预防与治疗措施。

【注意事项】

特应性皮炎患者需要避免诱发和加重因素。注重皮肤屏障的修复，适当抗炎处理和长疗程维持治疗以减少疾病的复发。

六、特应性皮炎患者护理规范

1. 保持患者所在的病室空气清新洁净，每日开窗通风，保持室内适宜温度和湿度。及时更换污染的床单被服。指导患者远离变应原。

2. 定期修剪指甲，穿柔软、透气性好、宽松的棉质衣物，保持皮肤清洁、卫生。

3. 指导正确沐浴，洗浴温度在 32~37℃，洗浴时间 5~10 分钟。使用低敏无刺激的洁肤用品。如皮损有感染倾向，可在盆浴时加入次氯酸钠（0.005% 漂白粉浴）以抑制细菌活性，有助于病情缓解。洗浴频度以每日或隔日 1 次为宜。

4. 对存在焦虑或抑郁症状的患者，给予必要的安慰、解释和鼓励，与患者及家属建立良好的关系，使患者积极主动配合治疗。

七、特应性皮炎患者营养治疗规范

1. 避免饮酒及进食辛辣刺激食物。如果食物和皮疹间的因果关系明确，建议避食 4~6 周，观察皮疹改善情况。对于明确的导致皮疹加重的食物变应原，应严格限制。

2. 饮食应多样化，不推荐盲目避食，过度避食可导致营养不良。

八、特应性皮炎患者健康宣教

1. 皮肤保湿是治疗的首要和长期措施，宜选用保湿作用强、尽量不含香料的润肤剂，每天多量多次涂抹。

2. 洗澡有助于清除皮肤表面病原菌和致敏物，水温不宜过高，宜选用无刺激的沐浴乳，但不可过度清洁。注意洗澡后要立即涂抹保湿剂。

3. 衣服宜柔软、宽松、纯棉。保持居住环境清洁、凉爽。

4. 患儿应剪短指甲，避免搔抓刺激皮肤。

5. 对于已明确的加重病情的变应原，生活中应尽量避免。

6. 定期复诊，遵医嘱用药，不可随意停药或减药。

九、推荐表单

（一）医师表单

特应性皮炎临床路径医师表单

适用对象：第一诊断为特应性皮炎（ICD-10：L20.900）

患者姓名：	性别：	年龄：	门诊号：	住院号：
住院日期：　　年　月　日	出院日期：　　年　月　日		标准住院日：10~14 天	

时间	住院第 1 天	住院第 2 天
主要诊疗工作	□ 询问病史及体格检查 □ 完成入院病历及首次病程记录 □ 完成初步的病情评估和治疗方案 □ 与患者及家属沟通交流，充分交代病情 □ 签署告知及授权委托书	□ 上级医师查房 □ 汇总检查结果，完成病情评估并制订治疗计划 □ 签署自费用品协议书（必要时）、糖皮质激素治疗同意书（必要时）、免疫抑制剂治疗同意书（必要时）、生物制剂治疗同意书（必要时）、接受紫外线治疗知情同意书（必要时） □ 观察皮疹变化 □ 请相关科室会诊（必要时）
重点医嘱	**长期医嘱：** □ 皮肤科护理常规 □ 饮食 □ 支持治疗（必要时） □ 局部治疗 □ 抗组胺药 □ 抗白三烯治疗（必要时） □ 甘草酸苷等（必要时） □ 中医中药（必要时） **临时医嘱：** □ 血常规、尿常规、大便常规+隐血 □ 肝功能、肾功能、电解质、血糖、血脂、感染性疾病筛查 □ 变应原筛查（必要时） □ 抗核抗体、抗 ENA 抗体、补体、免疫球蛋白、感染性疾病筛查（必要时） □ 皮肤病理活检（必要时） □ X 线胸片、心电图、超声 □ 糜烂面细菌培养及药敏试验（必要时）	**长期医嘱：** □ 糖皮质激素（必要时） □ 补钾、补钙、保护胃黏膜（必要时） □ 免疫抑制剂（必要时） □ 生物制剂（必要时） **临时医嘱：** □ 相关科室会诊（必要时） □ 紫外线治疗（必要时）
病情变异记录	□ 无　□ 有，原因： 1. 2.	□ 无　□ 有，原因： 1. 2.
医师签名		

时间	住院第 3~10 天	住院第 10~14 天（出院日）
主要诊疗工作	□ 上级医师查房 □ 密切观察治疗反应，及时调整治疗方案（激素剂量和外用药物等） □ 监测生命体征、血糖等 □ 观察并处理治疗药物的不良反应	□ 观察疗效，观察和处理药物的不良反应 □ 上级医师评估患者可否出院 □ 向患者及其家属交代出院后用药及注意事项，预约门诊复诊 □ 开具出院证明书 □ 完成出院记录
重点医嘱	**长期医嘱：** □ 糖皮质激素调整剂量 □ 免疫抑制剂调整剂量 □ 补钾、补钙、保护胃黏膜 □ 抗菌药物（根据创面培养和药敏结果） □ 局部治疗 **临时医嘱：** □ 检测血糖、血电解质、肝功能、肾功能等 □ 调整紫外线治疗剂量	**长期医嘱：** □ 停/调整糖皮质激素剂量 □ 停/调整免疫抑制剂量 □ 停用抗菌药物 □ 调整紫外线治疗剂量 **临时医嘱：** □ 复查血常规、尿常规、大便常规+隐血、肝功能、肾功能、电解质、血糖 □ 出院注意事项 □ 出院带药
病情变异记录	□ 无　□ 有，原因： 1. 2.	□ 无　□ 有，原因： 1. 2.
医师签名		

（二）护士表单

特应性皮炎临床路径护士表单

适用对象：第一诊断为特应性皮炎（ICD-10：L20.900）

患者姓名：	性别：	年龄：	门诊号：	住院号：

住院日期：　　年　月　日	出院日期：　　年　月　日	标准住院日：10~14 天

时间	住院第 1 天	住院第 2 天
健康宣教	□ 入院宣教（环境、设施、人员） □ 进行疾病和安全宣教	□ 提供有关特应性皮炎护理知识 □ 指导患者完成各项检查及会诊 □ 确保患者遵医嘱完成治疗
护理处置	□ 入院护理评估 □ 制订护理计划，填写护理记录 □ 静脉取血（当天或次日晨取血）	□ 注意患者用药情况，尤其是药物不良反应。嘱其一定要遵医嘱完成用药 □ 继续认真观察和处理药物的不良反应，发现不良反应及时请医生或转相关科室处理
基础护理	□ 监测体温、血压、血糖 □ 危重患者心电监护并记录 24 小时出入量	□ 监测体温、血压、血糖 □ 危重患者心电监护并记录 24 小时出入量
专科护理	□ 观察皮疹变化 □ 皮肤科局部上药	□ 观察皮疹变化 □ 皮肤科局部上药
重点医嘱	□ 详见医嘱执行单	□ 详见医嘱执行单
病情变异记录	□ 无　□ 有，原因： 1. 2.	□ 无　□ 有，原因： 1. 2.
护士签名		

时间	住院第 3~10 天	住院第 11~14 天（出院日）
健康宣教	□ 提供有关特应性皮炎护理知识 □ 指导患者完成各项检查及会诊 □ 确保患者遵医嘱完成治疗	□ 提供有关特应性皮炎护理知识 □ 指导患者完成各项检查及会诊 □ 确保患者定期随访，遵医嘱增减用药 □ 向患者交代出院注意事项及复查日期 □ 指导患者办理出院手续 □ 通知住院处 □ 出院健康宣教
护理处置	□ 注意患者用药情况，尤其是药物不良反应。嘱其一定要遵医嘱完成用药 □ 继续认真观察和处理药物的不良反应，发现不良反应应及时请医生或转相关科室处理	□ 注意患者用药情况，尤其是药物不良反应。嘱其一定要遵医嘱完成用药 □ 继续认真观察和处理药物的不良反应，发现不良反应应及时请医生或转相关科室处理
基础护理	□ 监测体温、血压、血糖 □ 危重患者心电监护并记录 24 小时出入量	□ 监测体温、血压、血糖
专科护理	□ 观察皮疹变化 □ 皮肤科局部上药	□ 观察皮疹变化 □ 皮肤科局部上药
重点医嘱	□ 详见医嘱执行单	□ 详见医嘱执行单
病情变异记录	□ 无　□ 有，原因： 1. 2.	□ 无　□ 有，原因： 1. 2.
护士签名		

（三）患者表单

特应性皮炎临床路径患者表单

适用对象：第一诊断为特应性皮炎（ICD-10：L20.900）

患者姓名：	性别： 年龄： 门诊号：	住院号：
住院日期： 年 月 日	出院日期： 年 月 日	标准住院日：10~14 天

时间	住院第 1 天	住院第 2 天
医患配合	□ 配合病史询问 □ 配合体格检查 □ 告知既往基础用药 □ 患者及家属与医师交流了解病情 □ 签署告知及授权委托书	□ 配合医师日常查房 □ 观察皮疹变化 □ 配合完成各项入院常规及特殊检查 □ 如有需要，配合签署自费用品协议书、接受糖皮质激素治疗知情同意书、免疫抑制剂治疗知情同意书、生物制剂治疗知情同意书或者紫外线治疗知情同意书 □ 患者及家属与医师交流了解病情
护患配合	□ 接受入院宣教 □ 接受入院护理评估 □ 配合测量体温、脉搏、呼吸、血压、体重等 □ 配合完成治疗前护理评估单（简单询问病史、过敏史、用药史） □ 有任何不适告知护士	□ 配合测量体温、脉搏、呼吸，血压等情况 □ 观察皮疹变化 □ 接受相关检查宣教，正确留取标本，配合检查 □ 有任何不适告知护士 □ 接受疾病及用药等相关知识指导
饮食	□ 多饮水，少食辛辣，忌饮酒等	□ 多饮水，少食辛辣，忌饮酒等
排泄	□ 保持排便通畅	□ 保持排便通畅
活动	□ 适中	□ 适中

时间	住院第 3~10 天	住院第 11~14 天 （出院日）
医患配合	□ 配合医师日常查房 □ 观察皮疹变化 □ 配合完成各项入院常规及特殊检查 □ 患者及家属与医师交流了解病情	□ 配合医师日常查房 □ 观察皮疹变化 □ 患者及家属与医师交流了解病情 □ 学习出院注意事项 □ 了解复查程序 □ 办理出院手续 □ 获取出院诊断书 □ 获取出院带药
护患配合	□ 配合测量体温、脉搏、呼吸，血压等情况 □ 观察皮疹变化 □ 接受相关检查宣教，正确留取标本，配合检查 □ 有任何不适告知护士 □ 接受疾病及用药等相关知识指导	□ 配合测量体温、脉搏、呼吸，血压等情况 □ 观察皮疹变化 □ 接受相关检查宣教，正确留取标本，配合检查 □ 有任何不适告知护士 □ 接受疾病及用药等相关知识指导 □ 接受出院前健康宣教
饮食	□ 多饮水，少食辛辣，忌饮酒等	□ 多饮水，少食辛辣，忌饮酒等
排泄	□ 保持排便通畅	□ 保持排便通畅
活动	□ 适中	□ 适中

附：原表单（2016 年版）

特应性皮炎临床路径表单

适用对象：第一诊断为特应性皮炎的患者（ICD-10：L20.900）

患者姓名：		性别：	年龄：	门诊号：	住院号：
住院日期： 年 月 日		出院日期： 年 月 日			标准住院日：14~21 日

日期	住院第 1 天	住院第 2 天
主要诊疗工作	□ 询问病史及体格检查 □ 完成病历书写 □ 安排入院常规检查 □ 上级医师查房及病情评估 □ 签署告知及授权委托书	□ 上级医师查房 □ 根据检查结果完成病情评估并制订治疗计划 □ 患者或其家属签署接受糖皮质激素治疗知情同意书（必要时） □ 患者或其家属签署接受免疫抑制剂治疗知情同意书（必要时） □ 患者或其家属签署接受紫外线治疗知情同意书（必要时）
重点医嘱	长期医嘱： □ 皮肤科护理常规 □ 饮食（根据病情） □ 抗组胺药 □ 白三烯受体拮抗剂（必要时） □ 甘草酸苷（必要时） □ 中医中药（必要时） □ 局部药物治疗 □ 润肤剂 临时医嘱： □ 血常规、尿常规、大便常规+隐血 □ 肝功能、肾功能、电解质、血糖、血脂、X 线胸片、心电图 □ 变应原筛查（必要时） □ 抗核抗体、抗 ENA 抗体、补体、免疫球蛋白、感染性疾病筛查（必要时） □ 感染学指标（必要时） □ 创面细菌培养及药敏试验（必要时）	长期医嘱： □ 系统用糖皮质激素（视病情） □ 免疫抑制剂（视病情） □ 紫外线治疗（视病情） 临时医嘱： □ 组织病理学检查（必要时） □ 请相关科室会诊（必要时）
主要护理工作	□ 进行疾病和安全宣教 □ 入院护理评估 □ 制订护理计划 □ 帮助患者完成辅助检查	□ 观察患者病情变化 □ 帮助患者完成辅助检查（需要时）
病情变异记录	□ 无 □ 有，原因： 1. 2.	□ 无 □ 有，原因： 1. 2.
护士签名		
医师签名		

日期	住院第 3~14 天	住院第 14~21 天 （出院日）
主要诊疗工作	□ 上级医师查房 □ 注意观察皮疹及瘙痒变化，及时调整治疗方案 □ 观察并处理治疗药物的不良反应	□ 上级医师查房，明确是否出院 □ 通知患者及其家属今天出院 □ 完成出院记录、病案首页、出院证明书 □ 向患者及其家属交代出院后注意事项 □ 将出院小结及出院证明书交患者或其家属
重点医嘱	**长期医嘱：** □ 抗菌药物：根据创面培养及药敏结果用药 □ 减系统用糖皮质激素（根据病情） □ 调整紫外线治疗剂量（根据病情） **临时医嘱：** □ 复查血常规、肝功能、肾功能、电解质、血糖（必要时）	**长期医嘱：** □ 停/调整抗菌药物（根据创面培养及药敏结果） □ 停系统用糖皮质激素 □ 停/调整免疫抑制剂（根据病情） □ 调整紫外线治疗剂量（根据病情） **临时医嘱：** □ 出院带药 □ 门诊随诊
主要护理工作	□ 观察患者病情变化 □ 心理与生活护理 □ 指导患者饮食	□ 指导患者办理出院手续 □ 出院后疾病指导
病情变异记录	□ 无　□ 有，原因： 1. 2.	□ 无　□ 有，原因： 1. 2.
护士签名		
医师签名		

第六章

接触性皮炎临床路径释义

【医疗质量控制指标】
指标一、接触性皮炎患者病因明确率
指标二、接触性皮炎患者斑贴试验筛查率
指标三、接触性皮炎患者接受系统糖皮质激素治疗前筛查率
指标四、接触性皮炎患者使用系统糖皮质激素严重不良反应发生率
指标五、接触性皮炎患者系统糖皮质激素相关不良反应预防率
指标六、接触性皮炎患者健康宣教执行率
指标七、抗菌药物治疗前病原学送检率
指标八、接触性皮炎患者抗菌药物使用率

一、接触性皮炎编码

1. 原编码：
疾病名称及编码：接触性皮炎（ICD-10：L25.900）
2. 修改编码：
疾病名称及编码：变应性接触性皮炎（ICD-10：L23）
刺激性接触性皮炎（ICD-10：L24）
接触性皮炎（ICD-10：L25）

二、临床路径检索方法

L23/L24/L25

三、国家医疗保障疾病诊断相关分组（CHS-DRG）

MDCJ 皮肤、皮下组织及乳腺疾病及功能障碍
JS2 炎症性皮肤病

四、接触性皮炎临床路径标准住院流程

（一）适用对象

第一诊断为接触性皮炎（ICD-10：L25.900）。

> **释义**
>
> ■ 本路径使用对象为第一诊断为接触性皮炎的患者。接触性皮炎皮疹具特征性，结合接触史及斑贴试验可明确诊断。

（二）诊断依据

根据《临床诊疗指南·皮肤病与性病分册》（中华医学会编著，人民卫生出版社），《临床技

术操作规范·皮肤病与性病分册》（中华医学会编著，人民军医出版社）。

1. 发病前有明确接触史。

2. 在接触部位发生境界清楚的急性或慢性皮炎改变，去除病因后，经适当处理皮损很快消退。

3. 标准变应原筛查系列斑贴试验有助于筛选出常见接触致敏物。

> **释义**
>
> ■ 接触性皮炎依据明确的接触史、典型的临床表现结合斑贴试验结果可明确诊断。需要注意的是当接触致敏物为气源性物质时，皮疹可广泛发生于外露部位。局限接触性皮炎需与局限性湿疹、固定性药疹、掌跖脓疱病、丹毒及足癣等疾病鉴别。泛发型接触性皮炎需与泛发型湿疹、药疹、银屑病及日光性皮炎等鉴别。

（三）治疗方案的选择

根据《临床诊疗指南·皮肤病与性病分册》（中华医学会编著，人民卫生出版社），《临床技术操作规范·皮肤病与性病分册》（中华医学会编著，人民军医出版社）。

1. 一般治疗：去除可疑接触致敏物，避免局部刺激。

2. 外用药物治疗：根据患者的临床表现选择适当的剂型和药物。

3. 系统治疗：根据病情决定是否采用系统治疗。如果累及面积较大和/或局部糜烂渗出明显和/或出现全身系统症状，可根据具体情况选用糖皮质激素、抗组胺药、抗菌药物、甘草酸苷、维生素 C 和葡萄糖酸钙等。

4. 斑贴试验：寻找可疑接触致敏物。

> **释义**
>
> ■ 停用可疑致敏物是治疗的首要步骤，是避免病情进展的重要前提。
>
> ■ 根据皮损的主要形态选择外用治疗药物和剂型。急性期皮损选择洗剂、锌氧油或溶液湿敷；亚急性和慢性皮损可选用糖皮质激素乳膏。如皮损合并感染，可加用抗菌药物乳膏。
>
> ■ 如果皮疹泛发，或者患者出现发热等全身症状时需要系统治疗，包括糖皮质激素、抗组胺药、抗菌药物等。

（四）标准住院日 7~10 天

> **释义**
>
> ■ 去除致敏物，给予适当的处理后皮疹通常在 5~7 天可控制并消退，如皮损控制病情无反复，没有需要处理的药物不良反应则可出院。治疗顺利的接触性皮炎标准住院时间为 7~10 天。

（五）进入路径标准

1. 第一诊断必须符合接触性皮炎 ICD-10：L25.900 疾病编码。

2. 当患者同时具有其他疾病诊断，但在住院期间不需要特殊处理也不影响第一诊断的临床路径流程实施时，可以进入路径。

> **释义**
>
> ■ 进入路径的患者需符合接触性皮炎诊断标准。
>
> ■ 入院后常规检查发现以往没有发现的疾病或既往有基础疾病（如高血压、冠状动脉粥样硬化性心脏病、糖尿病、肝肾功能不全、各种感染等），经系统评估后对接触性皮炎诊断治疗无特殊影响，仅需要药物维持治疗者，可进入路径。但可能会增加医疗费用，延长住院时间。

（六）入院第 1 天

1. 必需的检查项目：

（1）血常规、尿常规、大便常规+隐血。

（2）肝功能、肾功能、血糖、血脂和电解质、感染性疾病筛查（乙型肝炎、丙型肝炎、梅毒、艾滋病等）。

（3）胸部 X 线检查、心电图、腹部超声。

2. 根据患者病情可选择的检查项目：

（1）斑贴试验。

（2）组织病理学检查。

（3）细菌培养加药敏试验。

> **释义**
>
> ■ 入院后完善上述检查项目以评价患者的一般情况，通过对患者各个器官的系统评价以全面了解患者的皮肤外器官状况。
>
> ■ 如果皮损糜烂明显，渗出较多，建议进行细菌培养及药敏试验判断有无继发感染。主管医师应认真分析检查结果，及时发现异常情况并采取相应处置。皮肤斑贴试验因需停用抗组胺药等 3 天以上，可根据患者的用药情况决定检测时机。

（七）药物选择与使用时机

1. 一般治疗：去除一切可疑的病因和立即去除可疑接触致敏物，避免一切外来刺激，包括过度烫洗、过多肥皂刺激、过度搔抓等。

2. 外用治疗：根据患者的临床表现，遵循外用药的基本原则选用合适药物及合适的剂型。

（1）轻度红肿、丘疹、水疱而无渗液时：用炉甘石洗剂，其中可加适量苯酚、樟脑或薄荷脑以止痒。

（2）急性皮炎伴渗液时：渗液明显可用 3% 硼酸溶液，1∶20 醋酸铝溶液或 1∶10 000～1∶5000 高锰酸钾溶液做冷湿敷；渗液不多时，可外用锌氧油。

（3）当皮炎至亚急性阶段，可选用各种糖皮质激素。糖皮质激素的选择应参照《中国湿疹诊疗指南（2011 版）》中提及的用药原则用药。具体时间视病情而定。

（4）抗菌药物：当皮损有感染时选用。用药时间不超过 7 天。

3. 系统治疗：

（1）抗组胺药：用于缓解瘙痒症状和控制组胺介导的局部红肿等炎症症状。常规选用第二代抗组胺药。如果患者夜间瘙痒明显，可酌情选用第一代抗组胺药，但在儿童和老年患者要观察不良反应。具体用药时间视病情而定。

（2）抗感染药物：皮损有感染时短期使用，应按照《抗菌药物临床应用指导原则（2015年版）》（国卫办医发〔2015〕43号）执行，根据创面细菌培养及药敏结果用药。

（3）糖皮质激素：当皮损面积较大和/或局部糜烂渗出明显和/或出现全身系统症状时，可予中小剂量糖皮质激素 $[0.5\sim1mg/(kg\cdot d)]$，待病情控制后可迅速减量，一般用药时间不超过7~10天。

（4）其他：维生素C、葡萄糖酸钙、甘草酸苷等。

> **释义**
>
> ■ 发现和停用可疑致敏物对治疗十分重要。
> ■ 熟练掌握皮肤外用药使用原则，根据皮损性质选用合适的外用药物处理。
> ■ 病情较重时，及时加用糖皮质激素系统使用，但疗程不宜超过7~10天。

（八）住院期间检查项目

1. 必须复查的检查项目：
（1）血常规、尿常规、大便常规+隐血。
（2）肝功能、肾功能、电解质、血糖、血脂。
2. 根据患者病情选择：糜烂面细菌培养加药敏试验。

> **释义**
>
> ■ 住院期间需每周复查血常规、尿常规、大便常规及隐血，监测有无继发感染等情况发生；复查肝肾功能、电解质、血糖、血脂等监测有无药物性肝损伤、类固醇性糖尿病、电解质紊乱等。

（九）出院标准

1. 皮疹控制：无新发皮疹，原有皮损基本消退。
2. 糖皮质激素可改为口服并减至安全剂量。
3. 没有需要住院处理的并发症。

> **释义**
>
> ■ 患者皮疹控制，激素改为口服或者减至安全剂量，完成需要复查的检查项目未发现有需要住院处理的并发症即达到出院标准。

（十）变异及原因分析

1. 对常规治疗效果差，需适当延长住院时间。
2. 继发严重感染者（如败血症等）。

3. 出现应用糖皮质激素的并发症，需要进行相关的治疗。

> **释义**
>
> ■ 对治疗反应差、激素减量复发、出现激素引起的并发症等情况均会延长患者住院时间，增加治疗费用。主管医师需在临床路径表单中分析并说明。
>
> ■ 广泛水疱形成且接受大剂量糖皮质激素的患者，发生继发感染的危险性增大，出现继发严重感染情况，会延长住院时间，增加治疗费用，并有转入其他路径可能。

五、接触性皮炎临床路径给药方案

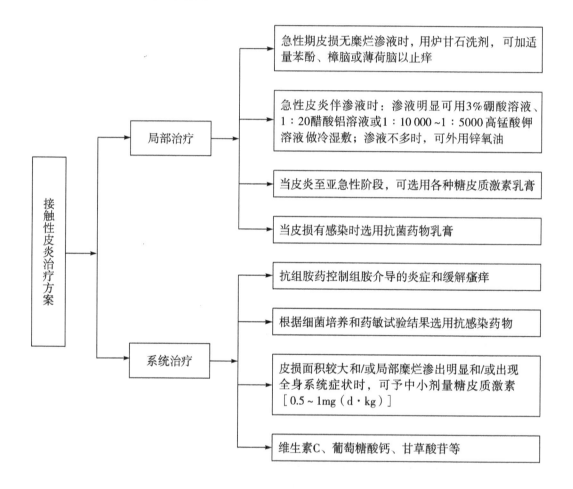

【用药选择】

1. 根据皮损性质和皮肤科外用药物使用原则选择合适的外用药物。急性期皮损无渗液时可选用炉甘石洗剂；急性皮炎伴渗液明显时可选用 3% 硼酸溶液、1∶20 醋酸铝溶液或 1∶10 000～1∶5000 高锰酸钾溶液做冷湿敷，渗液不多时，可外用锌氧油；亚急性皮炎阶段可选用各种糖皮质激素。

2. 当皮损面积较大和/或局部糜烂渗出明显和/或出现全身系统症状时，可予中小剂量糖皮质激素［0.5~1mg/(kg·d)］待病情控制后可迅速减量，一般用药时间不超过 10 天。

3. 合并感染的患者需行细菌培养及药敏试验，根据检测结果选择敏感抗菌药物进行治疗，用药时间不宜超过 7 天。

【药学提示】

1. 抗组胺药有引发嗜睡、视物模糊、口干、便秘等不良反应，患者用药期间应该被告知相关不良反应，做好预防措施。另外还要注意部分抗组胺药和其他药物间相互作用，比如咪唑斯汀和大环内酯类抗菌药物。

2. 接受系统糖皮质激素治疗的患者，可能会导致或者加重原有疾病（高血压、糖尿病、高脂血症、骨质疏松症、感染、胃肠道溃疡等），因此应当进行针对糖皮质激素不良反应的相关检查，并进行健康教育、采取适当的预防与治疗措施。

【注意事项】

接触性皮炎患者需要早期诊断，早期治疗，并注意防止疾病的复发。

六、接触性皮炎患者护理规范

1. 保持患者所在的病室清洁，每日开窗通风和室内紫外线消毒，及时更换污染的床单被服，减少感染和交叉感染。

2. 穿柔软、透气性好、宽松的棉质衣物，保持皮肤清洁、卫生。

3. 应向患者提供需规避变应原的常见分布清单，指导患者识别各类接触物中的变应原，教育患者学会在选用产品前阅读成分配方表。勿忽视变应原的交叉反应，指导患者规避相似变应原，以避免交叉过敏。

4. 不宜直接接触高浓度的药品或化学物质，慎用易致敏的外用药。

5. 对存在焦虑或抑郁症状的患者，给予必要的安慰、解释和鼓励，与患者及家属建立良好的关系，使患者积极主动配合治疗。

七、接触性皮炎患者营养治疗规范

1. 避免饮酒及进食辛辣刺激食物，以清淡、高维生素食物为主。

2. 进食少及伴有大面积皮肤糜烂渗液者，适量补液。

八、接触性皮炎患者健康宣教

1. 远离、避免再次接触已知变应原。

2. 切忌剧烈搔抓，有水疱、皮肤剥脱者切忌自行剥离、刺破皮损。

3. 切忌过度清洗和烫洗皮肤，皮损处避免接触肥皂等碱性刺激性洗化用品。

4. 发病期间注意休息，伴有感染者减少外出活动。

九、推荐表单

（一）医师表单

接触性皮炎临床路径医师表单

适用对象：第一诊断为接触性皮炎（ICD-10：L25.900）

患者姓名：		性别： 年龄： 门诊号：		住院号：
住院日期： 年 月 日		出院日期： 年 月 日		标准住院日：7~10 天

时间	住院第 1 天	住院第 2 天
主要诊疗工作	□ 询问病史及体格检查 □ 完成入院病历及首次病程记录 □ 完成初步的病情评估和治疗方案 □ 与患者及家属沟通交流，充分交代病情 □ 签署告知及授权委托书	□ 上级医师查房 □ 汇总检查结果，完成病情评估并制订治疗计划 □ 签署自费用品协议书（必要时）、糖皮质激素治疗同意书（必要时） □ 观察皮疹变化（红斑、水疱、糜烂面） □ 请相关科室会诊（必要时）
重点医嘱	**长期医嘱：** □ 皮肤科护理常规 □ 饮食 □ 支持治疗（必要时） □ 局部治疗 □ 抗组胺药 □ 甘草酸苷、葡萄糖酸钙和维生素 C 等 **临时医嘱：** □ 血常规、尿常规、大便常规加隐血 □ 肝功能、肾功能、电解质、血糖、血脂、感染性疾病筛查 □ 皮肤病理活检（必要时） □ 斑贴试验（必要时） □ X 线胸片、心电图、超声 □ 糜烂面细菌培养及药敏试验	**长期医嘱：** □ 糖皮质激素（必要时） □ 补钾、补钙、保护胃黏膜（必要时） □ 抗菌药物（必要时） **临时医嘱：** □ 相关科室会诊（必要时）
病情变异记录	□ 无 □ 有，原因： 1. 2.	□ 无 □ 有，原因： 1. 2.
医师签名		

时间	住院第3~7天	住院第8~10天（出院日）
主要诊疗工作	□ 上级医师查房 □ 密切观察治疗反应，及时调整治疗方案（激素剂量和外用药物等） □ 监测生命体征、血糖等 □ 观察并处理治疗药物的不良反应	□ 观察疗效，观察和处理药物的不良反应 □ 上级医师评估患者可否出院 □ 向患者及其家属交代出院后用药及注意事项，预约门诊复诊 □ 开具出院证明书 □ 完成出院记录
重点医嘱	**长期医嘱：** □ 糖皮质激素调整剂量（根据病情） □ 补钾、补钙、保护胃黏膜 □ 抗菌药物（根据病情） □ 局部治疗 **临时医嘱：** □ 检测血糖、血电解质、肝功能、肾功能等（必要时）	**长期医嘱：** □ 糖皮质激素口服/停用 □ 补钾、补钙、保护胃黏膜 □ 局部治疗 □ 停用抗菌药物 **临时医嘱：** □ 复查血常规、尿常规、大便常规加隐血、肝功能、肾功能、电解质、血糖 □ 出院注意事项 □ 出院带药
病情变异记录	□ 无 □ 有，原因： 1. 2.	□ 无 □ 有，原因： 1. 2.
医师签名		

（二）护士表单

接触性皮炎临床路径护士表单

适用对象：第一诊断为接触性皮炎（ICD-10：L25.900）

患者姓名：	性别：　　年龄：　　门诊号：	住院号：
住院日期：　　年　月　日	出院日期：　　年　月　日	标准住院日：7~10 天

时间	住院第 1 天	住院第 2 天
健康宣教	□ 入院宣教（环境、设施、人员） □ 进行疾病和安全宣教	□ 提供有关接触性皮炎护理知识 □ 指导患者完成各项检查及会诊 □ 确保患者遵医嘱完成治疗
护理处置	□ 入院护理评估 □ 制订护理计划，填写护理记录 □ 静脉取血（当天或次日晨取血）	□ 注意患者用药情况，尤其是药物不良反应。嘱其一定要遵医嘱完成用药 □ 继续认真观察和处理药物的毒不良反应，发现不良反应及时请医生或转相关科室处理
基础护理	□ 监测体温、血压、血糖 □ 危重患者心电监护并记录 24 小时出入量	□ 监测体温、血压、血糖 □ 危重患者心电监护并记录 24 小时出入量
专科护理	□ 观察皮疹变化 □ 皮肤科局部上药	□ 观察皮疹变化 □ 皮肤科局部上药
重点医嘱	□ 详见医嘱执行单	□ 详见医嘱执行单
病情变异记录	□ 无　□ 有，原因： 1. 2.	□ 无　□ 有，原因： 1. 2.
护士签名		

时间	住院第 3~7 天	住院第 8~10 天（出院日）
健康宣教	□ 提供有关接触性皮炎护理知识 □ 指导患者完成各项检查及会诊 □ 确保患者遵医嘱完成治疗	□ 提供有关接触性皮炎护理知识 □ 指导患者完成各项检查及会诊 □ 确保患者定期随访，遵医嘱增减用药 □ 向患者交代出院注意事项及复查日期 □ 指导患者办理出院手续 □ 通知住院处 □ 出院健康宣教
护理处置	□ 注意患者用药情况，尤其是药物不良反应。嘱其一定要遵医嘱完成用药 □ 继续认真观察和处理药物的毒不良反应，发现不良反应及时请医生或转相关科室处理	□ 注意患者用药情况，尤其是药物不良反应。嘱其一定要遵医嘱完成用药 □ 继续认真观察和处理药物的毒不良反应，发现不良反应及时请医生或转相关科室处理
基础护理	□ 监测体温、血压、血糖 □ 危重患者心电监护并记录 24 小时出入量	□ 监测体温、血压、血糖 □ 危重患者心电监护并记录 24 小时出入量
专科护理	□ 观察皮疹变化 □ 皮肤科局部上药	□ 观察皮疹变化 □ 皮肤科局部上药
重点医嘱	□ 详见医嘱执行单	□ 详见医嘱执行单
病情变异记录	□ 无　□ 有，原因： 1. 2.	□ 无　□ 有，原因： 1. 2.
护士签名		

（三）患者表单

接触性皮炎临床路径患者表单

适用对象：第一诊断为接触性皮炎（ICD-10：L25.900）

患者姓名：	性别：	年龄：	门诊号：	住院号：
住院日期： 年 月 日	出院日期： 年 月 日			标准住院日：7~10 天

时间	住院第 1 天	住院第 2 天
医患配合	□ 配合病史询问 □ 配合体格检查 □ 告知既往基础用药 □ 患者及家属与医师交流了解病情 □ 签署告知及授权委托书	□ 配合医师日常查房 □ 观察皮疹变化 □ 配合完成各项入院常规及特殊检查 □ 如有需要，配合签署自费用品协议书、接受糖皮质激素治疗知情同意书 □ 患者及家属与医师交流了解病情
护患配合	□ 接受入院宣教 □ 接受入院护理评估 □ 配合测量体温、脉搏、呼吸、血压、体重等 □ 配合完成治疗前护理评估单（简单询问病史、过敏史、用药史） □ 有任何不适告知护士	□ 配合测量体温、脉搏、呼吸，血压等情况 □ 观察皮疹变化 □ 接受相关检查宣教，正确留取标本，配合检查 □ 有任何不适告知护士 □ 接受疾病及用药等相关知识指导
饮食	□ 多饮水，少食辛辣，忌饮酒等	□ 多饮水，少食辛辣，忌饮酒等
排泄	□ 保持排便通畅	□ 保持排便通畅
活动	□ 适中	□ 适中

时间	住院第 3~7 天	住院第 8~10 天 （出院日）
医患配合	□ 配合医师日常查房 □ 观察皮疹变化 □ 配合完成各项入院常规及特殊检查 □ 患者及家属与医师交流了解病情	□ 配合医师日常查房 □ 观察皮疹变化 □ 患者及家属与医师交流了解病情 □ 学习出院注意事项 □ 了解复查程序 □ 办理出院手续 □ 获取出院诊断书 □ 获取出院带药
护患配合	□ 配合测量体温、脉搏、呼吸，血压等情况 □ 观察皮疹变化 □ 接受相关检查宣教，正确留取标本，配合检查 □ 有任何不适告知护士 □ 接受疾病及用药等相关知识指导	□ 配合测量体温、脉搏、呼吸，血压等情况 □ 观察皮疹变化 □ 接受相关检查宣教，正确留取标本，配合检查 □ 有任何不适告知护士 □ 接受疾病及用药等相关知识指导 □ 接受出院前健康宣教
饮食	□ 多饮水，少食辛辣，忌饮酒等	□ 多饮水，少食辛辣，忌饮酒等
排泄	□ 保持排便通畅	□ 保持排便通畅
活动	□ 适中	□ 适中

附：原表单（2016 年版）

接触性皮炎临床路径表单

适用对象：第一诊断为接触性皮炎的患者（ICD-10：L25.900）

患者姓名：	性别：	年龄：	门诊号：	住院号：

住院日期：　　年　月　日	出院日期：　　年　月　日	标准住院日：7~10 日

日期	住院第 1 天	住院第 2 天
主要诊疗工作	□ 询问病史及体格检查 □ 完成病历书写 □ 安排入院常规检查 □ 上级医师查房及病情评估 □ 签署告知及授权委托书	□ 上级医师查房 □ 根据检查结果完成病情评估并制订治疗计划 □ 患者或其家属签署接受糖皮质激素治疗知情同意书（必要时）
重点医嘱	**长期医嘱：** □ 皮肤科护理常规 □ 饮食（根据病情） □ 抗组胺药 □ 葡萄糖酸钙和维生素 C（必要时） □ 甘草酸苷（必要时） □ 局部药物治疗 **临时医嘱：** □ 血常规、尿常规、大便常规及隐血 □ 肝功能、肾功能、电解质、血糖、血脂、 □ X 线胸片、心电图 □ 斑贴试验（必要时） □ 创面细菌培养及药敏试验（必要时）	**长期医嘱：** □ 系统用糖皮质激素（视病情） **临时医嘱：** □ 组织病理学检查（必要时） □ 请相关科室会诊（必要时）
主要护理工作	□ 进行疾病和安全宣教 □ 入院护理评估 □ 制订护理计划 □ 帮助患者完成辅助检查	□ 观察患者病情变化 □ 帮助患者完成辅助检查（需要时）
病情变异记录	□ 无　□ 有，原因： 1. 2.	□ 无　□ 有，原因： 1. 2.
护士签名		
医师签名		

日期	住院第 3~7 天	住院第 7~10 天 （出院日）
主要诊疗工作	□ 上级医师查房 □ 注意观察皮疹变化，及时调整治疗方案 □ 观察并处理治疗药物的不良反应	□ 上级医师查房，明确是否出院 □ 通知患者及其家属今天出院 □ 完成出院记录、病案首页、出院证明书 □ 向患者及其家属交代出院后注意事项 □ 将出院小结及出院证明书交患者或其家属
重点医嘱	长期医嘱： □ 抗菌药物：根据创面培养及药敏结果用药 □ 减系统用糖皮质激素（根据病情） 临时医嘱： □ 复查血常规、尿常规、大便常规、肝功能、肾功能、电解质、血糖（必要时）	长期医嘱： □ 停抗菌药物 □ 停系统用糖皮质激素 临时医嘱： □ 出院带药 □ 门诊随诊
主要护理工作	□ 观察患者病情变化 □ 心理与生活护理 □ 指导患者饮食	□ 指导患者办理出院手续 □ 出院后疾病指导
病情变异记录	□ 无　□ 有，原因： 1. 2.	□ 无　□ 有，原因： 1. 2.
护士签名		
医师签名		

第七章

湿疹临床路径释义

【医疗质量控制指标】

指标一、湿疹患者病情严重程度评估率

指标二、湿疹患者皮肤病生活质量指数评估率

指标三、湿疹患者组织病理检查明确率

指标四、湿疹患者变应原筛查率

指标五、湿疹患者接受系统糖皮质激素治疗前筛查率

指标六、湿疹患者使用系统糖皮质激素严重不良反应发生率

指标七、湿疹患者系统糖皮质激素相关不良反应预防率

指标八、湿疹患者接受系统免疫抑制剂治疗前筛查率

指标九、湿疹患者使用系统免疫抑制剂不良反应发生率

指标十、湿疹患者健康宣教执行率

指标十一、抗菌药物治疗前病原学送检率

指标十二、湿疹患者抗菌药物使用率

一、湿疹编码

1. 原编码：

疾病名称及编码：湿疹（ICD-10：L30.902）

2. 修改编码：

疾病名称及编码：湿疹（ICD-10：L30.9）

二、临床路径检索方法

L30.9

三、国家医疗保障疾病诊断相关分组（CHS-DRG）

MDCJ 皮肤、皮下组织及乳腺疾病及功能障碍

JS2 炎症性皮肤病

四、湿疹临床路径标准住院流程

（一）适用对象

第一诊断为湿疹（ICD-10：L30.902）。

> **释义**
>
> ■ 本路径适用对象为第一诊断为湿疹的患者。湿疹皮疹具多形性，结合慢性反复发作病史、对称性和伴有瘙痒等特征可明确诊断。

（二）诊断依据

根据《临床诊疗指南·皮肤病与性病分册》（中华医学会编著，人民卫生出版社），《中国湿

疹诊疗指南（2011 版）》［中华皮肤科杂志，2011，44（1）：5-6］。

1. 皮疹形态为多形性，有渗出倾向。

2. 常对称分布。

3. 反复发作，慢性倾向。

4. 瘙痒剧烈。

> **释义**
>
> ■ 湿疹的诊断是一个症状性和排他性诊断，具备上述皮损特征的还包括特应性皮炎、接触性皮炎、脂溢性皮炎、光敏性皮炎等多种疾病，通常我们将能明确病因的归类为特定的疾病，如果不能明确病因，则归类为湿疹。湿疹可局限分布，也可全身分布。局限湿疹需与接触性皮炎、掌跖脓疱病、足癣等疾病鉴别。泛发型湿疹需与药疹、银屑病、日光性皮炎等鉴别。

（三）治疗方案的选择

根据《临床诊疗指南·皮肤病与性病分册》（中华医学会编著，人民卫生出版社），《临床技术操作规范·皮肤病与性病分册》（中华医学会编著，人民军医出版社）。

1. 一般治疗：避免外源刺激、避免疲劳和精神紧张、积极治疗内科疾病、纠正机体免疫功能异常。

2. 外用药物治疗：根据皮损部位、特点和患者年龄调整用药。

（1）糖皮质激素。

（2）钙调磷酸酶抑制剂。

（3）抗菌药物。

（4）非甾体类抗炎药。

（5）角质促成剂或者剥脱剂。

（6）止痒剂。

3. 系统治疗：根据病情决定是否采用系统治疗。如果患者病情评估为中重度，或者局限性的重症皮损，可根据具体情况选用。

（1）糖皮质激素。

（2）免疫抑制剂。

（3）抗菌药物。

（4）抗组胺药。

（5）甘草酸苷、维生素 C 和钙剂等。

（6）中医中药。

4. 紫外线治疗：考虑患者年龄和皮损特点。

> **释义**
>
> ■ 首先要积极寻找诱因，避免不良刺激。
>
> ■ 根据皮损的主要形态选择外用治疗药物和剂型。急性期皮损选择洗剂、锌氧油或溶液湿敷；亚急性和慢性皮损可选用糖皮质激素乳膏。如皮损合并感染，可加用抗菌药物乳膏。肥厚皮损可选用维 A 酸类、水杨酸类、焦油类等角质剥脱剂。
>
> ■ 如果皮疹泛发或者患者出现发热等全身症状时需要系统治疗，常用药物包括糖皮质激素、免疫抑制剂、抗组胺药、抗菌药物等。

（四）标准住院日 10~14 天

> **释义**
>
> ■如去除诱因，给予适当的处理后皮疹通常在 10~14 天可控制缓解，皮损控制病情无反复，无需要处理的药物不良反应则可出院。治疗顺利的湿疹标准住院时间为 10~14 天。

（五）进入路径标准

1. 第一诊断必须符合 ICD-10：L30.902 湿疹疾病编码。
2. 当患者同时具有其他疾病诊断，但在住院期间不需要特殊处理，也不影响第一诊断的临床路径流程实施时，可以进入路径。

> **释义**
>
> ■进入路径的患者需符合湿疹诊断标准。
>
> ■入院后常规检查发现以往没有发现的疾病或既往有基础疾病（如高血压、冠状动脉粥样硬化性心脏病、糖尿病、肝肾功能不全、各种感染等），经系统评估后对湿疹诊断治疗无特殊影响，仅需要药物维持治疗者，可进入路径，但可能会增加医疗费用，延长住院时间。

（六）入院第 1 天

1. 必需的检查项目：
（1）血常规、尿常规、大便常规+隐血。
（2）肝功能、肾功能、血糖、血脂和电解质、感染性疾病筛查（乙型肝炎、丙型肝炎、梅毒、艾滋病等）。
（3）胸部 X 线检查、心电图、腹部超声。
2. 根据患者病情可选择的检查项目：
（1）变应原筛查。
（2）组织病理学检查。
（3）细菌培养加药敏试验。

> **释义**
>
> ■入院后完善必需检查项目以评价患者的一般情况，通过对患者各个器官的系统评价以全面了解患者的皮肤外器官状况。
>
> ■如果皮损糜烂明显，渗出较多，建议进行细菌培养及药敏试验判断有无继发感染。主管医师应认真分析检查结果，及时发现异常情况并采取相应处置。

（七）药物选择与使用时机

1. 一般治疗：介绍疾病和治疗的相关知识，避免诱发或加重因素：避免接触食物和环境变应原和刺激原、避免精神紧张和过度劳累、避免寒冷或者过热刺激、避免毛织品和搔抓的刺激，保护皮肤屏障功能。

2. 外用治疗：根据患者的临床表现，遵循外用药的基本原则选用合适药物及合适的剂型。

（1）糖皮质激素：是治疗湿疹的主要药物。应按照《中国湿疹诊疗指南（2011版）》[中华皮肤科杂志，2011，44（1）：5-6]中提及的用药原则用药。根据皮损的性质选择合适强度的糖皮质激素：轻度湿疹建议选弱效糖皮质激素如氢化可的松、地塞米松乳膏；中度湿疹建议选择中效激素，如曲安奈德、糠酸莫米松等；重度肥厚性皮损建议选择强效糖皮质激素如哈西奈德、卤米松乳膏。儿童患者、面部及皮肤皱褶部位皮损一般弱效或中效糖皮质激素即有效。强效糖皮质激素连续应用一般不超过2周，以减少急性耐受及不良反应。

（2）钙调磷酸酶抑制剂：他克莫司软膏、吡美莫司乳膏对湿疹有治疗作用，无糖皮质激素的不良反应，尤其适合头面部及间擦部位湿疹的治疗。

（3）抗菌药物：细菌定植和感染往往可诱发或加重湿疹，抗菌药物也是外用治疗的重要方面。可选用各种抗菌药物的外用制剂，也可选用糖皮质激素和抗菌药物的复方制剂。

（4）非甾体类抗炎药：当外用糖皮质激素有禁忌的时候，可作为糖皮质激素的替代药物。

（5）角质促成或剥脱剂：顽固肥厚皮损可选用维A酸类、水杨酸类和焦油类等药物治疗。

（6）止痒剂：可短期内使用以减轻瘙痒症状。

3. 系统治疗：

（1）抗组胺药：根据病情和年龄选用合适的一代或者二代抗组胺药。具体用药时间视病情而定。

（2）抗感染药物：皮损有广泛感染时使用，应按照《抗菌药物临床应用指导原则》（卫医发[2004]285号）执行，根据创面细菌培养及药敏结果及时调整用药。

（3）糖皮质激素：一般不主张常规使用。可用于病因明确、短期可以祛除病因的患者，如接触因素、药物因素引起者或自身敏感性皮炎等；对于严重水肿、泛发性皮疹、红皮病等为迅速控制症状也可以短期应用，但必须慎重，以免发生全身不良反应及病情反跳。用药时间视病情而定，一般10~14天。

（4）免疫抑制剂：必要时可以使用。仅限于其他疗法无效、有糖皮质激素应用禁忌证的重症患者，或短期系统应用糖皮质激素病情得到明显缓解后、需减用或停用糖皮质激素时使用。可选用环孢素、甲氨蝶呤等。用药时间视病情而定。

（5）甘草酸苷、维生素C、葡萄糖酸钙等有一定抗过敏作用，可以用于急性发作或瘙痒明显者等。

（6）中医中药：需辨证施治。中药提取物如雷公藤多苷等对某些患者有效。

4. 物理疗法：主要以窄谱中波紫外线和长波紫外线为主。用于12岁以上的患者的慢性顽固性皮损。

> **释义**
>
> ■ 熟练掌握皮肤外用药使用原则，根据皮损性质选用合适的外用药物处理。
>
> ■ 病情较重时，及时加用糖皮质激素系统使用，但疗程不宜超过10~14天。免疫抑制剂与激素联合应用可提高疗效，减少激素用量。治疗过程中需密切监测激素及免疫抑制剂可能出现的不良反应。

（八）住院期间检查项目

1. 必须复查的检查项目：

（1）血常规、尿常规、大便常规+隐血。

（2）肝功能、肾功能、电解质、血糖、血脂。

2. 根据患者病情选择：糜烂面细菌培养加药敏试验。

> **释义**
>
> ■ 住院期间需每周复查血常规、尿常规、大便常规及隐血，监测有无继发感染等情况发生；复查肝功能、肾功能、电解质、血糖、血脂等，监测有无药物性肝肾损伤、类固醇性糖尿病、电解质紊乱。

（九）出院标准

1. 皮疹控制：无新发皮疹，原有皮损基本消退。

2. 糖皮质激素可改为口服并减至安全剂量。

3. 没有需要住院处理的并发症。

> **释义**
>
> ■ 患者皮疹痊愈，无新发皮疹和原有皮损基本消退，激素改为口服或者减至安全剂量，完成需要复查的检查项目未发现有需要住院处理的并发症即可出院。

（十）变异及原因分析

1. 对常规治疗效果差，需适当延长住院时间。

2. 继发严重感染者（如败血症等）。

3. 出现应用糖皮质激素、免疫抑制剂的并发症，需要进行相关的治疗。

> **释义**
>
> ■ 对治疗反应差、激素减量复发、出现激素引起的并发症等情况均会延长患者住院时间，增加治疗费用。主管医师需在临床路径表单中分析并说明。
>
> ■ 接受糖皮质激素和免疫抑制剂治疗的患者，发生继发感染的危险性增大，出现继发严重感染情况，会延长住院时间，增加治疗费用，并有转入其他路径可能。

五、湿疹临床路径给药方案

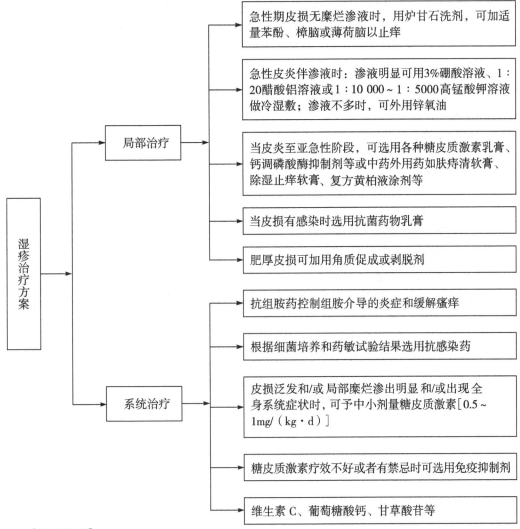

急性期皮损无糜烂渗液时,用炉甘石洗剂,可加适量苯酚、樟脑或薄荷脑以止痒

急性皮炎伴渗液时:渗液明显可用3%硼酸溶液、1:20醋酸铝溶液或1:10 000~1:5000高锰酸钾溶液做冷湿敷;渗液不多时,可外用锌氧油

当皮炎至亚急性阶段,可选用各种糖皮质激素乳膏、钙调磷酸酶抑制剂等或中药外用药如肤痔清软膏、除湿止痒软膏、复方黄柏液涂剂等

当皮损有感染时选用抗菌药物乳膏

肥厚皮损可加用角质促成或剥脱剂

抗组胺药控制组胺介导的炎症和缓解瘙痒

根据细菌培养和药敏试验结果选用抗感染药

皮损泛发和/或局部糜烂渗出明显和/或出现全身系统症状时,可予中小剂量糖皮质激素[0.5~1mg/(kg·d)]

糖皮质激素疗效不好或者有禁忌时可选用免疫抑制剂

维生素C、葡萄糖酸钙、甘草酸苷等

【用药选择】

1. 根据皮损性质和皮肤科外用药物使用原则选择合适的外用药物。尽早加用激素及免疫抑制剂治疗。急性期皮损无渗液时可选用炉甘石洗剂;急性皮炎伴渗液明显时可选用3%硼酸溶液、1:20醋酸铝溶液或1:10 000~1:5000高锰酸钾溶液做冷湿敷,渗液不多时,可外用锌氧油或以清热燥湿止痒的中药外用药湿敷,如复方黄柏液涂剂等;亚急性皮炎阶段可选用各种糖皮质激素或中药外用药如肤痔清软膏、除湿止痒软膏等;慢性肥厚性皮损可加用维A酸类、水杨酸类或者煤焦油类乳膏。

2. 当皮损面积较大和/或局部糜烂渗出明显和/或出现全身系统症状时,可予中小剂量糖皮质激素[0.5~1mg/(kg·d)],待病情控制后可迅速减量,一般用药时间不超过10~14天。

3. 合并感染的患者需行细菌培养及药敏试验,根据检测结果选择敏感抗菌药物进行治疗,用药时间不宜超过7天。

【药学提示】

1. 接受免疫抑制剂治疗的患者,如使用硫唑嘌呤和甲氨蝶呤应注意注意药物引发的骨髓抑制作用和对肝肾功能的影响，如使用环孢素治疗应注意监测血压、血电解质和胃肠道刺激症状等。

2. 接受系统糖皮质激素治疗的患者，可能会导致或者加重原有疾病（高血压、糖尿病、高脂血症、骨质疏松症、感染、胃肠道溃疡等），因此应当进行针对糖皮质激素不良反应的相关检查，并进行健康教育、采取适当的预防与治疗措施。

【注意事项】

湿疹患者需要进行排他诊断，避免诱发因素。适当处理和减少疾病的复发。

六、湿疹患者护理规范

1. 保持患者所在的病室清洁凉爽，每日开窗通风，及时更换污染的床单被服。指导患者远离变应原。

2. 定期修剪指甲，避免过度搔抓刺激皮肤。穿柔软、透气性好、宽松的棉质衣物，保持皮肤清洁、卫生。

3. 指导正确沐浴，洗浴温度不宜过高，选用低敏无刺激的沐浴液。

4. 对存在焦虑或抑郁症状的患者，给予必要的安慰、解释和鼓励，与患者及家属建立良好的关系，使患者积极主动配合治疗。

七、湿疹患者营养治疗规范

1. 避免饮酒及进食辛辣刺激食物。对于明确的导致皮疹加重的食物变应原，应严格限制。

2. 饮食应多样化，不推荐盲目忌口。

八、湿疹患者健康宣教

1. 正确认识疾病，保持积极心态，避免焦虑和过度疲劳。

2. 切忌剧烈搔抓。

3. 选用温和的润肤剂，可以多量多次涂抹。

4. 切忌过度清洗和烫洗皮肤。

5. 尽量避免接触肥皂、洗衣粉等碱性清洁剂。

6. 本病易复发，应定期复诊，在医生指导下逐渐减药或停药，部分患者需长期维持治疗。

九、推荐表单

（一）医师表单

湿疹临床路径医师表单

适用对象：第一诊断为湿疹（ICD-10：L30.902）

患者姓名：		性别：	年龄：	门诊号：	住院号：
住院日期：	年　月　日	出院日期：	年　月　日		标准住院日：10~14 天

时间	住院第 1 天	住院第 2 天
主要诊疗工作	□ 询问病史及体格检查 □ 完成入院病历及首次病程记录 □ 完成初步的病情评估和治疗方案 □ 与患者及家属沟通交流，充分交代病情 □ 签署告知及授权委托书	□ 上级医师查房 □ 汇总检查结果，完成病情评估并制订治疗计划 □ 签署自费用品协议书（必要时）、糖皮质激素治疗同意书（必要时）、免疫抑制剂治疗同意书（必要时）、接受紫外线治疗知情同意书（必要时） □ 观察皮疹变化 □ 请相关科室会诊（必要时）
重点医嘱	**长期医嘱：** □ 皮肤科护理常规 □ 饮食 □ 支持治疗（必要时） □ 局部治疗 □ 抗组胺药 □ 甘草酸苷、葡萄糖酸钙和维生素 C 等 **临时医嘱：** □ 血常规、尿常规、大便常规+隐血 □ 肝功能、肾功能、电解质、血糖、血脂、感染性疾病筛查 □ 变应原筛查（必要时） □ 皮肤病理活检（必要时） □ X 线胸片、心电图、超声 □ 糜烂面细菌培养及药敏试验（必要时）	**长期医嘱：** □ 糖皮质激素（必要时） □ 补钾、补钙、保护胃黏膜（必要时） □ 免疫抑制剂（必要时） **临时医嘱：** □ 相关科室会诊（必要时） □ 紫外线治疗（必要时）
病情变异记录	□ 无　□ 有，原因： 1. 2.	□ 无　□ 有，原因： 1. 2.
医师签名		

时间	住院第 3~10 天	住院第 11~14 天（出院日）
主要诊疗工作	□ 上级医师查房 □ 密切观察治疗反应，及时调整治疗方案（激素剂量和外用药物等） □ 监测生命体征、血糖等 □ 观察并处理治疗药物的不良反应	□ 观察疗效，观察和处理药物的不良反应 □ 上级医师评估患者可否出院 □ 向患者及其家属交代出院后用药及注意事项，预约门诊复诊 □ 开具出院证明书 □ 完成出院记录
重点医嘱	**长期医嘱：** □ 糖皮质激素调整剂量（根据病情） □ 免疫抑制剂调整剂量（根据病情） □ 补钾、补钙、保护胃黏膜（根据病情） □ 抗菌药物（根据病情） □ 局部治疗 **临时医嘱：** □ 检测血糖、血电解质、肝功能、肾功能等（必要时）	**长期医嘱：** □ 糖皮质激素调整剂量（根据病情） □ 免疫抑制剂剂量调整（根据病情） □ 补钾、补钙、保护胃黏膜（根据病情） □ 局部治疗 □ 停用抗菌药物 **临时医嘱：** □ 复查血常规、尿常规、大便常规+隐血、肝功能、肾功能、电解质、血糖 □ 出院注意事项 □ 出院带药
病情变异记录	□ 无　□ 有，原因： 1. 2.	□ 无　□ 有，原因： 1. 2.
医师签名		

（二）护士表单

湿疹临床路径护士表单

适用对象：第一诊断为湿疹（ICD-10：L30.902）

患者姓名：	性别：	年龄：	门诊号：	住院号：
住院日期： 年 月 日	出院日期： 年 月 日			标准住院日：10~14 天

时间	住院第 1 天	住院第 2 天
健康宣教	□ 入院宣教（环境、设施、人员） □ 进行疾病和安全宣教	□ 提供有关湿疹护理知识 □ 指导患者完成各项检查及会诊 □ 确保患者遵医嘱完成治疗
护理处置	□ 入院护理评估 □ 制定护理计划，填写护理记录 □ 静脉取血（当天或次日晨取血）	□ 注意患者用药情况，尤其是药物不良反应。嘱其一定要遵医嘱完成用药 □ 继续认真观察和处理药物的不良反应，发现不良反应应及时请医师或转相关科室处理
基础护理	□ 监测体温、血压、血糖 □ 危重患者心电监护并记录 24 小时出入量	□ 监测体温、血压、血糖 □ 危重患者心电监护并记录 24 小时出入量
专科护理	□ 观察皮疹变化（红斑、水疱、糜烂面） □ 皮肤科局部上药	□ 观察皮疹变化 □ 皮肤科局部上药
重点医嘱	□ 详见医嘱执行单	□ 详见医嘱执行单
病情变异记录	□ 无 □ 有，原因： 1. 2.	□ 无 □ 有，原因： 1. 2.
护士签名		

时间	住院第 3~10 天	住院第 11~14 天（出院日）
健康宣教	□ 提供有关湿疹护理知识 □ 指导患者完成各项检查及会诊 □ 确保患者遵医嘱完成治疗	□ 提供有关湿疹护理知识 □ 指导患者完成各项检查及会诊 □ 确保患者定期随访，遵医嘱增减用药 □ 向患者交代出院注意事项及复查日期 □ 指导患者办理出院手续 □ 通知住院处 □ 出院健康宣教
护理处置	□ 注意患者用药情况，尤其是药物不良反应。嘱其一定要遵医嘱完成用药 □ 继续认真观察和处理药物的不良反应，发现不良反应及时请医生或转相关科室处理	□ 注意患者用药情况，尤其是药物不良反应。嘱其一定要遵医嘱完成用药 □ 继续认真观察和处理药物的不良反应，发现不良反应及时请医生或转相关科室处理
基础护理	□ 监测体温、血压、血糖 □ 危重患者心电监护并记录 24 小时出入量	□ 监测体温、血压、血糖 □ 危重患者心电监护并记录 24 小时出入量
专科护理	□ 观察皮疹变化 □ 皮肤科局部上药	□ 观察皮疹变化 □ 皮肤科局部上药
重点医嘱	□ 详见医嘱执行单	□ 详见医嘱执行单
病情变异记录	□ 无　□ 有，原因： 1. 2.	□ 无　□ 有，原因： 1. 2.
护士签名		

（三）患者表单

湿疹临床路径患者表单

适用对象：第一诊断为湿疹（ICD-10：L30.902）

患者姓名：	性别：　　年龄：　　门诊号：	住院号：
住院日期：　　年　月　日	出院日期：　　年　月　日	标准住院日：10~14 天

时间	住院第 1 天	住院第 2 天
医患配合	□ 配合病史询问 □ 配合体格检查 □ 告知既往基础用药 □ 患者及家属与医师交流了解病情 □ 签署告知及授权委托书	□ 配合医师日常查房 □ 观察皮疹变化 □ 配合完成各项入院常规及特殊检查 □ 如有需要，配合签署自费用品协议书、接受糖皮质激素治疗知情同意书或者免疫抑制剂治疗知情同意书 □ 患者及家属与医师交流了解病情
护患配合	□ 接受入院宣教 □ 接受入院护理评估 □ 配合测量体温、脉搏、呼吸、血压、体重等 □ 配合完成治疗前护理评估单（简单询问病史、过敏史、用药史） □ 有任何不适告知护士	□ 配合测量体温、脉搏、呼吸、血压等情况 □ 观察皮疹变化 □ 接受相关检查宣教，正确留取标本，配合检查 □ 有任何不适告知护士 □ 接受疾病及用药等相关知识指导
饮食	□ 多饮水，少食辛辣，忌饮酒等	□ 多饮水，少食辛辣，忌饮酒等
排泄	□ 保持排便通畅	□ 保持排便通畅
活动	□ 适中	□ 适中

时间	住院第 3~10 天	住院第 11~14 天 （出院日）
医患配合	□ 配合医师日常查房 □ 观察皮疹变化 □ 配合完成各项入院常规及特殊检查 □ 患者及家属与医师交流了解病情	□ 配合医师日常查房 □ 观察皮疹变化 □ 患者及家属与医师交流了解病情 □ 学习出院注意事项 □ 了解复查程序 □ 办理出院手续 □ 获取出院诊断书 □ 获取出院带药
护患配合	□ 配合测量体温、脉搏、呼吸，血压等情况 □ 观察皮疹变化 □ 接受相关检查宣教，正确留取标本，配合检查 □ 有任何不适告知护士 □ 接受疾病及用药等相关知识指导	□ 配合测量体温、脉搏、呼吸，血压等情况 □ 观察皮疹变化 □ 接受相关检查宣教，正确留取标本，配合检查 □ 有任何不适告知护士 □ 接受疾病及用药等相关知识指导 □ 接受出院前健康宣教
饮食	□ 多饮水，少食辛辣，忌饮酒等	□ 多饮水，少食辛辣，忌饮酒等
排泄	□ 保持排便通畅	□ 保持排便通畅
活动	□ 适中	□ 适中

附：原表单（2016 年版）

湿疹临床路径表单

适用对象：第一诊断为湿疹的患者（ICD-10：L30.902）

患者姓名：	性别：	年龄：	门诊号：	住院号：
住院日期： 年 月 日	出院日期： 年 月 日			标准住院日：7～14 日

日期	住院第 1 天	住院第 2 天
主要诊疗工作	□ 询问病史及体格检查 □ 完成病历书写 □ 安排入院常规检查 □ 上级医师查房及病情评估 □ 签署告知及授权委托书	□ 上级医师查房 □ 根据检查结果完成病情评估并制订治疗计划 □ 患者或其家属签署接受糖皮质激素治疗知情同意书（必要时） □ 患者或其家属签署接受免疫抑制剂治疗知情同意书（必要时） □ 患者或其家属签署接受紫外线治疗知情同意书（必要时）
重点医嘱	**长期医嘱：** □ 皮肤科护理常规 □ 饮食（根据病情） □ 抗组胺药 □ 维生素 C 和钙剂（必要时） □ 中医中药（必要时） □ 局部药物治疗 **临时医嘱：** □ 血常规、尿常规、大便常规+隐血 □ 肝功能、肾功能、电解质、血糖、血脂、 □ X 线胸片、心电图 □ 变应原筛查（必要时） □ 抗核抗体、抗 ENA 抗体、补体、免疫球蛋白、感染性疾病筛查（必要时） □ 感染学指标检查（必要时） □ 创面细菌培养及药敏试验（必要时）	**长期医嘱：** □ 系统用糖皮质激素（视病情） □ 免疫抑制剂（视病情） □ 紫外线治疗（视病情） **临时医嘱：** □ 组织病理学检查（必要时） □ 请相关科室会诊（必要时）
主要护理工作	□ 进行疾病和安全宣教 □ 入院护理评估 □ 制订护理计划 □ 帮助患者完成辅助检查	□ 观察患者病情变化 □ 帮助患者完成辅助检查（需要时）
病情变异记录	□ 无 □ 有，原因： 1. 2.	□ 无 □ 有，原因： 1. 2.
护士签名		
医师签名		

日期	住院第 3~7 天	住院第 7~14 天 （出院日）
主要诊疗工作	□ 上级医师查房 □ 注意观察皮疹及瘙痒变化，及时调整治疗方案 □ 观察并处理治疗药物的不良反应	□ 上级医师查房，明确是否出院 □ 通知患者及其家属今天出院 □ 完成出院记录、病案首页、出院证明书 □ 向患者及其家属交代出院后注意事项 □ 将出院小结及出院证明书交患者或其家属
重点医嘱	长期医嘱： □ 抗菌药物：根据创面培养及药敏结果用药 □ 减糖皮质激素（根据病情） □ 调整紫外线治疗剂量（根据病情） 临时医嘱： □ 复查血常规、肝功能、肾功能、电解质、血糖（必要时）	长期医嘱： □ 停/调整抗菌药物（根据创面培养及药敏结果） □ 停/调整免疫抑制剂（视病情） □ 停系统用糖皮质激素 □ 调整紫外线治疗剂量（视病情） 临时医嘱： □ 出院带药 □ 门诊随诊
主要护理工作	□ 观察患者病情变化 □ 心理与生活护理 □ 指导患者饮食	□ 指导患者办理出院手续 □ 出院后疾病指导
病情变异记录	□ 无　□ 有，原因： 1. 2.	□ 无　□ 有，原因： 1. 2.
护士签名		
医师签名		

第八章

淋病临床路径释义

【医疗质量控制指标】
指标一、淋球菌镜检及培养阴性
指标二、尿频、尿急、尿痛等尿道刺激症状消失

一、淋病编码
疾病名称及编码：淋病（ICD-10：A54）

二、临床路径检索方法
A54

三、国家医疗保障疾病诊断相关分组（CHS-DRG）
MDCS 感染及寄生虫病（全身性或不明确部位的）
SZ1 其他感染性或寄生虫性疾患

四、淋病临床路径标准门诊流程

（一）适用对象
第一诊断为淋病（ICD-10：A54）。

> 释义
>
> ■ 淋病是指由淋病奈瑟菌（简称淋球菌）引起的主要表现泌尿生殖系统化脓性感染的一种经典的常见性传播疾病。主要通过性接触传染，淋球菌的原发性感染部位主要为男性尿道或女性宫颈管内膜，感染可从男性尿道播散至附睾、睾丸及前列腺，或从女性宫颈播散至输卵管、卵巢、盆腔。咽部、直肠和眼结膜亦可作为原发性感染部位受累。淋球菌经血液传播可导致播散性淋球菌感染。

（二）诊断依据
根据《临床诊疗指南·皮肤病与性病分册》（中华医学会编著，人民卫生出版社）、《临床技术操作规范·皮肤病与性病分册》（中华医学会编著，人民军医出版社），《性传播疾病诊断和治疗指南》（中华医学会皮肤病学分会，2014 年）。淋病诊断标准（国家卫计委卫生行业标准 2015 年）。
1. 患者有不安全性行为，或有性伴感染史，或有与淋病患者密切接触史。儿童患者可有性虐待史，新生儿患者母亲有淋病史。
2. 无合并症患者男性表现为尿痛、尿道口红肿、尿道脓性分泌物，部分患者临床表现可不典型；女性主要为淋菌性宫颈炎表现为脓性白带、宫颈红肿、宫颈口黏液脓性分泌物，亦可无明显临床表现。
3. 淋球菌可感染其他部位，引起淋菌性结膜炎、淋菌性肛门直肠炎和淋菌性咽炎。

4. 淋病因治疗不当等因素，可引起并发症出现，男性可有前列腺炎、精囊炎或附睾炎，女性可有输卵管炎、子宫内膜炎、盆腔炎等。

5. 严重者可出现全身播散性淋病，由淋菌性菌血症引起，可有皮肤淤点、脓疱皮损、关节痛、腱鞘炎或化脓性关节炎，还可合并肝周围炎，较少有心内膜炎和脑膜炎。

6. 尿道口、宫颈分泌物或其他患病部位分泌物做淋球菌涂片和培养或核酸检测，结果为阳性。

> **释义**
>
> ■ 淋病诊断原则：依据流行病学史、临床表现及实验室检查进行综合分析，做出诊断。诊断分类：①疑似病例，同时符合流行病学史和临床表现者；②确诊病例，符合疑似病例的要求，同时实验室检查阳性即涂片革兰染色：男性无合并症患者取尿道分泌物，涂片，做革兰染色镜检，可见典型的多形核白细胞内革兰阴性双球菌。淋球菌培养：取尿道或宫颈分泌物，或其他临床标本做淋球菌培养，可从临床标本中分离到形态典型、氧化酶试验阳性的菌落。取菌落作涂片检查，可见革兰阴性双球菌。如标本取自泌尿生殖器外的患者或在法医学上有重要意义时，则应对培养的菌株经糖发酵试验进行鉴定确证。淋球菌核酸检测：取尿液、尿道或宫颈分泌物标本做淋球菌核酸检测阳性。核酸扩增试验应在经过省级以上临床检验中心认证的实验室开展。需使用经国家食品药品监督管理总局批准的检测淋球菌核酸试剂盒。

（三）治疗方案的选择

根据《临床治疗指南·皮肤病与性病分册》（中华医学会编著，人民卫生出版社）、《临床技术操作规范·皮肤病与性病分册》（中华医学会编著，人民军医出版社）。

1. 抗菌药物治疗。

2. 对症治疗等。

> **释义**
>
> ■ 淋病原则：①应及时、足量、规则用药；②根据不同的病情采用相应的治疗方案；③注意多重病原体感染，一般应同时用抗沙眼衣原体药物；④性伴如有感染应同时接受治疗；⑤治疗后应进行随访。

（四）进入路径标准

1. 第一诊断必须符合 ICD-10：A54 淋病的疾病编码。

2. 当患者同时具有其他疾病诊断，但在治疗期间不需要特殊处理也不影响第一诊断的临床路径流程实施时，可以进入路径。

> **释义**
>
> ■ 患者同时具有其他疾病影响第一诊断的临床路径流程实施时均不适合进入临床路径。
>
> ■ 重症播散性淋球菌感染或需要入住 ICU 的患者不适合进入临床路径。

（五）检查项目

1. 必需的检查项目：

（1）有临床表现的男性患者，取尿道口分泌物行淋球菌涂片和培养。

（2）无临床表现的男性患者、女性患者及非生殖器部位感染的患者，取患处分泌物行淋球菌培养。

（3）其他患处分泌物行淋球菌涂片和培养。

（4）取尿液、尿道或宫颈分泌物标本做淋球菌核酸检测。

2. 根据患者病情选择的项目：

（1）淋球菌的药敏试验。

（2）衣原体、支原体、艾滋病病毒、梅毒螺旋体的检测（采用培养或血清检测等方法）。

> **释义**
>
> ■ 必需的检查项目是病原菌即淋球菌的检测，其阳性率高低，标本的采集是关键，不同类型标本的采集方法：
>
> 1. 尿道拭子：对男性患者，先用生理盐水清洗尿道口，将用取材拭子插入尿道内 2~3cm，稍用力转动，保留 5~10 秒后取出。对女性患者，可用手指自耻骨联合后沿女性尿道走向轻轻按摩尿道，用同男性相似的方法取材。在采集尿道拭子前患者应至少 1 小时没有排尿。
>
> 2. 宫颈拭子：取材前用温水或生理盐水湿润扩阴器，应避免使用防腐剂和润滑剂，因为这些物质对淋球菌的生长有抑制作用。如果宫颈口外面的分泌物较多，先用无菌棉拭清除过多的分泌物。将女用取材拭子插入宫颈管内 1~2cm，稍用力转动，保留 5~10 秒后取出。
>
> 3. 直肠拭子：将取材拭子插入肛管内 2~3cm，接触直肠侧壁 10 秒，避免接触粪团，从紧靠肛环边的隐窝中取出分泌物。如果拭子碰到粪团，应更换拭子重新取材。有条件时可在直肠镜的直视下采集直肠黏液脓性分泌物。
>
> 4. 阴道拭子：对子宫切除的妇女和青春期前女孩可采集阴道标本。将取材拭子置于阴道穹后部 10~15 秒，采集阴道分泌物。如果处女膜完整，则从阴道口取材。
>
> 5. 咽拭子：将取材拭子接触咽后壁和扁桃体隐窝采集分泌物。
>
> 6. 眼结膜拭子：翻开下眼睑，用取材拭子从下眼结膜表面采集分泌物。
>
> 7. 尿液：在采集尿液标本前患者应至少 1 小时没有排尿，用无菌、无防腐剂的塑料容器收集前段尿液 10~20ml。24 小时以内检测的尿液，应置于 4℃ 冰箱保存，超过 24 小时检测时，应冻存于 -20℃ 或 -70℃ 冰箱。

（六）治疗方案与药物选择

1. 抗菌药物按照《抗菌药物临床应用指导原则》（卫医发〔2004〕285 号）执行，根据血、分泌物和排泄物的微生物培养及药敏结果选用，用药时间视病情而定。

（1）淋菌性尿道炎、宫颈炎、直肠炎：头孢曲松 250mg，单次肌内注射；或大观霉素 2g（宫颈炎 4g），单次肌内注射；或头孢噻肟 1g，单次肌内注射。如果衣原体感染不能排除，加上抗沙眼衣原体感染药物。

（2）儿童淋病：儿童淋病应禁用喹诺酮类药物，年龄小于 8 岁者禁用四环素类药物，体重大于 45kg 按成人方案治疗，体重小于 45kg 儿童按如下方案：头孢曲松 125mg，单次肌内注射；

或大观霉素 40mg/kg，单次肌内注射。如果衣原体感染不能排除，加上抗沙眼衣原体感染药物。

（3）淋菌性眼炎：新生儿，头孢曲松 25~50mg/kg（总量不超过 125mg），每日 1 次，肌内注射，连续 7 天；或大观霉素 40mg/kg，每日 1 次，肌内注射，连续 7 天。成人：头孢曲松 250mg，每日 1 次，肌内注射，连续 7 天；或大观霉素 2g，每日 1 次，肌内注射，连续 7 天。

（4）淋菌性咽炎：头孢曲松 250mg，单剂肌内注射；或头孢噻肟 1g，单剂肌内注射。如果沙眼衣原体感染不能排除，加上抗沙眼衣原体感染药物。大观霉素对淋菌性咽炎的疗效差，不推荐使用。

（5）有合并症的淋病：头孢曲松 250mg，每日 1 次，肌内注射，连续 10 天；或大观霉素 2g，每日 1 次，肌内注射，连续 10 天。

（6）播散性淋病：头孢曲松 1.0g，每日 1 次，肌内注射或静脉注射，连续 10 天以上；或大观霉素 2.0g，每日 2 次，肌内注射，连续 10 天以上。

（7）妊娠期淋病：头孢曲松 250mg，肌内注射，每日 1 次；或大观霉素 2g，肌内注射，每日 1 次；注：禁用喹诺酮类药物和四环素类药物，对推断或确诊同时有沙眼衣原体感染的孕妇，推荐用红霉素或阿莫西林治疗。

2. 对症治疗：淋菌性眼炎同时应用生理盐水冲洗眼部，每小时 1 次。冲洗后用 1% 硝酸银或 0.5%~1% 红霉素眼药水滴眼。

> **释义**
>
> ■ 头孢曲松为首选治疗方案，但使用前需做皮试，无过敏者方可注射。对无并发症的淋病可用头孢曲松 250mg，单次肌注或大观霉素 2g（宫颈炎 4g），单次肌注。但根据病情需要可治疗 1~3 日。

（七）治疗后复查的检查项目

治疗结束后 4~7 天，应当从患病部位取材作淋球菌涂片和培养。

> **释义**
>
> ■ 无合并症淋病患者经推荐方案规则治疗后，一般不需复诊作判愈试验。治疗后症状持续者应进行淋球菌培养，如分离到淋球菌，应做药敏试验，以选择有效药物治疗。持续性尿道炎、宫颈炎也可由沙眼衣原体及其他微生物引起，应进行针对性检查并加以相应治疗。部分经规则治疗后，仍有尿道不适者，查不到淋球菌和其他微生物，可能是尿道感染受损后未完全修复之故。

（八）治愈标准

治疗结束后 2 周内，无性接触情况下符合以下标准：

1. 症状和体征完全消失。
2. 治疗结束后 4~7 天从患病部位取材做淋球菌涂片和培养阴性。

> 释义
>
> ■ 淋病患者若能早期、及时、适当治疗，一般预后良好。

（九）变异及原因分析

出现严重的并发症或严重的播散性淋病，需进一步处理或住院治疗。

> 释义
>
> ■ 淋病患者若合并艾滋病或严重免疫功能低下的疾病会影响治疗效果，应请相
> 关科室会诊，制订相应治疗方案。

五、淋病临床路径给药方案

【用药选择】

头孢曲松为第三代头孢菌素，适用于淋病、肾盂肾炎和复杂性尿路感染、盆腔炎性疾病等。治疗腹腔、盆腔感染时需与抗厌氧菌药如甲硝唑合用。

【药学提示】

本类药物多数主要经肾脏排泄，中度以上肾功能不全患者应根据肾功能适当调整剂量。中度以上肝功能减退时，头孢曲松可能需要调整剂量。

【注意事项】

1. 禁用于对任何1种头孢菌素类抗菌药物有过敏史及有青霉素过敏性休克史的患者。
2. 用药前必须详细询问患者先前有否对头孢菌素类、青霉素类或其他药物的过敏史。有青霉素类、其他 β 内酰胺类及其他药物过敏史的患者，有明确应用指征时应谨慎使用本类药物。在用药过程中一旦发生过敏反应，须立即停药。如发生过敏性休克，须立即就地抢救并予以肾上腺素等相关治疗。

```
                                    ┌─────────────────────────────────────────────────┐
                                    │头孢曲松250mg，单次肌内注射；或大观霉素2g（宫颈炎4g），│
                                    │单次肌内注射；或头孢噻肟1g，单次肌内注射。如果衣原    │
                                    │体感染不能排除，加上抗沙眼衣原体感染药物              │
                                    └─────────────────────────────────────────────────┘
                         ┌──────┐   ┌─────────────────────────────────────────────────┐
                         │儿童淋病│──│体重大于45kg按成人方案治疗，体重小于45kg儿童按如下方 │
                         └──────┘   │案：头孢曲松125mg，单次肌内注射；或大观霉素40mg/kg，  │
                                    │单次肌内注射                                        │
                                    └─────────────────────────────────────────────────┘
                  ┌──┐  ┌────────┐ ┌─────────────────────────────────────────────────┐
                  │抗│  │淋菌性眼炎│─│新生儿：头孢曲松25~50mg/kg（总量不超过125mg），每日  │
                  │菌│  └────────┘ │1次，肌内注射，连续7天；或大观霉素40mg/kg，每日1次，  │
                  │治│             │肌内注射，连续7天。成人：头孢曲松250mg，每日1次肌内   │
                  │疗│             │注射，连续7天；或大观霉素2g，每日1次肌内注射，连续7天  │
                  └──┘             └─────────────────────────────────────────────────┘
```

淋病临床路径给药方案

抗菌治疗

- 儿童淋病：头孢曲松250mg，单次肌内注射；或大观霉素2g（宫颈炎4g），单次肌内注射；或头孢噻肟1g，单次肌内注射。如果衣原体感染不能排除，加上抗沙眼衣原体感染药物
- 儿童淋病：体重大于45kg按成人方案治疗，体重小于45kg儿童按如下方案：头孢曲松125mg，单次肌内注射；或大观霉素40mg/kg，单次肌内注射
- 淋菌性眼炎：新生儿：头孢曲松25~50mg/kg（总量不超过125mg），每日1次，肌内注射，连续7天；或大观霉素40mg/kg，每日1次，肌内注射，连续7天。成人：头孢曲松250mg，每日1次肌内注射，连续7天；或大观霉素2g，每日1次肌内注射，连续7天
- 淋菌性咽炎：头孢曲松250mg，单剂肌内注射；或头孢噻肟1g，单剂肌内注射
- 有合并症的淋病：头孢曲松250mg，每日1次肌内注射，连续10天；或大观霉素2g，每日1次，肌内注射，连续10天
- 播散性淋病：头孢曲松1.0g，每日1次肌内注射或静脉注射，连续10天以上；或大观霉素2.0g，每日2次肌内注射，连续10天以上
- 妊娠期淋病：头孢曲松250mg，肌内注射，每日1次；或大观霉素2g，肌内注射，每日1次；注：禁用喹诺酮类药物和四环素类药物，对推断或确诊同时有沙眼衣原体感染的孕妇，推荐用红霉素或阿莫西林治疗

对症处理

- 淋菌性眼炎同时应用生理盐水冲洗眼部，每小时1次。冲洗后用1%硝酸银或0.5%~1%红霉素眼药水滴眼
- 合并尖锐湿疣：液氮冷冻，激光，光动力
- 合并梅毒
  - 早期：青霉素等抗梅毒治疗2周
  - 晚期：青霉素等抗梅毒治疗4周

六、淋病患者护理规范

1. 淋病易出现在患者的私密处，患者多有羞涩感、焦虑感、恐惧感，甚至自暴自弃的心理。在执行治疗操作时，要注意保护患者的隐私，尊重患者。

2. 向患者进行疾病知识的宣教，缓解因未知造成的恐惧。

3. 向患者宣教，淋病可以治愈，不必过分担心和忧虑，为了尽快恢复健康，除药物治疗外，良好的情绪、营养与适当锻炼也很重要。

七、淋病患者营养治疗规范

治疗期间，饮食宜清淡，宜多饮水。

八、淋病患者健康宣教

淋病是一种严重的性传播疾病，除了积极地配合治疗外，预防传染更重要。

1. 注意个人卫生：患者平时要保持会阴部清洁，患者的衣服、内裤、被单等用品要单独清洗，并用消毒液消毒或阳光下曝晒。

2. 严禁性生活，包括口交、肛交等，除了避免患者自身的症状加剧，还避免在性生活时把疾病传染给对方。

3. 避免劳累，多休息，不要熬夜、加班，按时休息，保证充足的睡眠。

4. 多饮水，多排尿，能起到对尿道冲洗、清洁、促进体内毒素排泄的作用，以避免病菌堆积造成病情加重。

5. 淋病患者的饮食应保证清淡，避免辛辣、刺激性食物。

九、推荐表单

（一）医师表单

淋病临床路径医师表单

适用对象：第一诊断为淋病（ICD-10：A54）

患者姓名：		性别：　　年龄：　　门诊号：
初诊日期：　　　年　月　日		标准门诊治疗周数：1~2周

时间	门诊第 1 天	门诊第 7~14 天
主要诊疗工作	□ 询问病史及体格检查 □ 完成首次门诊病例 □ 完成初步的病情评估和治疗方案 □ 开具淋球菌涂片、培养或核酸的检查申请单 □ 开具其他需要的辅助检查（必要时） □ 与患者或家属谈话明确诊疗计划和性伴防治的方案	□ 询问病史及体格检查 □ 根据体检和实验室检查，完成疗效评估，调整治疗方案
重点医嘱	门诊医嘱： □ 抗菌药物（视病情和有无合并症而定）：头孢曲松、大观霉素、头孢噻肟等 □ 对症治疗（视病情） □ 必需的检查项目：男性取尿道口分泌物、女性取宫颈口分泌物或其他患处分泌物行淋球菌涂片和培养或核酸检测 □ 根据患者病情选择的项目：淋球菌的药敏试验、衣原体、支原体、艾滋病病毒、梅毒螺旋体的检测	门诊医嘱： □ 从患病部位取分泌物行淋球菌涂片和培养或核酸检测，必要时根据检验结果调整治疗方案 □ 根据患者病情选择的项目：淋球菌的药敏试验、衣原体的检测和支原体的培养
病情变异记录	□ 无　□ 有，原因： 1. 2.	□ 无　□ 有，原因： 1. 2.
医师签名		

（二）护士表单

淋病临床路径护士表单

适用对象：第一诊断为淋病（ICD-10：A54）

患者姓名：		性别：　　年龄：　　门诊号：
初诊日期：　　年　月　日		标准门诊治疗周数：1~2 周

时间	门诊第 1 天	门诊第 7~14 天
健康宣教	□ 提供有关性病艾滋病预防知识，包括传播途径，个人、家庭可采用的预防措施等 □ 确保患者遵医嘱完成治疗：向其说明药物的名称及用法；可能出现的药物的不良反应；在何种情况下需要及时复诊 □ 性伴通知：让患者所有的性伴都接受检查和治疗	□ 提供有关性病艾滋病预防知识，包括传播途径，个人、家庭可采用的预防措施等 □ 确保患者遵医嘱完成治疗，及时复诊 □ 落实性伴通知，让患者所有的性伴都接受检查和治疗
护理处置	□ 注意患者既往用药情况，尤其是药物过敏史。头孢曲松使用前需做皮试，无过敏者方可注射 □ 向患者解释所用药物的用法、嘱其一定要完成整个疗程的用药 □ 在治疗过程中要认真观察和处理药物的不良反应，发现不良反应应及时请医生或转相关科室处理	□ 注意患者用药情况，尤其是药物过敏情况。嘱其一定要完成整个疗程的用药 □ 继续认真观察和处理药物的不良反应，发现不良反应应及时请医生或转相关科室处理
基础护理	□ 测量体温、脉搏、呼吸、血压等 □ 注意饮食、多饮水、少食辛辣、忌饮酒等	□ 测量体温、脉搏、呼吸、血压等 □ 注意饮食、多饮水、少食辛辣、忌饮酒等
专科护理	□ 注意分泌物的处理，特别是淋菌性眼炎时，应用生理盐水冲洗眼部，每小时 1 次。冲洗后用1%硝酸银或 0.5%~1%红霉素眼药	□ 注意分泌物的处理，特别是淋菌性眼炎时，应用生理盐水冲洗眼部，每小时 1 次。冲洗后用 1%硝酸银或 0.5%~1%红霉素眼药
重点医嘱	□ 详见医嘱执行单	□ 详见医嘱执行单
病情变异记录	□ 无　□ 有，原因： 1. 2.	□ 无　□ 有，原因： 1. 2.
护士签名		

（三）患者表单

淋病临床路径患者表单

适用对象：第一诊断为淋病（ICD-10：A54）

患者姓名：	性别： 年龄： 门诊号：
初诊日期： 年 月 日	标准门诊治疗周数：1~2 周

时间	门诊第 1 天	门诊第 7~14 天
医患配合	□ 配合询问病史、收集资料，请务必详细告知既往史、用药史、过敏史 □ 配合进行体格检查及必要的实验室检查 □ 有任何不适告知医生	□ 配合完善相关检查 □ 医生向患者及家属介绍病情，如有异常检查结果需进一步检查 □ 配合用药及治疗 □ 配合医师调整用药 □ 有任何不适告知医生
护患配合	□ 配合测量体温、脉搏、呼吸、血压、体重等 □ 配合完成治疗前护理评估单（简单询问病史、过敏史、用药史） □ 接受健康宣教 □ 有任何不适告知护士	□ 配合测量体温、脉搏、呼吸，血压等情况 □ 接受相关检查宣教，正确留取标本，配合检查 □ 有任何不适告知护士 □ 避免剧烈运动 □ 接受疾病及用药等相关知识指导
饮食	□ 多饮水，少食辛辣，忌饮酒等	□ 多饮水，少食辛辣，忌饮酒等
排泄	□ 保持排便通畅	□ 保持排便通畅
活动	□ 适中	□ 适中

附：原表单（2016 年版）

淋病临床路径表单

适用对象：第一诊断为淋病（ICD-10：A54）

患者姓名：	性别： 年龄： 门诊号：
初诊日期： 年 月 日	标准门诊治疗周数：1~2 周

时间	门诊第 1 天	门诊第 7~14 天
主要诊疗工作	□ 询问病史及体格检查 □ 完成首次门诊病例 □ 完成初步的病情评估和治疗方案 □ 开具淋球菌涂片，培养或核酸的检查申请单 □ 开具其他需要的辅助检查（必要时） □ 与患者或家属谈话明确诊疗计划和性伴防治的方案	□ 询问病史及体格检查 □ 根据体检和实验室检查，完成疗效评估，调整治疗方案
重点医嘱	门诊医嘱： □ 抗菌药物（视病情和有无合并症而定）：头孢曲松、大观霉素、头孢噻肟等 □ 对症治疗（视病情） □ 必需的检查项目：男性取尿道口分泌物、女性取宫颈口分泌物或其他患处分泌物行淋球菌涂片和培养或核酸检测 □ 根据患者病情选择的项目：淋球菌的药敏试验、衣原体、支原体、艾滋病毒、梅毒螺旋体的检测	门诊医嘱： □ 从患病部位取分泌物行淋球菌涂片和培养或核酸检测，必要时根据检验结果调整治疗方案 □ 根据患者病情选择的项目：淋球菌的药敏试验、衣原体的检测和支原体的培养
病情变异记录	□ 无 □ 有，原因： 1. 2.	□ 无 □ 有，原因： 1. 2.
医师签名		

第九章

尖锐湿疣临床路径释义

【医疗质量控制指标】

皮损完全去除，至少 3 个月无复发

一、尖锐湿疣编码

1. 原编码：

疾病名称及编码：尖锐湿疣（ICD-10：A63.001）

2. 修改编码：

疾病名称及编码：尖锐湿疣（ICD-10：A63.0）

二、临床路径检索方法

A63.0

三、国家医疗保障疾病诊断相关分组（CHS-DRG）

MDCJ 皮肤、皮下组织及乳腺疾病功能障碍

JZ1 其他皮肤及乳腺疾患

四、尖锐湿疣临床路径标准住院流程

（一）适用对象

第一诊断为尖锐湿疣（ICD-10：A63.001）。

> **释义**
>
> ■ 本路径使用对象为第一诊断为尖锐湿疣的患者。

（二）诊断依据

根据人民卫生出版社《皮肤性病学》（第 6 版）。

1. 病史和症状：有不洁性交史，外生殖器、肛周有疣状赘生物。

2. 体征：外生殖器、肛周散在或簇集分布的疣状肿物。

3. 实验室检查：醋酸白试验阳性。

> **释义**
>
> ■ 尖锐湿疣是由人乳头瘤病毒感染所致生殖器、肛周的增生性损害，皮疹具特征性。好发于年轻人，主要通过性接触传播，也可垂直传播和通过间接物体传播。一般根据典型皮损表现和病史即可明确诊断。
>
> ■ 醋酸白试验对诊断临床可见但可疑的皮损及周围不可见的亚临床感染有一定的辅助作用，但该方法特异性不高，有些慢性炎症亦可出现假阳性结果。

（三）治疗方案的选择

1. 冷冻治疗。
2. 二氧化碳激光治疗。
3. 光动力治疗。
4. 手术切除。
5. 外用药物治疗。

> **释义**
>
> ■尖锐湿疣的治疗原则是尽可能去除可见疣体并减少复发。尖锐湿疣复发率高，但再次治疗均会有效，选择治疗方法需个体化，可根据疣体的部位、大小、数量、治疗费用、患者意愿、可能不良反应等具体情况制订。

（四）标准住院日 5~7 天

> **释义**
>
> ■不伴合并症的尖锐湿疣患者总住院时间不超过 7 天均符合路径要求。

（五）进入路径标准

1. 第一诊断符合尖锐湿疣。
2. 当患者同时具有其他疾病诊断，但在住院期间不需要特殊处理也不影响第一诊断的临床路径流程实施时，可以进入路径。

> **释义**
>
> ■进入本临床路径患者第一诊断需符合尖锐湿疣诊断标准。
>
> ■患者同时具有其他疾病诊断，如高血压、糖尿病等，如果其他疾病病情稳定，在住院期间不需要特殊处理也不影响第一诊断的临床路径流程实施时，则可以进入该路径。

（六）激光/冷冻/光动力术前准备≤2 天

1. 必需的检查项目：
（1）血常规、尿常规、大便常规+隐血。
（2）肝功能、肾功能、凝血功能。
（3）感染性疾病筛查（乙型肝炎、丙型肝炎、梅毒、艾滋病等）。
2. 根据患者病情，可选择检查项目：腹部彩超，X 线胸片或心电图等。

> **释义**
>
> ■入院后完善必需检查项目以评价患者的一般情况。

■ 首次感染尖锐湿疣的患者，应进行其他性传播疾病的筛查。治疗的同时需通知性伴侣，做相应的评估或检查。
■ 筛查可能合并的乙型肝炎、丙型肝炎、梅毒、艾滋病等疾病。

（七）手术日为入院后 2~3 天内

1. 麻醉方式：局部麻醉。
2. 冷冻/二氧化碳激光/光动力治疗或手术切除。

释义

■ 手术切除时较大疣体可做完整或分批切除。

（八）术后住院治疗 ≤4 天

1. 根据病情可选择复查部分检查项目。
2. 术后用药：创面护理，可选用复方多黏菌素 B 或夫西地酸等。
3. 抗病毒药物：可以与物理治疗联合或单独使用。
（1）咪喹莫特：5% 咪喹莫特乳膏，用法为每周 3 次，睡前外用，次晨用肥皂和清水洗去。
（2）鬼臼毒素：用法为每日 2 次外用，共 3 天，停用 4 天。

释义

■ 对于较大疣体治疗后需加强创面护理。

（十）出院标准

1. 一般情况良好，治疗后的创面干燥结痂。
2. 没有需要住院处理的并发症。

释义

■ 出院标准以患者皮损恢复情况为评判标准。
■ 住院期间未发生需要住院处理的并发症。

（十一）变异及原因分析

1. 伴有影响激光/冷冻治疗的合并症，需进行相关诊断和治疗等，导致住院时间延长，治疗费用增加。
2. 激光术后创面愈合差，表面合并感染。

释义

■ 发现同时合并梅毒、乙型肝炎、艾滋病等情况，需要进一步检查及诊治，住院时间相应延长。

■ 对于需要对创面合并感染进一步处理的，住院时间相应延长。

五、尖锐湿疣临床路径给药方案

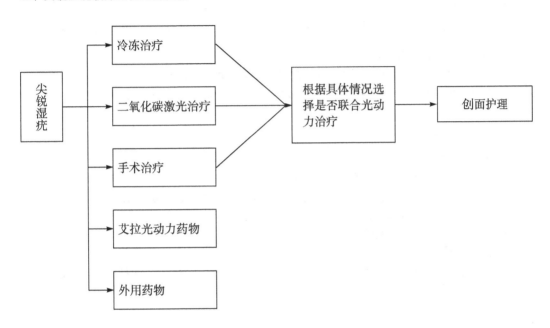

【用药选择】

1. 冷冻治疗操作简便、高效、患者容易耐受，但有瘢痕形成和色素形成的可能。

2. 二氧化碳激光治疗深度十分重要，过浅效果差，过深创面不易愈合及瘢痕形成，术后应注意出血和创面感染。

3. 手术切除适用于较大疣体。

4. 术后联合 5-氨基酮戊酸光动力治疗能有效降低尖锐湿疣复发率。

5. 术后创面合并感染的患者需行细菌培养及药敏试验选择敏感抗菌药物进行治疗；加强护理，创面加用抗菌药物软膏，如复方多黏菌素 B 软膏、夫西地酸等。

【药学提示】

1. 鬼臼毒素用法为每日 2 次外用，共 3 日，停用 4 日。高达 65%的患者用药后出现短暂的烧灼感、刺痛感、红斑和/或糜烂。该药应禁用于妊娠期。

2. 5%咪喹莫特乳膏用法为每周 3 次，睡前外用，次日晨起用肥皂和清水洗去。该药外用不良反应主要为红斑，偶尔发生重度炎症。

【注意事项】

注意治疗方法个体化，需根据疣体的部位、大小、数量、治疗费用及患者意愿做出选择。

六、尖锐湿疣患者护理规范

1. 治疗前夜应清洁患处，并更换内裤。

2. 治疗后当日应多饮水,多排尿。

3. 治疗后1~2天内创面周围的皮肤有轻微潮红、水肿是正常现象,一般不需要处理,特殊情况应及时请医护人员检查治疗,切不可自行处理。

4. 注意创面卫生,保持治疗部位的清洁和干燥。

5. 衣裤不宜过紧,宽松的穿棉质内衣裤不但能减少对创面的摩擦,保护创面,而且透气性好,有利于创面愈合。

6. 治疗期间禁止性生活,特别是创面没有完全愈合前应严禁房事,避免加重病情。

7. 遵守医嘱并定期复查,以防再次感染及复发。

8. 局部保持干燥通风。

9. 治疗后局部形成糜烂、溃疡面时,局部可以使用硼酸溶液湿敷,外涂抗菌药物软膏。

七、尖锐湿疣患者营养治疗规范

1. 治疗期间,饮食宜清淡,忌食生冷、肥甘、厚腻食物,禁酒。

2. 患病期间,注意合理饮食,可适当补充蛋白质、维生素 C,增加机体抵抗力。

八、尖锐湿疣患者健康宣教

1. 调整心态,保持乐观开朗的性格,并积极配合医生的治疗。

2. 平时少穿牛仔裤,多穿裙子或是西装裤。

3. 女性阴道有自清的功能,不需要反复冲洗。

4. 治疗期间避免性接触,治愈后3~6个月尽量避免性接触,避免传染给他人。

5. 戒烟、戒酒、注意休息。

6. 有任何不适,请及时就医。

7. 通知性伴同时治疗。

8. 避孕套不能完全避免感染尖锐湿疣,最好的方法是避免不洁性交,包括口交、肛交等。

九、推荐表单

(一) 医师表单

尖锐湿疣临床路径医师表单

适用对象: 第一诊断为尖锐湿疣 (ICD-10: A63.001)

患者姓名:	性别: 年龄: 门诊号:	住院号:
住院日期: 年 月 日	出院日期: 年 月 日	标准住院日: 5~7 天

时间	住院第 1 天	住院第 2~4 天	住院第 5~7 天 (出院日)
主要诊疗工作	□ 询问病史及体格检查 □ 完成入院病历及首次病程记录 □ 完成初步的病情评估和治疗方案 □ 与患者及家属沟通交流, 充分交代病情 □ 签署告知及授权委托书	□ 上级医师查房 □ 根据实验室检查的结果, 完成病情评估并制订治疗计划 □ 签署二氧化碳激光/冷冻治疗知情同意书或手术知情同意书或光动力治疗知情同意书 □ 如无禁忌证行部分或全部疣体二氧化碳激光/冷冻治疗或手术切除治疗 □ 5-氨基酮戊酸光动力治疗 □ 创面换药	□ 主治医师进行诊疗评估, 确定患者是否可以出院 □ 完成出院小结 □ 向患者及其家属交代出院后注意事项, 预约复诊日期 □ 并发其他感染的患者告知其门诊继续治疗
重点医嘱	长期医嘱: □ 皮肤科护理常规 □ 普通饮食 临时医嘱: □ 血常规、血型、尿常规、大便常规 □ 肝功能、肾功能、电解质、血糖、血脂 (老年患者)、感染性疾病筛查、血凝四项 □ X 线胸片、心电图 □ 超声 (腹腔) □ 创面溃烂时换药	长期医嘱: □ 必要时, 系统抗感染治疗 临时医嘱: □ 物理治疗: 二氧化碳激光/冷冻治疗 □ 手术治疗 □ 光动力治疗 □ 必要时, 疣体送病理检查 □ 创面换药	长期医嘱: □ 停/调整抗菌药物 (根据创面培养及药敏结果) 临时医嘱: □ 出院带药 □ 门诊随诊
病情变异记录	□ 无 □ 有, 原因: 1. 2.	□ 无 □ 有, 原因: 1. 2.	□ 无 □ 有, 原因: 1. 2.
医师签名			

（二）护士表单

尖锐湿疣临床路径护士表单

适用对象：第一诊断为尖锐湿疣（ICD-10：A63.001）

患者姓名：	性别：	年龄：	门诊号：	住院号：
住院日期： 年 月 日	出院日期： 年 月 日			标准住院日：5~7 天

时间	住院第 1 天	住院第 2~4 天	住院第 5~7 天（出院日）
健康宣教	□ 入院宣教（环境、设施、人员） □ 进行疾病和安全宣教	□ 提供有关创面护理知识 □ 指导患者完成各项检查，确保患者遵医嘱完成治疗	□ 治疗恢复期患者教育
护理处置	□ 入院护理评估 □ 制订护理计划，填写护理记录 □ 静脉取血（当天或次日晨取血） □ 进行疾病和安全宣教 □ 指导患者进行心电图、X 线胸片等检查	□ 配合医师完成治疗 □ 随时观察患者病情变化 □ 填写护理记录 □ 创面护理	□ 指导患者办理出院手续 □ 出院后疾病指导
基础护理	□ 监测体温、血压等	□ 监测体温、血压等	□ 监测体温、血压等
专科护理	□ 皮肤科局部上药 □ 创面护理	□ 皮肤科局部上药 □ 创面护理	□ 皮肤科局部上药 □ 创面护理
重点医嘱	□ 详见医嘱执行单	□ 详见医嘱执行单	□ 详见医嘱执行单
病情变异记录	□ 无 □ 有，原因： 1. 2.	□ 无 □ 有，原因： 1. 2.	□ 无 □ 有，原因： 1. 2.
护士签名			

（三）患者表单

尖锐湿疣临床路径患者表单

适用对象：第一诊断为尖锐湿疣（ICD-10：A63.001）

患者姓名：	性别： 年龄： 门诊号：	住院号：
住院日期： 年 月 日	出院日期： 年 月 日	标准住院日：5~7 天

时间	住院第1天	住院第2~4天	住院第5~7天（出院日）
医患配合	□ 配合病史询问 □ 配合体格检查 □ 告知既往基础用药 □ 患者及家属与医师交流了解病情 □ 签署告知及授权委托书	□ 配合医师日常查房 □ 配合完成各项入院常规及特殊检查 □ 配合签署激光冷冻知情同意书、手术治疗同意书、光动力治疗知情同意书等 □ 配合完成治疗	□ 配合医师日常查房 □ 患者及家属与医师交流了解病情 □ 学习出院注意事项 □ 了解复查程序 □ 办理出院手续 □ 获取出院诊断书 □ 获取出院带药
护患配合	□ 接受入院宣教 □ 接受入院护理评估 □ 配合测量体温、脉搏、呼吸、血压、体重等 □ 配合完成治疗前护理评估单（简单询问病史、过敏史、用药史） □ 有任何不适告知护士	□ 配合测量体温、脉搏、呼吸、血压等情况 □ 观察创面变化 □ 接受相关检查宣教，正确留取标本，配合检查 □ 有任何不适告知护士 □ 配合创面护理	□ 配合测量体温、脉搏、呼吸、血压等情况 □ 有任何不适告知护士 □ 接受疾病及用药等相关知识指导 □ 接受出院前健康宣教
饮食	□ 多饮水，少食辛辣，忌饮酒等	□ 多饮水，少食辛辣，忌饮酒等	□ 多饮水，少食辛辣，忌饮酒等
排泄	□ 保持排便通畅	□ 保持排便通畅	□ 保持排便通畅
活动	□ 适中	□ 适中	□ 适中

附：原表单（2016 年版）

尖锐湿疣临床路径表单

适用对象：第一诊断为尖锐湿疣（ICD-10：A63.001）

患者姓名：	性别：	年龄：	门诊号：	住院号：
住院日期：　　年　月　日	出院日期：　　年　月　日		标准住院日：5~7 天	

时间	住院第 1 天	住院第 2 天
主要诊疗工作	□ 询问病史及体格检查 □ 完成住院病历 □ 主治医师查房，完成初步的病情评估和治疗方案 □ 患者或其家属签署告知及授权委托书	□ 上级医师查房 □ 根据实验室检查的结果，完成病情评估并制订治疗计划 □ 签署二氧化碳激光/冷冻治疗知情同意书 □ 如无禁忌证行部分或全部疣体二氧化碳激光/冷冻治疗
重要医嘱	长期医嘱： □ 皮肤科护理常规 □ 普通饮食 临时医嘱： □ 血常规、血型、尿常规、大便常规 □ 肝功能、肾功能、电解质、血糖、血脂（老年患者）、感染性疾病筛查、血凝四项 □ X 线胸片、心电图 □ 超声（腹腔） □ 创面溃烂时换药	长期医嘱： □ 必要时，抗病毒治疗 临时医嘱： □ 物理治疗：二氧化碳激光/冷冻治疗 □ 必要时，疣体送病理检查 □ 必要时，疣体病变进行人乳头瘤病毒亚型检测
主要护理工作	□ 进行疾病和安全宣教 □ 入院护理评估 □ 制订护理计划，填写护理记录 □ 静脉取血（当天或次日晨取血） □ 指导患者进行心电图、X 线胸片等检查	□ 随时观察患者病情变化 □ 填写护理记录 □ 创面护理
病情变异记录	□无　□有，原因： 1. 2.	□无　□有，原因： 1. 2.
护士签名	A 班　　　P 班　　　N 班	A 班　　　P 班　　　N 班
医师签名		

时间 项目	住院第 3~4 天	住院第 5~7 天（出院日）
主 要 诊 疗 工 作	□ 上级医师查房 □ 注意观察，及时调整治疗方案 □ 防治药物的不良反应 □ 部分或全部疣体行二氧化碳激光/冷冻治疗	□ 主治医师进行诊疗评估，确定患者是否可以出院 □ 完成出院小结 □ 向患者及其家属交代出院后注意事项，预约复诊日期 □ 并发其他感染的患者告知其门诊继续治疗
重 要 医 嘱	长期医嘱： □ 抗菌药物：根据创面恢复情况用药 临时医嘱： □ 物理治疗：二氧化碳激光/冷冻治疗 □ 创面换药	长期医嘱： □ 停/调整抗菌药物（根据创面培养及药敏结果） 临时医嘱： □ 出院带药 □ 门诊随诊
主要 护理 工作	□ 随时观察患者病情变化 □ 创面护理	□ 指导患者办理出院手续 □ 出院后疾病指导
病情 变异 记录	□ 无　□ 有，原因： 1. 2.	□ 无　□ 有，原因： 1. 2.
护士 签名	A 班　　　P 班　　　N 班	A 班　　　P 班　　　N 班
医师 签名		

第十章

丹毒临床路径释义

【医疗质量控制指标】

指标一、丹毒患者病情严重程度评估率

指标二、丹毒患者易感因素相关检查率

指标三、丹毒患者抗菌药物治疗前病原学送检率

指标四、丹毒患者肝肾功能检查率

指标五、丹毒患者抗菌药物使用及合理选择率

指标六、丹毒患者使用抗菌药物疗程及剂量规范达标率

指标七、丹毒患者应用抗菌药物不良反应发生率

指标八、丹毒患者易感因素处置率

指标九、丹毒患者健康宣教执行率

一、丹毒编码

1. 原编码

疾病名称及编码：丹毒（ICD-10：A46.00）

2. 修改编码

疾病名称及编码：丹毒（ICD-10：A46）

二、临床路径检索方法

A46

三、国家医疗保障疾病诊断相关分组（CHS-DRG）

MDCJ 皮肤、皮下组织及乳腺疾病及功能障碍

JU1 感染性皮肤病

四、丹毒临床路径标准住院流程

（一）适用对象

第一诊断为丹毒（不伴有并发症）（ICD-10：A46.00）。

> 释义
>
> ■ 本路径适用对象为不伴有并发症的丹毒患者。丹毒反复发作会出现淋巴淤滞、水肿从而导致治疗困难，肿瘤根治术后淋巴淤滞出现的继发性丹毒均不适合进入本路径；免疫功能受损丹毒患者出现严重并发症如脓毒血症、感染中毒性休克、肝肾功能不全等均不适用本路径。

（二）诊断依据

根据《临床诊疗指南·皮肤病与性病分册》（中华医学会编著，人民卫生出版社），《临床技术操作规范·皮肤病与性病分册》（中华医学会编著，人民军医出版社），《杨国亮皮肤病学》（上海科学技术文献出版社）。

1. 急性发病。
2. 局部肿性红斑，表面皮温增高，可出现水疱，迅速扩展。
3. 伴有高热及局部疼痛。

> **释义**
>
> ■ 丹毒好发于下肢和颜面部。发病急，常有突然发热、寒战。典型皮肤损害为局部水肿性红斑，进行性扩大，界限清楚，可出现硬结和非凹陷性水肿。患处皮温高，伴有触痛、灼痛。近位淋巴结肿大，可伴有淋巴结炎。严重时可出现水疱、脓疱中央部位坏死。
>
> 丹毒反复发作可因淋巴管炎导致淋巴液回流淤滞，局部纤维化出现患处的持续性肿胀，给治疗带来困难。肿瘤患者局部淋巴结清扫术后由于淋巴液回流淤滞也易反复罹患丹毒。

（三）治疗方案的选择

根据《临床治疗指南·皮肤病与性病分册》（中华医学会编著，人民卫生出版社），《临床技术操作规范·皮肤病与性病分册》（中华医学会编著，人民军医出版社），《杨国亮皮肤病学》（上海科学技术文献出版社）

1. 杀菌消炎，解除全身症状。
2. 选择敏感抗菌药物系统治疗。
3. 局部外用抗菌药物治疗。
4. 物理治疗。

> **释义**
>
> ■ 治疗方案以杀菌消炎，解除全身症状，控制炎症蔓延，防止复发为原则。
>
> 1. 抗菌药物的选择：注意选择敏感的抗菌药物，由于丹毒以革兰阳性球菌为多，治疗首选青霉素或第一代、第二代头孢菌素类。青霉素过敏者可用氟喹诺酮类（患者应≥18岁），或阿奇霉素等替代，疗程为10~14天或更长。
>
> 2. 加强支持疗法，对于高热、全身症状明显者给予对症处理。
>
> 3. 局部治疗：破溃者可用抗菌溶液湿敷。对于大疱可抽吸疱液后，再行湿敷。外用抗菌软膏。还应注意治疗皮肤破损灶，如皮肤真菌感染及湿疹/皮炎等，下肢损害应抬高患肢。
>
> 3. 物理疗法：可选用氦氖激光或微波局部照射。

（四）标准住院日 7~14 天

> **释义**
>
> ■ 不伴合并症的丹毒患者总住院时间不超过 14 天均符合路径要求。

（五）进入路径标准

1. 第一诊断必须符合 ICD-10：A46.00 丹毒（不伴有并发症）疾病编码。
2. 当患者同时具有其他疾病诊断，但在住院期间不需要特殊处理也不影响第一诊断的临床路径流程实施时，可以进入路径。

> **释义**
>
> ■ 进入本临床路径患者第一诊断需符合丹毒诊断。
>
> ■ 慢性丹毒和继发性丹毒均不适合进入本路径。伴有严重并发症如坏死性筋膜炎、脓毒血症、感染中毒性休克、肝肾功能不全等患者，不进入本路径。
>
> ■ 患者同时具有其他疾病诊断，如高血压、糖尿病等，如果其他疾病病情稳定，在住院期间不需要特殊处理也不影响第一诊断的临床路径流程实施时，则可以进入路径。

（六）入院第 1 天

1. 必需的检查项目：
（1）血常规、尿常规、大便常规。
（2）红细胞沉降率、C 反应蛋白或降钙素原、出凝血功能。
（3）肝功能、肾功能、电解质、血糖、血脂、感染性疾病筛查（乙型肝炎、丙型肝炎、艾滋病、梅毒等）。
（4）X 线胸片、心电图。
2. 根据患者病情选择的项目：
（1）细菌培养及药敏试验（血液或创面）。
（2）真菌涂片镜检+培养（怀疑有足癣的患者）。
（3）双下肢动脉、静脉彩超（必要时）。
（4）病理活检（必要时）。
（5）口腔及耳鼻喉科相关检查（必要时）。

> **释义**
>
> ■ 入院后完善必需的检查项目以评价患者的一般情况，其中三大常规可以了解患者的基本状态；肝肾功能、血脂、电解质和出凝血功能和心电图、影像学检查等对患者的系统评价以了解有无基础疾病。应认真分析检查结果，以便及时发现异常情况并采取相应处置。

■ 高龄和免疫受损者发生丹毒比率高，因此对入院患者进行仔细的病史询问和相关检查是必要的。特别是应对下肢循环和丹毒附件区域有无病灶进行详细检查以寻找感染原因。

■ 如出现破溃应行创面细菌培养及药敏试验，根据药敏试验结果选用敏感的抗菌药物；如伴有高热还应进行血液细菌培养和药敏试验。

（七）药物的选择与治疗时机

1. 抗细菌治疗：青霉素是首选药物，但要考虑青霉素的高耐药性及需要皮试阴性后方可用药。其次可选第一代、第二代头孢菌素类，氟喹诺酮类（患者应≥18岁），或阿奇霉素。

2. 抗真菌治疗：同时患有足癣或甲真菌病的患者，局部应外用抗真菌药物治疗，如肝功能正常，可考虑加用系统抗真菌药物治疗（特比萘芬、伊曲康唑或氟康唑）。

3. 局部治疗：抗菌药物溶液湿敷；局部外用抗菌剂；氦氖激光或者微波局部照射。

> **释义**
>
> ■ 抗细菌药物：丹毒治疗首选青霉素，480~960万 U/d 静脉滴注。青霉素过敏者可用红霉素 1~1.5g/d 静脉滴注，或阿奇霉素 500mg/d 静脉滴注。也可选用左氧氟沙星 500mg/d 静脉滴注。一般疗程为 10~14 天。要注意耐药性的发生，对于疗效不理想者可换用抗菌谱广的第二代或第三代头孢类抗菌药物，亦可选用新一代喹诺酮类药物如莫西沙星。还可根据药敏试验结果选择敏感抗菌药物。
>
> ■ 支持疗法：对于高热、全身感染中毒症状明显者给予对症处理。可应用非甾体抗炎药。
>
> ■ 抗真菌药物：对于下肢丹毒同时患有足癣或甲真菌病的患者，加强抗真菌治疗有助于清除潜在的病灶，防止复发。可以局部外用抗真菌药物治疗，也可考虑加用系统抗真菌药物治疗，可酌情选择特比萘芬、伊曲康唑或氟康唑。
>
> ■ 局部治疗：抗菌药物溶液湿敷；局部外用抗菌剂如莫匹罗星、夫西地酸、复方多黏菌素 B 等。
>
> ■ 物理治疗：氦氖激光或者微波局部照射。

（八）入院后复查的检查项目

根据患者情况复查血常规、红细胞沉降率、C 反应蛋白或降钙素原、肝功能、肾功能、电解质、血糖等，或入院检查中有异常的项目。

> **释义**
>
> ■ 根据患者应用抗细菌、抗真菌及对症处理药物情况及患者既往疾病情况复查血常规、红细胞沉降率、C 反应蛋白或降钙素原、肝功能、肾功能、电解质、血糖等，或入院检查中有异常的项目。

（九）出院标准

1. 体温正常，皮疹痊愈：无明显红肿、无灼热感。
2. 没有需要住院处理的并发症。

> **释义**
>
> ■ 出院标准以患者皮损痊愈为评判标准，包括局部无红肿、无疼痛和灼热感等异常。
> ■ 住院期间未发生需要住院处理的并发症。

（十）变异及原因分析

1. 症状严重时患者可迅速发生坏疽成为坏疽性丹毒，病情比较凶险，易引起脓毒血症，严重者甚至死亡。需请内科、外科协助诊治。
2. 伴有其他基础疾病或并发症，需进一步诊断及治疗或转至其他相应科室诊治，延长住院时间，增加住院费用。

> **释义**
>
> ■ 变异是指入选临床路径的患者未达到预期的医疗目标，治疗过程中发生的并发症或患者原有基础疾病加重以及出现新的与丹毒无关的症状、器官病变等。因药物治疗而出现的药物不良反应。较为多见的有继发脓毒血症，感染中毒性休克导致肝肾或其他脏器功能不全，甚或危及生命。出现以上变异时主管医师应对变异原因进行分析，并在表单中明确说明。必要时进一步转其他相关科室诊治，由此可导致治疗时间延长、治疗费用增加。

五、丹毒临床路径给药方案

【用药选择】

1. 抗细菌治疗：青霉素是首选药物，480～960万 U/d 静脉滴注。青霉素过敏者可用红霉素 1～1.5g/d 静脉滴注，或阿奇霉素 500mg/d 静脉滴注。也可选用左氧氟沙星 500mg/d 静脉滴注。一般疗程为 10～14 天。疗效不理想者可换用第二代或第三代头孢类抗菌药物，亦可选用新一代喹诺酮类药物如莫西沙星等。根据药敏试验结果选用敏感抗菌药物。
2. 局部治疗：局部外用抗菌剂如莫匹罗星、夫西地酸、复方多黏菌素 B 等乳膏制剂。

【药学提示】

1. 应用青霉素应注意避免过敏反应的发生，严格皮试制度，按规范操作。
2. 喹诺酮类药物应避免用于 18 岁以下以及癫痫等神经系统疾病的患者。

六、丹毒患者护理规范

1. 急性期应卧床休息，小腿丹毒应充分暴露、抬高、制动；若颜面部丹毒应取半卧位，患处朝上。
2. 颜面部丹毒，注意清洁口腔、鼻腔及外耳道，可给予漱口液、洗鼻剂、滴耳剂等药物进行局部治疗护理。

3. 指导患者保持全身皮肤清洁，勤洗头、沐浴、修剪指甲，并避免挖鼻、挖耳、抓挠皮肤等不良行为，尤其是糖尿病患者，应每日检查双足，避免足部外伤、烫伤及冻伤等。

4. 保护皮肤黏膜，防止损伤；保持口腔清洁，避免呼吸道感染；积极处置鼻炎、足癣等疾病，清除局部易感因素。

七、丹毒患者营养治疗规范

丹毒患者应注意安排营养丰富但容易消化的食品。如患有糖尿病需进食糖尿病饮食。

八、丹毒患者健康宣教

1. 以卧床休息为主，注意尽量抬高下肢，加速淋巴液回流。

2. 向患者宣传疾病知识，消除患者心理负担，积极配合治疗。

3. 嘱患者避免搔抓患处，防止出现继发感染。

九、推荐表单

（一）医师表单

丹毒（不伴有并发症）临床路径医师表单

适用对象：第一诊断为丹毒（不伴有并发症）（ICD-10：A46.00）

患者姓名：	性别： 年龄： 门诊号：	住院号：
住院日期： 年 月 日	出院日期： 年 月 日	标准住院日：7~14 天

时间	住院第 1 天	住院第 2 天
主要诊疗工作	□ 询问病史及体格检查 □ 完成入院病历及首次病程记录 □ 完成初步的病情评估和治疗方案 □ 安排各项入院常规及特殊检查 □ 患者或其家属签署告知及授权委托书	□ 上级医师查房 □ 汇总检查结果，完成病情评估并制订治疗计划 □ 必要时请相关科室会诊 □ 医保患者如需使用自费药物，签署自费药物使用协议书
重点医嘱	**长期医嘱：** □ 皮肤科护理常规 □ 普通饮食 □ 抗菌药物治疗 □ 中药治疗 □ 局部药物治疗 □ 物理治疗 □ 对因治疗 **临时医嘱：** □ 血常规、尿常规、大便常规 □ 红细胞沉降率、C 反应蛋白、降钙素原 □ 肝功能、肾功能、电解质、血糖、血脂、免疫球蛋白、感染性疾病筛查 □ X 线胸片、心电图 □ 肿瘤抗原及标志物，选择行超声、CT、MRI 检查，消化道钡餐或内镜检查（必要时） □ 细菌培养及药敏试验 □ 皮肤真菌涂片+培养（必要时） □ 病理活检（必要时） □ 双下肢动、静脉彩色超声检查（必要时）	**长期医嘱：** □ 免疫增强剂（必要时） □ 余同第 1 天 **临时医嘱：** □ 相关科室会诊（必要时）
病情变异记录	□ 无 □ 有，原因： 1. 2.	□ 无 □ 有，原因： 1. 2.
医师签名		

时间	住院第 3~6 天	住院第 7~14 天 （出院日）
主要诊疗工作	□ 医师查房 □ 注意观察体温、皮疹及疼痛变化，及时调整治疗方案 □ 观察并处理治疗药物的可能不良反应	□ 上级医师进行诊疗评估，确定患者可以出院 □ 向患者及其家属交代出院后注意事项，预约门诊复诊 □ 开具出院证明书 □ 完成出院记录
重点医嘱	**长期医嘱：** □ 皮肤科护理常规 □ 普通饮食 □ 抗菌药物治疗 □ 中药治疗 □ 局部药物治疗 □ 物理治疗 □ 对因治疗 **临时医嘱：** □ 血常规、尿常规、大便常规 □ 红细胞沉降率、C 反应蛋白、降钙素原 □ 肝功能、肾功能、电解质、血糖、血脂、免疫球蛋白、感染性疾病筛查 □ X 线胸片、心电图 □ 肿瘤抗原及标志物，选择行超声、CT、MRI 检查，消化道钡餐或内镜检查（必要时） □ 细菌培养及药敏试验 □ 皮肤真菌涂片+培养（必要时） □ 病理活检（必要时） □ 双下肢动、静脉彩色超声检查（必要时）	**临时医嘱：** □ 出院注意事项 □ 出院带药
病情变异记录	□ 无　□ 有，原因： 1. 2.	□ 无　□ 有，原因： 1. 2.
医师签名		

（二）护士表单

丹毒（不伴有并发症）临床路径护士表单

适用对象：第一诊断为丹毒（不伴有并发症）（ICD-10：A46.00）

患者姓名：	性别：	年龄：	门诊号：	住院号：
住院日期： 年 月 日	出院日期： 年 月 日			标准住院日：7~14 天

时间	住院第 1 天	住院第 2 天
健康宣教	□ 进行疾病和安全宣教	□ 进行疾病和安全宣教
护理处置	□ 入院护理评估 □ 制订护理计划，填写护理记录药物治疗 □ 静脉取血（当天或次日晨取血） ○ 静脉采血的项目和目的 ○ 注意事项 ○ 告知出报告的时间 □ 指导患者进行心电图、X 线胸片等检查 ○ 项目和目的 ○ 注意事项 ○ 工作人员陪同	□ 观察患者病情变化 ○ 皮损的变化 ○ 药物不良反应 ○ 局部皮温观察 ○ 疼痛的评估 应用疼痛评估量表：□1□2 强度_____ □ 填写护理记录 □ 创面护理 ○ 皮肤护理 ○ 物理治疗 ○ 局部治疗护理
基础护理	□ 各项治疗和护理措施 ○ 心理护理　　　○ 抬高患肢 ○ 饮食护理　　　○ 高热护理	□ 各项治疗和护理措施 ○ 心理护理　　　○ 抬高患肢 ○ 饮食护理　　　○ 高热护理
专科护理	□ 避免皮肤的破损引起感染 □ 预防坠床、预防压疮 □ 局部治疗护理 □ 皮肤护理	□ 避免皮肤的破损引起感染 □ 预防坠床、预防压疮 □ 局部治疗护理 □ 皮肤护理
重点医嘱	□ 详见医嘱执行单	□ 详见医嘱执行单
病情变异记录	□ 无　□ 有，原因： 1. 2.	□ 无　□ 有，原因： 1. 2.
护士签名		

时间	住院第 3~6 天	住院第 7~14 天 （出院日）
健康宣教	□ 进行疾病和安全宣教	□ 进行疾病和安全宣教
护理处置	□ 观察患者病情变化 　○ 皮损的变化 　○ 药物不良反应 　○ 局部皮温观察 　○ 疼痛的评估 　　应用疼痛评估量表：□1□2 强度_____ □ 填写护理记录 □ 创面护理 　○ 皮肤护理 　○ 物理治疗 　○ 局部治疗护理	□ 观察患者病情变化 　○ 皮损的变化 　○ 药物不良反应 　○ 局部皮温观察 　○ 疼痛的评估 　　应用疼痛评估量表：□1□2 强度_____ □ 填写护理记录 □ 创面护理 　○ 皮肤护理 　○ 物理治疗 　○ 局部治疗护理
基础护理	□ 各项治疗和护理措施 　○ 心理护理　　　○ 抬高患肢 　○ 饮食护理　　　○ 高热护理	□ 各项治疗和护理措施 　○ 心理护理　　　○ 抬高患肢 　○ 饮食护理　　　○ 高热护理
专科护理	□ 避免皮肤的破损引起感染 □ 预防坠床、预防压疮 □ 局部治疗护理 □ 皮肤护理	□ 避免皮肤的破损引起感染 □ 预防坠床、预防压疮 □ 局部治疗护理 □ 皮肤护理
重点医嘱	□ 详见医嘱执行单	□ 详见医嘱执行单
病情变异记录	□ 无　□ 有，原因： 1. 2.	□ 无　□ 有，原因： 1. 2.
护士签名		

（三）患者表单

丹毒（不伴有并发症）临床路径患者表单

适用对象：第一诊断为丹毒（不伴有并发症）（ICD-10：A46.00）

患者姓名：	性别：	年龄：	门诊号：	住院号：

住院日期： 年 月 日	出院日期： 年 月 日	标准住院日：7~14 天

时间	住院第 1 天	住院第 2 天
医患配合	□ 接受病史询问 □ 接受体格检查 □ 患者及家属与医师交流了解病情	□ 进行各项入院常规及特殊检查 □ 医保患者如需使用自费药物，签署自费药物使用协议书
护患配合	□ 接受入院宣教 □ 接受入院护理评估	□ 接受护理宣教 □ 接受护理评估
饮食	□ 应注意安排营养丰富且容易消化的食品，如患有糖尿病需进食糖尿病饮食	□ 同前
排泄	□ 无特殊	□ 同前
活动	□ 急性期应卧床、避免过度活动	□ 同前

时间	住院第 3~6 天	住院第 7~14 天 （出院日）
医患配合	□ 配合医师每日查房 □ 如有不适症状发生及时与医护人员沟通	□ 了解复查程序 □ 办理出院手续 □ 获取出院诊断书 □ 获取出院带药
护患配合	□ 接受护理宣教 □ 接受护理评估	□ 接受出院前健康宣教 □ 学习出院注意事项
饮食	□ 应注意安排营养丰富且容易消化的食品，如患有糖尿病需进食糖尿病饮食	□ 同前
排泄	□ 无特殊	□ 同前
活动	□ 急性期应卧床、避免过度活动	□ 无特殊

附：原表单（2016 年版）

丹毒（不伴有并发症）临床路径表单

适用对象：第一诊断为丹毒（不伴有并发症）（ICD-10：A46.00）

患者姓名：		性别：	年龄：	门诊号：	住院号：
住院日期：	年 月 日	出院日期：	年 月 日		标准住院日：7~14 天

时间	住院第 1 天	住院第 2 天
主要诊疗工作	□ 询问病史及体格检查 □ 完成住院病历 □ 完成初步的病情评估和治疗方案 □ 患者或其家属签署告知及授权委托书	□ 上级医师查房 □ 根据实验室检查的结果，完成病情评估并制订治疗计划 □ 必要时请相关科室会诊
重点医嘱	**长期医嘱：** □ 皮肤科护理常规 □ 普通饮食 □ 抗菌药物治疗 □ 中药治疗 □ 局部药物治疗 □ 物理治疗 □ 去因治疗 **临时医嘱：** □ 血常规、尿常规、便常规 □ 红细胞沉降率、C 反应蛋白、降钙素原 □ 肝功能、肾功能、电解质、血糖、血脂、免疫球蛋白、感染性疾病筛查 □ X 线胸片、心电图 □ 肿瘤抗原及标志物，选择行超声、CT、MRI 检查，消化道钡餐或内镜检查（必要时） □ 细菌培养及药敏试验 □ 皮肤真菌涂片+培养（必要时） □ 病理活检（必要时） □ 双下肢动、静脉彩色超声检查（必要时）	**长期医嘱：** □ 免疫增强剂（必要时） **临时医嘱：** □ 相关科室会诊（必要时）
主要护理工作	□ 进行疾病和安全宣教 　○ 避免皮肤的破损引起感染 　○ 预防坠床、预防压疮 □ 入院护理评估 □ 制定护理计划，填写护理记录 □ 各项治疗和护理措施 　○ 心理护理　　○ 抬高患肢 　○ 饮食护理　　○ 局部治疗护理（口腔、 　○ 药物治疗　　　　鼻腔等） 　○ 皮肤护理　　○ 高热护理	□ 观察患者病情变化 　○ 皮损的变化 　○ 药物不良反应 　○ 局部皮温观察 　○ 疼痛的评估 　　　应用疼痛评估量表：□1□2 强度＿＿＿＿ □ 填写护理记录 □ 创面护理 　○ 皮肤护理 　○ 物理治疗 　○ 局部治疗护理

时间	住院第 1 天	住院第 2 天
	□ 静脉取血（当天或次日晨取血） 　○ 静脉采血的项目和目的 　○ 注意事项 　○ 告知出报告的时间 □ 指导患者进行心电图、X 线胸片等检查 　○ 项目和目的 　○ 注意事项 　○ 工作人员陪同	
病情 变异 记录	□ 无　□ 有，原因： 1. 2.	□ 无　□ 有，原因： 1. 2.
护士 签名		
医师 签名		

时间	住院第3~6天	住院第7~14天 （出院日）
主要 诊疗 工作	□ 上级医师查房 □ 注意观察体温、皮疹及疼痛变化，及 　时调整治疗方案 □ 观察并处理治疗药物的不良反应 □ 患者或其家属签署自费用品协议书、 　输血治疗同意书（泛发性或出血坏死 　型患者需使用丙种球蛋白疗法时）	□ 主治医师进行诊疗评估，确定患者是否可以出院 □ 完成出院小结 □ 向患者及其家属交代出院后注意事项，预约复诊日期 □ 并发肾炎、败血症时告知其前往相应科室治疗
重点 医嘱	**长期医嘱：** □ 抗菌药物：根据创面培养及药敏试验 　结果用药 **临时医嘱：** □ 复查血常规、C反应蛋白、肝功能、 　肾功能、电解质、血糖（必要时）	**长期医嘱：** □ 停用或调整抗菌药物（根据培养及药敏试验结果） **临时医嘱：** □ 出院带药 □ 门诊随诊
主要 护理 工作	□ 观察患者病情变化 　○ 体温变化 　○ 皮损的变化 　○ 疼痛的评估 　　应用疼痛评估量表：□1□2 强 　　度_____ □ 创面护理 　○ 皮肤护理 　○ 物理治疗	□ 指导患者办理出院手续 　○ 告知出院时间 　○ 办理出院手续的注意事项 □ 出院后疾病指导 　○ 药物指导 　○ 饮食指导 　○ 康复指导 　○ 心理指导
病情 变异 记录	□ 无　□ 有，原因： 1. 2.	□ 无　□ 有，原因： 1. 2.
护士 签名		
医师 签名		

第十一章

甲癣（甲真菌病）临床路径释义

【医疗质量控制指标】

指标一、甲癣患者病情严重程度评估率

指标二、甲癣患者易感因素相关检查率

指标三、甲癣患者抗真菌药物口服治疗前病原学送检率

指标四、甲癣患者肝肾功能检查率

指标五、甲癣患者系统抗真菌药物使用率

指标六、甲癣患者应用抗真菌药物疗程及剂量规范达标率

指标七、甲癣患者应用抗菌药物不良反应发生率

指标八、甲癣患者合并症处置率

指标九、甲癣患者健康宣教执行率

一、甲癣编码

1. 原编码

疾病名称及编码：甲癣（ICD-10：B35.100）

2. 修改编码

疾病名称及编码：甲癣（ICD-10：B35.1）

二、临床路径检索方法

B35.1

三、国家医疗保障疾病诊断相关分组（CHS-DRG）

MDCJ 皮肤、皮下组织及乳腺疾病及功能障碍

JZ1 其他皮肤及乳腺疾患

四、甲癣临床路径标准门诊流程

（一）适用对象

第一诊断为甲癣患者（ICD-10：B35.100）。

> **释义**
>
> ■ 本路径适用对象为甲癣和甲真菌病患者。甲癣是指皮肤癣菌侵犯甲板和/或甲床所致的病变。甲真菌病则包括了皮肤癣菌、酵母菌和非皮肤癣菌性真菌所致的甲病变。甲真菌病患者可以合并甲沟炎、甲床炎，严重时可发生丹毒或蜂窝织炎。

（二）诊断依据

根据《临床诊疗指南·皮肤病与性病分册》（中华医学会编著，人民卫生出版社）；《中国甲真菌病诊疗指南》（2015 年版）[中华皮肤科杂志，2015，26（9）：449-452]。

1. 临床表现：患者甲板可以表现为混浊、增厚、分离、变色、萎缩、脱落、翘起、表面凹凸不平、钩甲以及甲沟炎等。

2. 临床可分为远端（侧缘）甲下型、近端甲下型、浅表白色型、甲内型、全甲破坏型等5种类型。

3. 真菌镜检和/或培养阳性。

4. 排除其他原因导致的甲病。

> **释义**
>
> ■ 甲癣（甲真菌病）患者主要临床表现为甲板的混浊和变色，可以增厚或分离。临床最常见的是远端（侧缘）甲下型，往往由手、足癣播散而来；浅表白色型和甲内型是比较早期的损害；近端甲下型往往提示患者有免疫功能受损，如HIV感染等；各种类型最终均可发展至全甲破坏型。念珠菌性甲真菌病常伴有甲床炎和甲沟炎。混合型甲真菌病是指在同一病甲可以出现不同类型的损害。继发性甲真菌病是指在非真菌性甲疾病（银屑病和甲外伤）基础上继发真菌感染，多可表现出原发病的特征。甲癣和甲真菌病需要排除其他原因导致的甲病，如银屑病和扁平苔藓引起的甲改变等。确诊需要真菌学实验室检查证据。

（三）治疗方案的选择

根据《临床诊疗指南·皮肤病与性病分册》（中华医学会编著，人民卫生出版社）；《中国甲真菌病诊疗指南》（2015年版）[中华皮肤科杂志，2015，26（9）：449-452]。

1. 系统用药：

（1）特比萘芬。

（2）伊曲康唑。

（3）氟康唑。

2. 局部用药。

3. 化学拔甲。

4. 联合治疗。

> **释义**
>
> ■ 甲真菌病的治疗方法主要为药物治疗，包括局部治疗和系统治疗。局部治疗应用指征为：远端受损甲板<50%；无甲母质受累；受累指趾甲数目<4个；不能耐受口服药物治疗的患者。系统治疗适用于各种临床类型，只要是无明显系统治疗禁忌证的患者，均可选用系统药物治疗。治疗方案的选择主要依据病甲受累程度、病原菌种类以及患者的具体情况。口服抗真菌药物对于大多数患者是安全有效的选择。外用治疗适用于轻症患者，但需要较长疗程。口服与外用联合治疗可以起到协同作用，提高治愈率，降低失败率与复发率，提高患者的依从性和耐受性。

（四）进入路径标准

1. 第一诊断必须符合ICD-10：B35.100甲癣疾病编码。

2. 当患者同时具有其他疾病诊断，但不需要特殊处理也不影响第一诊断的临床路径流程实施时，可以进入路径。

3. 伴有严重并发症如生丹毒或蜂窝织炎者不进入本路径。

4. 合并严重心、脑、肝、肾等系统性疾患者或免疫功能严重受损者，不进入本路径。

> **释义**
>
> ■进入本临床路径患者第一诊断需符合甲癣（甲真菌病）诊断。
>
> ■患者同时具有其他疾病诊断，如高血压、糖尿病等，如果其他疾病病情稳定，不需要特殊处理也不影响第一诊断的临床路径流程实施时，则可以进入路径。
>
> ■患者出现严重并发症需及时治疗时，不能进入本路径。
>
> ■由于严重心、脑、肝、肾等系统性疾患者或免疫功能严重受损者需先处理主要疾病，而且可能影响甲癣的治疗选择和疗效，故不进入本路径。

（五）检查项目

1. 必需的检查项目：真菌镜检。

2. 根据患者病情可选择的检查项目：真菌培养、真菌药敏试验、细菌培养及药敏试验、局部 X 线和超声检查及组织病理学检查。

> **释义**
>
> ■甲癣和甲真菌病的正确诊断是治疗成功的保障。真菌镜检等手段是确诊的必要手段。直接镜检是简便可行的确诊方法，路径中强调必须应用其进行确诊。
>
> ■其他实验室检查主要包括真菌培养、药敏试验、组织病理学、细菌学及分子生物学检测。甲真菌病的诊断需要临床和实验室检查相结合。真菌培养和分子学检测是为了更精确地了解致病菌种以便对因治疗；药敏试验是为了检测病原菌对药物的敏感性以便药物选择；细菌学检查和组织病理学检查则是为了鉴别诊断而实施。

（六）药物的选择与治疗疗程

1. 局部药物主要有 5% 阿莫罗芬甲搽剂，每周 1 次或 2 次外用，连续 48 周。还可外用其他唑类、丙烯胺类及角质剥脱类药物。系统药物目前包括特比萘芬、伊曲康唑和氟康唑。

（1）特比萘芬：采用连续疗法，成人剂量 250mg，每日 1 次；疗程：指甲真菌病为 6 周，趾甲真菌病为 12 周。

（2）伊曲康唑：采用冲击疗法，成人剂量 200mg，每日 2 次，脂餐后即服或餐时服用，连服 1 周，停药 3 周，为 1 个冲击治疗。疗程：指甲真菌病 2~3 个冲击，趾甲真菌病 3~4 个冲击。

（3）氟康唑：每周 1 次，剂量 150mg、300mg 或 450mg，疗程 3~9 个月。

> **释义**
>
> ■外用抗真菌剂：一般应用 5% 阿莫罗芬甲搽剂，每周 1~2 次治疗。也可选用其他唑类、丙烯胺类及角质剥脱类药物。外用药物相对安全，但疗程比较长，一般需要 6~12 个月。

■ 系统药物目前主要包括特比萘芬、伊曲康唑和氟康唑。系统用药有见效快、疗效持久的优势，故在甲癣和甲真菌病的治疗中发挥非常重要的作用。

■ 特比萘芬对于甲癣的致病菌皮肤癣菌杀菌作用强，每日口服，一次250mg，疗程6~16周。

■ 伊曲康唑具有广谱抗真菌活性，对皮肤癣菌、念珠菌和常见真菌均有效，采用每月1周（一次200mg，每日2次）间歇冲击疗法治疗甲真菌病一般需要3~4个疗程。

■ 氟康唑对念珠菌和皮肤癣菌抗菌活性强，每周1次，剂量150mg、300mg或450mg，疗程3~9个月。

（七）治疗后复查的检查项目

（1）仅外用药物时：真菌镜检、真菌培养（必要时）。

（2）系统药物治疗时：真菌镜检、真菌培养（必要时）、血常规、肝功能、肾功能。

> **释义**
>
> ■ 甲癣是感染性疾病，除临床症状以外，真菌学治愈率是其主要的疗效监测指标，故无论还用用还是系统治疗后复查时均应进行真菌镜检和/或培养的检测。
>
> ■ 系统药物治疗后除了真菌学指标以外，还应进行用药安全性检查，故应进行血液系统以及肝肾功能的检测。

（八）治愈标准

（1）甲板损害消退，或仅有甲板远端轻度异常（<甲板1/10）。

（2）连续两次真菌镜检阴性，或连续两次真菌镜检阴性和真菌培养阴性。

> **释义**
>
> ■ 甲癣和真菌病治愈的标准尚未统一。大部分观点认为临床表现甲板外观应完全恢复正常，但目前认为，如果真菌学已获阴转，仅有轻微甲下角化过度和/或甲床增厚，且不超过10%甲板面积，也可以认为达到治愈。
>
> ■ 真菌学治愈是非常重要的评价标准，理想的标准是甲真菌镜检和培养连续2次均应阴转，或者真菌镜检阴性。

（九）变异及原因分析

伴有其他基础疾病或严重的伴发症状，如合并感染（甲沟炎、丹毒或蜂窝织炎等），需进一步诊断及治疗，可能延长治疗时间或转至其他相应科室诊治或住院治疗。

释义

■ 如果甲癣甲真菌病合并细菌感染或患者出现严重系统疾病则可能导致疗效欠佳，疗程延长。不适于进入本路径。另一个问题是确诊甲真菌病的患者中，依然会出现治疗无效与复发的患者，需要具体分析原因，如年龄因素，药物吸收等。变异还包括因药物治疗而出现的药物不良反应。需要注意的有口服抗真菌药物引起的心、肝、肾功能受损，药物之间的相互作用。出现相应变异时主管医师应对变异原因进行分析，并在表单中明确说明。

五、甲癣临床路径给药方案

【用药选择】

1. 外用抗真菌剂：5%阿莫罗芬甲搽剂，每周 1~2 次治疗。其他唑类、丙烯胺类及角质剥脱类药物。疗程需要 6~12 个月。

2. 系统药物：主要包括特比萘芬、伊曲康唑和氟康唑。

（1）特比萘芬：口服，每日一次 250mg，疗程 6~16 周。

（2）伊曲康唑：采用间歇冲击疗法，每月用药 1 周，一次 200mg，每日 2 次，一般需要 3~4 个疗程。

（3）氟康唑：每周 1 次，剂量 150mg、300mg 或 450mg，疗程 3~9 个月。

【药学提示】

1. 老年人应用系统性抗真菌药物应注意不良反应的发生。

2. 三唑类药物应用时应注意药物的相互作用，特别是伊曲康唑，应注意心律失常的发生；心功能不全患者禁用。

六、甲癣患者护理规范

1. 指导患者外用药使用，首先用温水或药物将指甲软化，并用刀片将增厚的甲刮薄，然后将药物涂于患甲处。

2. 指导患者遵医嘱口服药物，足量足疗程用药，同时注意不良反应监测，及时进行必要的实验室检查。

3. 督促患者及时治疗其他伴随真菌感染，如手足癣等。

七、甲癣患者健康宣教

1. 甲癣的危害，治疗的必要性，预防甲癣，防止传播。

2. 应保持皮肤清洁，保持手、足部清洁干燥，勤换鞋袜，勿穿不透气的鞋，毛巾和鞋袜应置于通风处，日晒除菌。

3. 家庭成员及密切接触者的宣教，不与他人共用毛巾、鞋、袜、盆、浴缸等。

4. 积极治疗手、足部多汗及其他浅部真菌病如足癣、体癣及股癣等。

5. 患甲癣应及时就医，确诊后坚持治疗。

八、推荐表单

（一）医师表单

甲癣（甲真菌病）临床路径医师表单

适用对象：第一诊断为甲癣（不伴有并发症）ICD-10：B35.100

患者姓名：	性别： 年龄： 门诊号：

标准门诊治疗周数：12~24 周，观察至 28 周或更长

时间	门诊第 1 天	门诊第 2~4 周
主要诊疗工作	□ 询问病史及体格检查 □ 完成门诊初诊病历 □ 完成初步的病情评估和治疗方案 □ 真菌镜检 □ 真菌培养（必要时） □ 真菌药敏试验（必要时） □ 细菌培养及药敏试验（考虑继发细菌感染时） □ 甲组织病理检查（必要时） □ 其他需要的辅助检查（必要时）	□ 询问病情及体格检查 □ 完成病情评估 □ 了解药物不良反应
重点医嘱	门诊医嘱： □ 外用药物治疗 □ 系统药物治疗 □ 抗菌药物治疗（继发细菌感染时） □ 联合治疗	门诊医嘱： □ 外用药物治疗 □ 系统药物治疗 □ 抗菌药物治疗（必要时） □ 联合治疗
病情变异记录	□ 无 □ 有，原因： 1. 2.	□ 无 □ 有，原因： 1. 2.
医师签名		

时间	门诊第5~8周	门诊第9~16周
主要诊疗工作	□ 询问病史及体格检查 □ 完成病情评估 □ 了解药物不良反应 □ 真菌镜检（必要时） □ 真菌培养（必要时） □ 真菌药敏试验（必要时） □ 细菌培养及药敏试验（必要时） □ 其他需要的辅助检查（必要时）	□ 询问病史及体格检查 □ 完成病情评估 □ 了解药物不良反应 □ 真菌镜检（必要时） □ 真菌培养（必要时） □ 真菌药敏试验（必要时） □ 细菌培养及药敏试验（必要时） □ 其他需要的辅助检查（必要时）
重点医嘱	门诊医嘱： □ 外用药物治疗 □ 系统药物治疗 □ 抗菌药物治疗（继发细菌感染时） □ 联合治疗	门诊医嘱： □ 外用药物治疗 □ 系统药物治疗 □ 抗菌药物治疗（继发细菌感染时） □ 联合治疗
病情变异记录	□ 无 □ 有，原因： 1. 2.	□ 无 □ 有，原因： 1. 2.
护士签名		
医师签名		

时间	门诊第 17~24 周	门诊第 25~28 周
主要诊疗工作	□ 询问病史及体格检查 □ 完成病情评估 □ 了解药物不良反应 □ 真菌镜检（必要时） □ 真菌培养（必要时） □ 真菌药敏试验（必要时） □ 细菌培养及药敏试验（必要时） □ 其他需要的辅助检查（必要时）	□ 询问病史及体格检查 □ 完成病情评估 □ 了解药物不良反应 □ 真菌镜检（必要时） □ 真菌培养（必要时） □ 真菌药敏试验（必要时） □ 细菌培养及药敏试验（必要时） □ 其他需要的辅助检查（必要时）
重点医嘱	门诊医嘱： □ 外用药物治疗 □ 系统药物治疗 □ 抗菌药物治疗（继发细菌感染时） □ 联合治疗	门诊医嘱： □ 外用药物治疗 □ 系统药物治疗 □ 抗菌药物治疗（继发细菌感染时） □ 联合治疗
病情变异记录	□ 无　□ 有，原因： 1. 2.	□ 无　□ 有，原因： 1. 2.
护士签名		
医师签名		

（二）护士表单

甲癣（不伴有并发症）临床路径护士表单

适用对象：第一诊断为甲癣（不伴有并发症）ICD-10：B35.100

患者姓名：	性别：	年龄：	门诊号：

标准门诊治疗周数：12~24周，观察至28周或更长

时间	门诊第1天	门诊第2~4周
健康宣教	□ 甲癣的危害 □ 治疗必要性 □ 家庭成员的宣教 □ 如何预防甲癣，防止传播	□ 甲癣的危害 □ 治疗必要性 □ 家庭成员的宣教 □ 如何预防甲癣，防止传播 □ 指导药物不良反应监测
护理处置	□ 指导口服和外用药物及不良反应监测 □ 检查其他部位是否存在浅部真菌感染或细菌感染 □ 督促患者进行必要的实验室检查	□ 指导口服和外用药物及不良反应监测 □ 检查其他部位是否存在浅部真菌感染或细菌感染 □ 督促患者进行必要的实验室检查 □ 指导药物不良反应监测
基础护理	□ 无特殊	□ 无特殊
专科护理	□ 甲及周围组织局部用药情况指导 □ 如有合并其他浅部真菌感染或细菌感染应遵医嘱同时治疗	□ 甲及周围组织局部用药情况指导 □ 如有合并其他浅部真菌感染或细菌感染应遵医嘱同时治疗
重点医嘱	□ 详见医嘱执行单	□ 详见医嘱执行单
病情变异记录	□ 无 □ 有，原因： 1. 2.	□ 无 □ 有，原因： 1. 2.
护士签名		

时间	门诊第 5~8 周	门诊第 9~16 周
健康宣教	□ 甲癣的危害 □ 治疗必要性 □ 家庭成员的宣教 □ 如何预防甲癣，防止传播	□ 甲癣的危害 □ 治疗必要性 □ 家庭成员的宣教 □ 如何预防甲癣，防止传播 □ 指导药物不良反应监测
护理处置	□ 指导口服和外用药物 □ 检查其他部位是否存在浅部真菌感染或细菌感染 □ 督促患者进行必要的实验室检查 □ 指导药物不良反应监测	□ 指导口服和外用药物 □ 检查其他部位是否存在浅部真菌感染或细菌感染 □ 督促患者进行必要的实验室检查 □ 指导药物不良反应监测
基础护理	□ 无特殊	□ 无特殊
专科护理	□ 甲及周围组织局部用药情况指导 □ 如有合并其他浅部真菌感染或细菌感染应遵医嘱同时治疗	□ 甲及周围组织局部用药情况指导 □ 如有合并其他浅部真菌感染或细菌感染应遵医嘱同时治疗
重点医嘱	□ 详见医嘱执行单	□ 详见医嘱执行单
病情变异记录	□ 无　□ 有，原因： 1. 2.	□ 无　□ 有，原因： 1. 2.
护士签名		

时间	门诊第 17~24 周	门诊第 25~28 周
健康宣教	□ 甲癣的危害 □ 治疗必要性 □ 家庭成员的宣教 □ 如何预防甲癣，防止传播	□ 甲癣的危害 □ 治疗必要性 □ 家庭成员的宣教 □ 如何预防甲癣，防止传播
护理处置	□ 指导口服和外用药物 □ 检查其他部位是否存在浅部真菌感染或细菌感染 □ 督促患者进行必要的实验室检查 □ 指导药物不良反应监测	□ 指导口服和外用药物 □ 检查其他部位是否存在浅部真菌感染或细菌感染 □ 督促患者进行必要的实验室检查 □ 指导药物不良反应监测
基础护理	□ 无特殊	□ 无特殊
专科护理	□ 甲及周围组织局部用药情况指导 □ 如有合并其他浅部真菌感染或细菌感染应遵医嘱同时治疗	□ 甲及周围组织局部用药情况指导 □ 如有合并其他浅部真菌感染或细菌感染应遵医嘱同时治疗
重点医嘱	□ 详见医嘱执行单	□ 详见医嘱执行单
病情变异记录	□ 无 □ 有，原因： 1. 2.	□ 无 □ 有，原因： 1. 2.
护士签名		

（三）患者表单

甲癣（不伴有并发症）临床路径患者表单

适用对象：第一诊断为甲癣（不伴有并发症）ICD-10：B35.100

| 患者姓名： | 性别： | 年龄： | 门诊号： |

标准门诊治疗周数：12~24 周，观察至 28 周或更长

时间	门诊第 1 天	门诊第 2~4 周
医患配合	□ 接受询问病史及体格检查 □ 完成病情评估 □ 了解用药注意事项及可能出现的药物不良反应 □ 接受必要的实验室检查 □ 接受其他需要的辅助检查（必要时） □ 了解复查程序	□ 接受询问病史及体格检查 □ 完成病情评估 □ 向医师反映是否出现药物不良反应 □ 接受必要的实验室检查 □ 接受其他需要的辅助检查（必要时）
护患配合	□ 接受护理宣教 □ 接受护理评估	□ 接受健康宣教 □ 接受护理评估
饮食	□ 正常饮食	□ 正常饮食
排泄	□ 正常排尿便	□ 正常排尿便
活动	□ 正常活动	□ 正常活动

时间	门诊第 5~8 周	门诊第 9~16 周
医患配合	□ 接受询问病史及体格检查 □ 完成病情评估 □ 向医师反映是否出现药物不良反应 □ 接受必要的实验室检查 □ 接受其他需要的辅助检查（必要时）	□ 接受询问病史及体格检查 □ 完成病情评估 □ 向医师反映是否出现药物不良反应 □ 接受必要的实验室检查 □ 接受其他需要的辅助检查（必要时）
护患配合	□ 接受护理宣教 □ 接受护理评估	□ 接受健康宣教 □ 接受护理评估
饮食	□ 正常饮食	□ 正常饮食
排泄	□ 正常排尿便	□ 正常排尿便
活动	□ 正常活动	□ 正常活动

时间	门诊第 17~24 周	门诊第 25~28 周
医患配合	□ 接受询问病史及体格检查 □ 完成病情评估 □ 向医师反映是否出现药物不良反应 □ 接受必要的实验室检查 □ 接受其他需要的辅助检查（必要时）	□ 接受询问病史及体格检查 □ 完成病情评估 □ 向医师反映是否出现药物不良反应 □ 接受必要的实验室检查 □ 接受其他需要的辅助检查（必要时）
护患配合	□ 接受护理宣教 □ 接受护理评估	□ 接受健康宣教 □ 接受护理评估
饮食	□ 正常饮食	□ 正常饮食
排泄	□ 正常排尿便	□ 正常排尿便
活动	□ 正常活动	□ 正常活动

附：原表单（2016 年版）

甲癣（不伴有并发症）临床路径表单

适用对象：第一诊断为甲癣（ICD-10：B35.100）

患者姓名：		性别： 年龄： 门诊号：
初诊日期： 年 月 日		第一次复诊日期： 年 月 日
第二次复诊日期： 年 月 日		第三次复诊日期： 年 月 日
第四次复诊日期： 年 月 日		第五次复诊日期： 年 月 日
第六次复诊日期： 年 月 日		

标准门诊治疗周数：12~24 周，观察至 28 周或更长

时间	门诊第 1 天	门诊第 2~4 周
主要诊疗工作	□ 询问病史及体格检查 □ 完成门诊初诊病历 □ 完成初步的病情评估 □ 真菌镜检 □ 真菌培养（必要时） □ 真菌药敏试验（必要时） □ 细菌培养及药敏试验（考虑继发细菌感染时） □ 甲组织病理检查（必要时） □ 其他需要的辅助检查（必要时）	□ 询问病情及体格检查 □ 完成病情评估 □ 了解药物不良反应
重点医嘱	门诊医嘱： □ 外用药物治疗 □ 系统药物治疗 □ 抗菌药物治疗（继发细菌感染时） □ 联合治疗	门诊医嘱： □ 外用药物治疗 □ 系统药物治疗 □ 抗菌药物治疗（必要时） □ 联合治疗
病情变异记录	□ 无 □ 有，原因： 1. 2.	□ 无 □ 有，原因： 1. 2.
医师签名		

时间	门诊第 5~8 周	门诊第 9~16 周
主要诊疗工作	□ 询问病史及体格检查 □ 完成病情评估 □ 了解药物不良反应 □ 真菌镜检（必要时） □ 真菌培养（必要时） □ 真菌药敏试验（必要时） □ 细菌培养及药敏试验（必要时） □ 其他需要的辅助检查（必要时）	□ 询问病情及体格检查 □ 完成病情评估 □ 了解药物不良反应 □ 真菌镜检 □ 真菌培养（必要时） □ 真菌药敏试验（必要时） □ 细菌培养及药敏试验（必要时） □ 其他需要的辅助检查（必要时）
重点医嘱	门诊医嘱： □ 外用药物治疗 □ 系统药物治疗 □ 抗菌药物治疗（继发细菌感染时） □ 联合治疗	门诊医嘱： □ 外用药物治疗 □ 系统药物治疗（必要时） □ 抗菌药物治疗（必要时） □ 联合治疗
病情变异记录	□ 无　□ 有，原因： 1. 2.	□ 无　□ 有，原因： 1. 2.
医师签名		

时间	门诊第 17~24 周	门诊第 25~28 周
主要诊疗工作	□ 询问病史及体格检查 □ 完成病情评估 □ 真菌镜检 □ 真菌培养（必要时） □ 真菌药敏试验（必要时） □ 细菌培养及药敏试验（必要时） □ 其他需要的辅助检查（必要时）	□ 患者随访 □ 询问病情和体格检查 □ 完成病情评估 □ 复查真菌镜检（必要时） □ 判定是否治愈
重点医嘱	门诊医嘱： □ 外用药物治疗 □ 系统药物治疗（必要时） □ 抗菌药物治疗（继发细菌感染时） □ 联合治疗	门诊医嘱： □ 继续观察（已治愈） □ 外用药物治疗（未愈） □ 系统药物治疗（未愈） □ 联合治疗（未愈） □ 血常规、肝功能、肾功能（系统药物治疗）
病情变异记录	□ 无　□ 有，原因： 1. 2.	□ 无　□ 有，原因： 1. 2.
医师签名		

第十二章

带状疱疹临床路径释义

【医疗质量控制指标】

指标一、诊断需结合病史和临床表现

指标二、尽早给予规范抗病毒治疗

指标三、严重或特殊患者必要时联合糖皮质激素

指标四、合理的疼痛管理

一、带状疱疹编码

疾病名称及编码：带状疱疹（ICD-10：B02.9）

二、临床路径检索方法

B02.9

三、国家医疗保障疾病诊断相关分组（CHS-DRG）

MDCJ 皮肤、皮下组织及乳腺疾病及功能障碍

JS1 重大皮肤疾患

四、带状疱疹临床路径标准住院流程

（一）适用对象

第一诊断为带状疱疹（不伴有并发症）（ICD-10：B02.9）。

释义

■ 本路径适用对象为不伴有并发症的带状疱疹患者。带状疱疹并发症发生率低，但往往症状较重，甚至引起严重后遗症。带状疱疹并发症包括眼受累，面听神经受累，心肌受累，带状疱疹性脑膜脑炎，带状疱疹脊髓运动神经麻痹以及疱疹性结膜炎、角膜炎、虹膜睫状体炎等。

（二）诊断依据

根据《临床诊疗指南·皮肤病与性病分册》（中华医学会编著，人民卫生出版社，2006年），《临床技术操作规范·皮肤病与性病分册》（中华医学会编著，人民军医出版社，2006年）。

1. 皮疹为单侧性。

2. 沿周围神经分布而排列成带状、簇集成群的水疱。

3. 可伴有神经痛。

释义

■ 常见皮肤损害为在红斑上出现簇集水疱，沿单侧周围神经分布，呈带状排列。神经痛为本病特征之一，可在发疹前或伴随皮疹出现。免疫功能低下者（如合并恶性肿瘤、接受免疫抑制剂治疗、免疫缺陷者）症状严重，可出现血疱、脓疱、坏死甚至播散和继发多种病原体感染等。皮损消失后可遗留神经痛，尤其在老年患者和发生于头面部的带状疱疹后遗神经痛发生率高、症状重。

（三）治疗方案的选择

根据《临床诊疗指南·皮肤病与性病分册》（中华医学会编著，人民卫生出版社，2006 年），《临床技术操作规范·皮肤病与性病分册》（中华医学会编著，人民军医出版社，2006 年）。

1. 抗病毒药物。
2. 镇痛：药物治疗。
3. 物理治疗。
4. 神经营养药。
5. 糖皮质激素。
6. 免疫增强剂。

释义

■ 治疗方案以早期抗病毒、抗炎（抗感染）、镇痛和防止继发感染为原则。

（四）标准住院日 7~14 天

释义

■ 不伴合并症的带状疱疹患者总住院时间不超过 14 天均符合路径要求。

（五）进入路径标准

1. 第一诊断必须符合 ICD-10：B02.9 带状疱疹（不伴有并发症）疾病编码。
2. 当患者同时具有其他疾病诊断，但在住院期间不需要特殊处理也不影响第一诊断的临床路径流程实施时，可以进入路径。

释义

■ 进入本临床路径患者第一诊断需符合带状疱疹诊断。

■ 伴有心肌受累、带状疱疹性脑膜脑炎、带状疱疹脊髓运动神经麻痹等并发症的患者，不进入本路径。

■ 患者同时具有其他疾病诊断，如高血压、糖尿病等，如果其他疾病病情稳定，在住院期间不需要特殊处理也不影响第一诊断的临床路径流程实施时，则可以进入路径。

（六）入院第1天

1. 必需的检查项目：

（1）血常规、尿常规、大便常规。

（2）肝功能、肾功能、电解质、血糖、血脂、免疫球蛋白、感染性疾病筛查（乙型肝炎、丙型肝炎、艾滋病、梅毒等）。

（3）X线胸片、心电图。

2. 根据患者病情选择的项目：

（1）肿瘤相关筛查：肿瘤抗原及标志物，选择行超声、CT、MRI检查，消化道钡餐或内镜检查。

（2）相关免疫缺陷检查如免疫球蛋白、T细胞亚群等。

> **释义**
>
> ■ 入院后完善必需检查项目以评价患者的一般情况，其中三大常规检查可以了解患者的基本状态；肝肾功能、血脂、电解质、出凝血功能和心电图、影像学检查等对患者的系统评价以了解有无基础疾病。应认真分析检查结果，以便及时发现异常情况并采取相应处置。
>
> ■ 根据患者病情及医院诊疗水平可选择的检查项目：①免疫球蛋白及外周血淋巴细胞亚群；②带状疱疹病原学检查：血清抗水痘-带状疱疹病毒抗体。
>
> ■ 免疫缺陷者发生带状疱疹比率高，因此对入院患者进行仔细的病史询问和相关检查是必要的，尤其是肿瘤学检查、免疫球蛋白、T细胞亚群。
>
> ■ 如出现脓疱、播散等应行创面细菌培养及药敏试验，根据药敏结果选用外用或系统应用抗菌药物；如伴有高热还应进行血液细菌培养和药敏试验。

（七）药物的选择与治疗时机

1. 抗病毒药物：伐昔洛韦、泛昔洛韦、膦甲酸钠等，用药时间为7~10天。

2. 镇痛药物：如有疼痛，予以非甾体抗炎药、三环类抗抑郁药、卡马西平、曲马多、加巴喷丁、普瑞巴林等，用药时间视病情而定。

3. 神经营养药：甲钴铵、腺苷钴铵、维生素 B_1 等，用药时间视病情定。

4. 糖皮质激素：泼尼松、地塞米松、倍他米松、甲泼尼龙等，适用于疼痛显著或高龄、面颈部等易于产生后遗神经痛者，用药时间视病情而定，一般为3~7天，早期使用。

5. 免疫增强剂：疼痛明显、病情较重或T细胞亚群异常者，可联合使用丙种球蛋白，或干扰素、胸腺肽、转移因子等，用药时间视病情而定。

6. 局部药物：炉甘石洗剂、抗病毒及抗菌制剂、外用镇痛剂等，用药时间视病情而定。

7. 抗菌药物：必要时使用，应按照《抗菌药物临床应用指导原则》（卫医发〔2015〕43号）执行，根据创面细菌培养及药敏结果及时调整用药。

8. 物理治疗：可选用氦氖激光或半导体激光或红蓝光等局部照射，治疗时间视病情而定。

9. 支持治疗及并发症的治疗。

> **释义**
>
> ■ 抗病毒药物：一般应用伐昔洛韦或阿昔洛韦口服或阿昔洛韦静脉滴注。阿昔洛韦静滴时应注意点滴速度不宜过快，对肾功能不全患者应减少用量。

■ 镇痛药物：可给予加巴喷丁、普瑞巴林、三环类抗抑郁药、利多卡因等药物。疼痛明显者可口服非甾体抗炎药、卡马西平、曲马多等药物；外用可选择利多卡因凝胶。

■ 神经营养药：可能有助于缓解神经痛。

■ 糖皮质激素：早期应用，目的为预防后遗神经痛或治疗神经痛，剂量≤30mg/d，连续5~7天。

（八）入院后复查的检查项目

继发感染者根据患者情况复查血常规、肝功能、肾功能、电解质、血糖等。

> **释义**
>
> ■ 根据患者情况复查入院检查中有异常的项目或药物治疗过程中可能出现异常的项目。
>
> ■ 根据患者应用抗病毒药物、糖皮质激素情况及患者既往疾病情况复查血、尿、便常规，肝肾功能、电解质、血糖等。

（九）出院标准

1. 皮疹痊愈：无水疱、皮疹或创面已结痂。
2. 没有需要住院处理的并发症。

> **释义**
>
> ■ 出院标准以患者皮损痊愈为评判标准，包括无水疱、创面已结痂。
>
> ■ 住院期间未发生需要住院处理的并发症。

（十）变异及原因分析

1. 神经痛剧烈、常规治疗无效者，需请神经内科或疼痛科会诊协助治疗。
2. 伴有其他基础疾病或并发症，需进一步诊断及治疗或转至其他相应科室诊治，延长住院时间，增加住院费用。

> **释义**
>
> ■ 变异是指入选临床路径的患者未达到预期医疗目标，治疗过程中发生的并发症或患者原有基础疾病加重以及出现新的与带状疱疹无关的症状、体征及器官病变等；以及因药物治疗而出现的不良反应如较多见的有阿昔洛韦引起的肾功能不全，糖皮质激素引起的血糖升高、消化道溃疡或出血、电解质紊乱等。出现以上变异时主管医师应对变异原因进行分析，并在表单中明确说明。

五、带状疱疹临床路径给药方案

（一）抗病毒治疗

1. 带状疱疹的抗病毒治疗目标：①降低急性神经炎相关疼痛的严重程度和持续时间；②促进皮损愈合；③预防新皮损的形成；④降低传播的风险；⑤预防带状疱疹后遗神经痛。

2. 带状疱疹系统性抗病毒治疗的指征：

（1）绝对适应证：①大于50岁患者任一部位的带状疱疹；②所有年龄患者的头/颈部带状疱疹；③躯干/四肢严重的带状疱疹；④免疫功能低下或缺陷患者的带状疱疹；⑤伴有严重特应性皮炎或严重湿疹患者的带状疱疹。

（2）相对适应证：低于50岁患者任一部位的带状疱疹。

3. 抗病毒治疗的时机：

（1）系统性抗病毒治疗应尽早，即尽可能在皮肤症状出现后的48~72小时内开始。须迅速达到并维持抗病毒药的有效浓度，才能产生最佳的治疗效果。

（2）即使在症状出现后的72小时后给药，抗病毒治疗无论对临床症状的缓解、预防带状疱疹后遗神经痛仍然有益。通常不主张发病1周以上给予抗病毒治疗。

【用药选择】

（1）核苷类似物阿昔洛韦、伐昔洛韦和泛昔洛韦是治疗带状疱疹急性期优先选择的抗病毒药物。

（2）对于治疗免疫功能正常的带状疱疹患者，阿昔洛韦、泛昔洛韦和伐昔洛韦都已证实有临床疗效和安全性。优先选择伐昔洛韦或泛昔洛韦，而不是阿昔洛韦，因为前两种药物的给药频率更低，生物利用度高，方便用药。如考虑费用因素，可首选阿昔洛韦。

（3）阿昔洛韦：进入病毒感染的细胞后，与脱氧核苷竞争病毒胸苷激酶或细胞激酶，被磷酸化成活化型阿昔洛韦三磷酸酯，然后通过两种方式抑制病毒复制：①干扰病毒 DNA 聚合酶，抑制病毒的复制；②在 DNA 聚合酶作用下，与增长的 DNA 链结合，引起 DNA 链的延伸中断。阿昔洛韦既能口服又能静脉滴注给药。口服给药方法：每天5次，每次400mg，服用7天。阿昔洛韦静脉内给药是治疗免疫受损者带状疱疹的标准疗法，剂量为5~10mg/kg，静脉缓慢滴注，每8小时1次。

（4）伐昔洛韦：是阿昔洛韦的前体药物，只能口服，口服吸收快，并在胃肠道和肝脏内迅速转化为阿昔洛韦，其生物利用度是阿昔洛韦的3~5倍，并且药代动力学比阿昔洛韦更好，服用方法也更简便：每天3次，每次0.6~1.0g，服用7天。

（5）泛昔洛韦：是喷昔洛韦的前体药物，只能口服，口服后在胃肠道、血液中和肝脏内迅速转化为喷昔洛韦，在细胞内维持较长的半衰期。其间，病毒胸苷激酶将喷昔洛韦磷酸化成单磷酸喷昔洛韦，后者再由细胞激酶将其转化为三磷酸喷昔洛韦。三磷酸喷昔洛韦通过与三磷酸鸟苷竞争，抑制病毒 DNA 聚合酶活性，从而选择性抑制病毒 DNA 的合成和复制。泛昔洛韦给药方法：每天3次，每次250mg，服用7天。它同伐昔洛韦一样，是口服治疗无并发症带状疱疹最常应用的抗病毒药物。泛昔洛韦对免疫力正常患者的带状疱疹急性疼痛及后遗神经痛的治疗效果与伐昔洛韦相似。

（6）抗病毒治疗继发的不良事件的风险非常低，并且早期治疗可减少急性神经炎的症状以及加速皮损的消退。

【药学提示】

阿昔洛韦：在给药期间应给予患者充足的水分，防止阿昔洛韦在肾小管内沉淀，对肾功能造成损害。

【注意事项】

对肾功能受损患者，静脉用阿昔洛韦、口服阿昔洛韦、伐昔洛韦及泛昔洛韦的剂量要相应调整。

（二）神经痛的治疗

【用药选择】

可外用利多卡因凝胶与系统治疗结合，后者应采用阶梯治疗方案：

第一步：非甾体抗炎药。如对乙酰氨基酚 1.5~5g/d。阿司匹林用于治疗后遗神经痛的作用有限，布洛芬通常无效。

第二步：加服低效力的麻醉性镇痛药（如曲马多 200~400mg/d，可待因 120mg/d）。

第三步：除"外周"镇痛剂外，还可给予高效力的中枢阿片样物质［如丁丙诺啡（叔丁啡）1.5~1.6mg/d，口服吗啡 30~360mg/d］。最后一步适用于对基本治疗方法反应不佳的患者。

对严重的神经痛，可以将步骤一或步骤二联合一种抗癫痫药（如加巴喷丁 900~2400mg/d，或普瑞巴林 150~300mg/d）。抗癫痫药能减轻针刺样痛，但对持续性疼痛无效。

抗抑郁药（如阿米替林 10~75mg）及神经镇静药（如甲氧异丁嗪 20~150mg/d）也可能有效，尤其对老年患者而言。

阿米替林是治疗后遗神经痛的标准疗法，60 岁以上的带状疱疹患者可从 25mg 起始，在 2~3 周内逐渐增至 50~75mg。去甲替林与阿米替林的镇痛作用相似，但不良反应更少。

【药学提示】

因考虑发生严重的药物反应，原则上不选择卡马西平。

【注意事项】

治疗过程中要注意个体化差异及药物不良反应。必要时应到疼痛门诊就诊。

（三）糖皮质激素疗法

【用药选择】

在带状疱疹急性发作早期的治疗中，系统应用糖皮质激素可以抑制炎症过程，缩短急性疼痛的持续时间和皮损愈合时间，但对慢性疼痛（后遗神经痛）基本无效。在没有系统性抗病毒治疗时不推荐单独使用糖皮质激素。一般应用泼尼松（30mg/d，疗程≤7 天）。

【药学提示】

早期的试验提示，糖皮质激素治疗使少数几项临床结局有改善，但发生不良事件的风险增加。Meta 分析显示，使用糖皮质激素并不能有效降低带状疱疹后遗神经痛。因此，选择糖皮质激素治疗需要权衡利弊。

【注意事项】

对 50 岁以上、颈部以上、无糖皮质激素使用禁忌证的带状疱疹患者，抗病毒药和糖皮质激素联合治疗能改善患者的生活质量。

（四）局部用药

喷昔洛韦软膏外用；如有糜烂外用呋喃西林等抗菌溶液或软膏。

（五）抗菌药物

必要时使用，应按照《抗菌药物临床应用指导原则》（卫医发〔2004〕285 号）执行，根据创面细菌培养及药敏结果用药。

（六）物理治疗

可选用氦氖激光或半导体激光、紫外线照射等。

1. 半导体激光对人体组织有良好的穿透性，有效作用深度可达 7cm，能够加快创面愈合，具有抗炎（抗感染）、镇痛等功效。其可能的作用机制如下：①促进脑内镇痛物质释放，降低神经兴奋性，达到镇痛作用；②改善血液循环，促进细胞再生，加速损伤组织的修复；③通过生物调节来调节机体的免疫状态，主要以增强体液免疫为主。

2. 氦氖激光为近红外段，是单一光波，属低功率激光，无光热效应，对组织穿透力较深。带状疱疹患者早期应用氦氖激光照射能改善血液和淋巴系统循环，促进炎症吸收；激活巨噬细胞，增强其吞噬能力，提高免疫功能；减轻神经炎症，缓解疼痛。

3. 紫外线生物学作用强，具有抗炎（抗感染）、镇痛、促进血液循环和组织再生的功能，可加速受损皮肤的修复和愈合。带状疱疹经紫外线照射后，组织中酶的活性升高，物质代谢增强，炎性渗出吸收，疱疹消退，具有镇痛及预防继发感染的作用。此外，紫外线照射还能够提高吞噬细胞的功能。

六、带状疱疹患者护理规范

1. 一般护理：

（1）环境：舒适、安全原则，室内温度以 22~25℃ 为宜，湿度控制在 40%~60%，每日通风换气，保持患者床铺整洁，防皮肤损伤和跌倒。每日均要对室内进行清洁、消毒处理，以控制感染及水痘-带状疱疹病毒传播风险。

（2）健康宣教：宣讲带状疱疹的病因、症状、治疗方案、并发症防治等相关知识，对于患者所担心、顾虑的问题予以耐心讲解。叮嘱患者要注意个人卫生，将指甲修剪整齐，避免划伤疱疹及皮肤。叮嘱注意饮食，发病期间戒烟戒酒。告诉患者注意休息，避免熬夜、劳累。

2. 皮肤/创面护理：在患处涂抹适量抗病毒/抗感染软膏，注意保持皮肤清洁。同时指导患者用药，指导物理疗法。

3. 疼痛护理：遵照医嘱为患者使用外用镇痛药物，可鼓励患者通过阅读、看电视、听音乐等方式来转移注意力。

4. 心理护理：主动与患者交流，分析患者潜在的心理状态与不良情绪及其原因，并对其进行情绪安抚及疏导。

七、带状疱疹患者营养治疗规范

1. 饮食以清淡、优质蛋白为主，比如豆制品、牛奶、鸡蛋以及瘦猪肉等。
2. 避免食用辛辣刺激性食物。
3. 适当增加蔬菜以及新鲜的水果摄入，以便于补充各种维生素。

八、带状疱疹患者健康宣教

1. 注意卧床休息。为防止水疱压破，可取健侧卧位。床单被褥要保持清洁，内衣应勤换，且应柔软，以防摩擦而使疼痛加剧。

2. 本病应治疗及时以减轻疼痛。由于患者常有程度不同的疼痛感，全身不适，低热及食欲缺乏等症状，因此要积极配合治疗，尽量避免用手抓搔，以免继发感染、加重病情。

3. 未生过水痘的小儿或者免疫功能低下者及老年人、慢性病患者可能会受到传染，因而要注意隔离患者。

4. 告知患者带状疱疹在发疹前、发疹时以及皮损痊愈后均可伴有神经痛。疼痛剧烈时，可服镇痛药，服用镇痛药物后 2 小时内应卧床，以免因头晕而发生意外。

5. 如发现有眼部、面部或肢体活动不利、胃肠道或胸部不适等症状时应及时再次就诊。

6. 老年人应尽早来院就诊，及时治疗，预防及减少后遗神经痛的发生。

7. 定期门诊随访，告知患者门诊时间。

九、推荐表单

（一）医师表单

带状疱疹临床路径医师表单

适用对象：第一诊断为带状疱疹（不伴有并发症）（ICD-10：B02.9）

患者姓名：	性别：	年龄：	门诊号：	住院号：
住院日期： 年 月 日	出院日期： 年 月 日		标准住院日：7~14天	

时间	住院第1天	住院第2天
主要诊疗工作	□ 询问病史及体格检查 □ 完成入院病历及首次病程记录 □ 完成初步的病情评估和治疗方案 □ 安排各项入院常规及特殊检查	□ 上级医师查房 □ 汇总检查结果，完成病情评估并制订治疗计划 □ 必要时请相关科室会诊 □ 如需使用激素，签署糖皮质激素治疗知情同意书 □ 医保患者如需使用自费药物，签署自费药物使用协议书
重点医嘱	**长期医嘱：** □ 皮肤科护理常规 □ 饮食 □ 抗病毒治疗 □ 镇痛药 □ 营养神经药（必要时） □ 局部药物治疗 □ 物理治疗 **临时医嘱：** □ 血常规、尿常规、大便常规加隐血 □ 肝功能、肾功能、电解质、血糖、血脂、感染性疾病筛查 □ 肿瘤标志物 □ 免疫球蛋白、T细胞功能 □ X线胸片、心电图、腹部超声、创面细菌培养及药敏试验（必要时）	**长期医嘱：** □ 抗病毒治疗 □ 镇痛药 □ 营养神经药（必要时） □ 局部药物治疗 □ 物理治疗 □ 糖皮质激素（必要时） **临时医嘱：** □ 相关科室会诊（必要时）
病情变异记录	□ 无 □ 有，原因： 1. 2.	□ 无 □ 有，原因： 1. 2.
医师签名		

时间	住院第 3~6 天	住院第 7~14 天 （出院日）
主要诊疗工作	□ 医师查房 □ 注意观察皮疹及疼痛变化，及时调整治疗方案 □ 观察并处理治疗药物的可能不良反应	□ 上级医师进行诊疗评估，确定患者可以出院 □ 向患者及其家属交代出院后注意事项，预约门诊复诊 □ 开具出院证明书 □ 完成出院记录
重点医嘱	**长期医嘱：** □ 停糖皮质激素（根据病情） □ 停镇痛药（根据病情） **临时医嘱：** □ 复查血常规、肝功能、肾功能、电解质、血糖（必要时）	**临时医嘱：** □ 出院注意事项 □ 出院带药
病情变异记录	□ 无　□ 有，原因： 1. 2.	□ 无　□ 有，原因： 1. 2.
医师签名		

（二）护士表单

带状疱疹临床路径护士表单

适用对象：第一诊断为带状疱疹（不伴有并发症）（ICD-10：B02.9）

患者姓名：	性别：　年龄：　门诊号：	住院号：
住院日期：　　年　月　日	出院日期：　　年　月　日	标准住院日：7~14 天

时间	住院第 1 天	住院第 2 天
健康宣教	□ 介绍病房环境、规章制度、病区主任、护士长、床位医师及责任护士 □ 告知患者权利和义务及安全注意事项，并签署住院护理安全告知书 □ 介绍导致或诱发本疾病的主要因素 □ 疾病的症状及特点 □ 预防本疾病发展的相关措施 □ 解释疾病的主要治疗	□ 疾病的主要治疗 □ 主要药物的名称及用法 □ 服药时的注意事项 □ 静脉用药的目的、注意事项及滴速 □ 特殊药物的注意事项 □ 有利于康复的心理指导 □ 相关饮食指导
护理处置	□ 遵医嘱落实药物治疗与观察 □ 遵医嘱及时落实安排各项检查，并给予患者相关指导	□ 遵医嘱落实药物治疗及观察 □ 遵医嘱及时落实安排各项检查及化验项目，并给予患者相关指导
基础护理	□ 入院评估 □ 安置患者入病房，更换病员服 □ 落实护理安全防护评估和措施：○药物阳性标记○跌倒风险○压疮○导管○其他 □ 体位与活动：○相对卧床○活动自主 □ 饮食：○正常○低脂○低盐○糖尿病○其他 □ 心理护理 □ 用药护理：○无○免疫抑制剂○生物制剂○镇痛药○糖皮质激素○有无不适主诉	□ 护理安全评估 □ 评估生命体征 □ 评估神志情况 □ 体位与活动：○相对卧床○活动自主 □ 饮食：○正常○低脂○低盐○糖尿病○其他 □ 心理护理 □ 用药护理：○无○免疫抑制剂○生物制剂○镇痛药○糖皮质激素○有无不适主诉
专科护理	□ 评估皮损程度：○无新发水疱○有新发水疱○伴有疼痛○无疼痛 □ 搽药 □ 湿敷 □ 换药	□ 评估皮损程度：○无新发水疱○有新发水疱○伴有疼痛○无疼痛 □ 搽药 □ 湿敷 □ 换药 □ 微波治疗
重点医嘱	□ 详见医嘱执行单	□ 详见医嘱执行单
病情变异记录	□ 无　□ 有，原因： 1. 2.	□ 无　□ 有，原因： 1. 2.
护士签名		

时间	住院第 3~6 天	住院第 7~14 天 （出院日）
健康宣教	□ 预防本疾病的发展相关措施 □ 有利于疾病的心理指导 □ 服药时的注意事项 □ 静脉用药的目的、注意点及滴速 □ 特殊药物的注意事项 □ 活动及功能锻炼的指导 □ 相关饮食指导 □ 住院期间的安全宣教	□ 行为指导：告知患者养成良好的生活习惯；指导患者养成良好排便习惯，建立良好的健康行为；告知患者预防疾病的自我保健（增加机体抵抗力，少去人群密集的地方） □ 饮食指导：指导患者清淡饮食，注意营养搭配均衡。加强蛋白质的摄入，禁辛辣、海鲜、牛羊肉，戒烟戒酒 □ 药物指导：告知服用方法及注意事项 □ 心理与疾病指导：缓解紧张焦虑情绪，保持心情舒畅 □ 出院手续指导 □ 告知定期门诊随访
护理处置	□ 遵医嘱落实药物治疗与观察 □ 遵医嘱及时落实安排各项检查，并给予患者相关指导	□ 遵医嘱落实药物治疗及观察 □ 协助办理出院手续
基础护理	□ 护理安全评估 □ 评估生命体征 □ 评估神志情况 □ 体位与活动：○相对卧床○活动自主 □ 饮食：○正常○低脂○低盐○糖尿病 ○其他 □ 心理护理 □ 用药护理：○无 ○免疫抑制剂 ○生物制剂 ○镇痛药○糖皮质激素 ○有无不适主诉	□ 护理安全评估 □ 评估生命体征 □ 评估神志情况 □ 体位与活动：○相对卧床○活动自主 □ 饮食：○正常○低脂○低盐 ○糖尿病 ○其他 □ 心理护理 □ 用药护理：○无 ○免疫抑制剂 ○生物制剂 ○镇痛药 ○糖皮质激素 ○有无 不适主诉
专科护理	□ 评估皮损程度：○无新发水疱 ○有新发水疱○伴有疼痛 ○无疼痛 □ 搽药 □ 湿敷 □ 换药 □ 微波治疗	□ 评估皮损程度：○无新发水疱 ○有新发水疱○ 伴有疼痛 ○ 无疼痛 □ 搽药 □ 湿敷 □ 换药 □ 微波治疗
重点医嘱	□ 详见医嘱执行单	□ 详见医嘱执行单
病情变异记录	□ 无 □ 有，原因： 1. 2.	□ 无 □ 有，原因： 1. 2.
护士签名		

（三）患者表单

带状疱疹临床路径患者表单

适用对象：第一诊断为带状疱疹（不伴有并发症）（ICD-10：B02.9）

患者姓名：		性别：	年龄：	门诊号：	住院号：
住院日期：	年　月　日	出院日期：	年　月　日		标准住院日：7~14 天

时间	住院第 1 天	住院第 2 天
医患配合	□ 接受病史询问 □ 接受体格检查 □ 患者及家属与医师交流了解病情 □ 既往基础用药 □ 配合医师安排的治疗	□ 配合医师安排的检查和治疗 □ 如需使用激素，签署糖皮质激素治疗知情同意书 □ 医保患者如需使用自费药物，签署自费药物使用协议书
护患配合	□ 接受入院宣教 □ 接受入院护理评估 □ 分级护理 □ 饮食安排	□ 进行各项入院常规及特殊检查
饮食	□ 清淡、优质蛋白为主 □ 避免食用辛辣刺激性食物	□ 清淡、优质蛋白为主 □ 避免食用辛辣刺激性食物
排泄	□ 正常排尿便	□ 正常排尿便
活动	□ 注意卧床休息，取健侧卧位	□ 注意卧床休息，取健侧卧位

时间	住院第 3~6 天	住院第 7~14 天 （出院日）
医患配合	□ 配合医师每日查房 □ 如有不适症状发生及时与医护人员沟通 □ 配合医师安排的治疗 □ 必要时按医师要求复查血常规、肝功能、肾功能、电解质、血糖等检查	□ 办理出院手续 □ 获取出院诊断书 □ 出院注意事项 □ 获取出院带药
护患配合	□ 配合护士每日换药及日常护理	□ 接受出院前健康宣教 □ 学习出院注意事项 □ 了解复查程序
饮食	□ 清淡、优质蛋白为主 □ 避免食用辛辣刺激性食物	□ 清淡、优质蛋白为主 □ 避免食用辛辣刺激性食物
排泄	□ 正常排尿便	□ 正常排尿便
活动	□ 注意卧床休息，取健侧卧位	□ 注意卧床休息，取健侧卧位

附：原表单（2019 年版）

带状疱疹临床路径表单

适用对象：第一诊断为带状疱疹（不伴有并发症）（ICD-10：B02.9）

患者姓名：		性别：	年龄：	门诊号：	住院号：

住院日期： 年 月 日	出院日期： 年 月 日	标准住院日：7~14 天

时间	住院第 1 天	住院第 2 天
主要诊疗工作	□ 询问病史及体格检查 □ 完成住院病历 □ 完成初步的病情评估和治疗方案 □ 患者或其家属签署告知及授权委托书	□ 上级医师查房 □ 根据实验室检查的结果，完成病情评估并制订治疗计划 □ 必要时请相关科室会诊 □ 签署接受糖皮质激素治疗知情同意书（必要时）
重点医嘱	**长期医嘱：** □ 皮肤科护理常规 □ 普通饮食或高蛋白饮食（肝肾功能正常情况下） □ 系统用抗病毒药 □ 镇痛药 □ 营养神经药 □ 局部药物治疗 □ 物理治疗（必要时） **临时医嘱：** □ 血常规、尿常规、大便常规 □ 肝功能、肾功能、电解质、血糖、血脂、免疫球蛋白、感染性疾病筛查 □ X 线胸片、心电图 □ 肿瘤抗原及标志物，选择行超声、CT、MRI 检查，消化道钡餐或内镜（必要时） □ 创面细菌培养及药敏试验（必要时）	**长期医嘱：** □ 免疫增强剂（必要时） □ 镇痛药（必要时） □ 糖皮质激素（必要时） **临时医嘱：** □ 相关科室会诊（必要时）
主要护理工作	□ 进行疾病和安全宣教 □ 入院护理评估 □ 制订护理计划 □ 创面护理 □ 疼痛护理 □ 指导患者进行心电图、X 线胸片等检查	□ 观察患者病情变化 □ 住院护理评估 □ 创面护理 □ 疼痛护理 □ 特殊药物指导
病情变异记录	□ 无 □ 有，原因： 1. 2.	□ 无 □ 有，原因： 1. 2.
护士签名		
医师签名		

时间	住院第 3~6 天	住院第 7~14 天 （出院日）
主要诊疗工作	□ 上级医师查房 □ 注意观察皮疹及疼痛变化，及时调整治疗方案 □ 观察并处理治疗药物的不良反应 □ 患者或其家属签署自费用品协议书、输血治疗同意书（泛发性或出血坏死型患者需使用丙种球蛋白疗法时）	□ 主治医师进行 □ 诊疗评估，确定患者是否可以出院 □ 完成出院小结 □ 向患者及其家属交代出院后注意事项，预约复诊日期 □ 若并发恶性肿瘤的患者，告知其前往相应科室治疗
重点医嘱	长期医嘱： □ 抗菌药物：根据创面培养及药敏结果用药 □ 丙种球蛋白（必要时） □ 停糖皮质激素（根据病情） □ 停镇痛药（根据病情） 临时医嘱： □ 复查血常规、肝功能、肾功能、电解质、血糖（必要时）	长期医嘱： □ 停/调整抗菌药物（根据创面培养及药敏结果） 临时医嘱： □ 出院带药 □ 门诊随诊
主要护理工作	□ 观察患者病情变化 □ 住院护理评估 □ 创面护理 □ 疼痛护理 □ 特殊药物指导	□ 指导患者办理出院手续 □ 出院后疾病指导 □ 后遗神经痛指导
病情变异记录	□ 无　□ 有，原因： 1. 2.	□ 无　□ 有，原因： 1. 2.
护士签名		
医师签名		

第十三章

寻常型银屑病临床路径释义

【医疗质量控制指标】

指标一、诊断依据明确

指标二、结合患者的综合情况确定治疗方案

指标三、皮肤护理和患者教育实施到位

一、寻常型银屑病编码

疾病名称及编码：寻常型银屑病（ICD-10：L40.001）

二、临床路径检索方法

L40.001

三、国家医疗保障疾病诊断相关分组（CHS-DRG）

MDCJ 皮肤、皮下组织及乳腺疾病及功能障碍

JS2 炎症性皮肤病

四、寻常型银屑病临床路径标准住院流程

（一）适用对象

第一诊断为寻常型银屑病（ICD-10：L40.001）。

寻常型银屑病是一种常见的容易复发的慢性炎症性皮肤病，是临床最为常见的一型银屑病。

（二）诊断依据

根据《临床诊疗指南·皮肤病与性病分册》（中华医学会编著，人民卫生出版社）、《临床技术操作规范·皮肤病与性病分册》（中华医学会编著，人民军医出版社）、《中国银屑病治疗指南》（中华皮肤科学分会银屑病学组，2008 年）。

1. 原发损害为粟粒至绿豆大小淡红色丘疹，上覆多层银白色鳞屑，刮除后可见薄膜和点状出血现象。病程中皮损形态可由点滴状到钱币状再到地图状演变。边界清，常伴程度不等的瘙痒。

2. 皮损好发于头皮和四肢伸侧。头皮损害常致毛发成簇状外观，但不伴脱发。

3. 少数病例可累及睑缘、口唇、颊黏膜、龟头及包皮。

4. 甲板常呈点状凹陷，亦可变黄、增厚及指甲剥离。

5. 一般为冬重夏轻，常反复发作。

> 释义
>
> ■ 诊断主要依据临床表现、皮损特点、好发部位、发病和季节的关系等。
>
> ■ 病程发展过程中皮损可表现为多种形态：点滴状银屑病、钱币状银屑病、地图状银屑病、环状银屑病、湿疹样银屑病、牡蛎样银屑病等。

■损害部位不同，临床表现各有特点：头皮银屑病、颜面银屑病、皱褶银屑病、反向银屑病、掌跖银屑病、指（趾）甲银屑病、黏膜银屑病等。

■皮肤病理主要用于不典型病例的鉴别诊断。

■严重程度的分类：在给银屑病患者制订合理的治疗方案前，临床医师需要对银屑病的严重程度进行评估。一个简单界定银屑病严重程度的方法称为十分规则：即体表受累面积≥10%（10个手掌的面积）或银屑病皮损面积和严重程度指数≥10即为重度银屑病。体表受累面积<3%为轻度，3%～10%为中度。

（三）治疗方案的选择

根据《临床诊疗指南·皮肤病与性病分册》（中华医学会编著，人民卫生出版社）、《临床技术操作规范·皮肤病与性病分册》（中华医学会编著，人民军医出版社）、《中国银屑病治疗指南》（中华皮肤科学分会银屑病学组，2008年）。

1. 外用药物治疗。

2. 物理治疗。

3. 系统药物治疗：

（1）维A酸类药物。

（2）免疫抑制剂。

（3）生物制剂。

（4）抗感染药物。

（5）免疫调节剂。

（6）中药。

4. 联合治疗。

5. 序贯疗法。

6. 其他：健康教育和心理治疗等。

> 释义

■银屑病治疗的目的在于控制病情，延缓疾病进程，减轻红斑、鳞屑等皮损，稳定病情，避免复发，尽量避免副作用，提高患者生活质量。

■治疗过程中与患者沟通并对患者病情进行评估是治疗的重要环节。

■中、重度银屑病患者单一疗法效果不明显时，应当给予联合或序贯治疗。

■应当遵循以下治疗原则：

（1）正规：强调使用目前皮肤科学界公认的治疗药物和方法。

（2）安全：各种治疗方法均应当以确保患者的安全为首要，不能为追求近期疗效而发生严重不良反应，不应当使患者在无医生指导的情况下，长期应用对其健康有害的方法。

（3）个体化：在选择治疗方案时，要全面考虑银屑病患者的病情、需求、耐受度、经济承受能力、既往治疗史及药物的不良反应等，综合、合理地制订治疗方案。

（四）标准住院日 10~21 天

> **释义**
>
> ■ 根据患者具体情况，住院时间可以低于或高于上述住院天数。

（五）进入路径标准

1. 第一诊断须符合 ICD-10：L40.001 寻常型银屑病疾病编码。
2. 当患者同时具有其他疾病诊断，但在住院期间不需要特殊处理也不影响第一诊断的临床路径流程实施时，可以进入路径。

> **释义**
>
> ■ 患者同时具有其他疾病影响第一诊断的临床路径流程实施时均不适合进入临床路径。

（六）入院第 1 天

1. 必需的检查项目：
（1）血常规、尿常规、大便常规。
（2）血液学检查：嗜酸性粒细胞计数、肝功能、肾功能、电解质、血糖、血脂、类风湿因子、免疫球蛋白、红细胞沉降率、抗链球菌溶血素 O、C 反应蛋白、感染性疾病（乙型肝炎、丙型肝炎、艾滋病、梅毒等）筛查。
（3）皮肤活组织病理学检查。
（4）X 线胸片、心电图。
2. 根据患者病情可选择的检查项目：
（1）结核菌素试验；肿瘤相关筛查：肿瘤抗原及标志物，选择行超声、CT、MRI 检查，消化道钡餐或内镜检查；心脏彩超等（应用生物制剂治疗者）。
（2）肺功能、肺高分辨率 CT（X 线胸片提示间质性肺炎者）、骨扫描（应用阿维 A 出现骨痛者）。
（3）尿妊娠试验（应用阿维 A 等治疗的妇女）。

> **释义**
>
> ■ 部分检查可以在门诊完成。
> ■ 根据病情部分检查可以不进行。
> ■ 典型皮损可根据临床表现诊断者不需要进行皮肤活检。
> ■ 如果近期进行了胸部 X 线或胸部 CT 检查且无呼吸系统症状者可以不进行胸部 X 线正侧位片。

（七）住院期间检查项目

必须复查的检查项目：

1. 血常规、尿常规、大便常规。

2. 肝功能、肾功能、电解质、血脂。

（八）治疗药物与方案选择

1. 局部外用药：依据病情选择润肤剂、角质促成剂、角质松解剂、维生素 D_3 衍生物、糖皮质激素、维 A 酸类制剂、地蒽酚、焦油类等各种外用制剂。选择用药及用药时间长短应视病情而定。中/强效的糖皮质激素、维生素 D_3 衍生物、他扎罗汀可作为局部治疗的一线药物。

2. 物理治疗：可选用窄谱中波紫外线（narrow-band ultraviolet B，NB-UVB）、光化学疗法（psoralen plus ultraviolet A，PUVA）、宽谱中波紫外线、激光等物理治疗手段。治疗时间频率等应视病情而定。NB-UVB 是目前国内常用的光疗，可单独使用或与外用制剂和/或系统用药联合应用。可用于各种临床类型的银屑病，但红皮病型和脓疱型银屑病患者慎用。

3. 系统用药：

（1）维 A 酸类药物：阿维 A 或新体卡松等，选择用药及用药时间长短应当视病情而定。

（2）免疫抑制剂：可选用甲氨蝶呤（methotrexate，MTX）、环孢素 A 等，选择用药及用药时间长短应当视病情而定。

（3）生物制剂：依那西普是一种注射用重组人 II 型 TNF-α 受体抗体融合蛋白，目前在国内临床应用较多。是否选择该药及用药时间长短应当视病情而定。

（4）抗感染药物：病原微生物感染是银屑病发病的重要诱因之一，通过应用药物控制感染，可以达到治疗银屑病的目的。主要应用于伴有上呼吸道感染的点滴状银屑病、寻常型银屑病和一些红皮病型、脓疱型银屑病，可选用相应的对溶血性链球菌有效的抗菌药物，如青霉素、红霉素、头孢菌素等。选择用药及用药时间长短应当视病情而定。

（5）免疫调节剂：转移因子、胸腺肽等，选择用药及用药时间长短应视病情而定。

（6）中医中药：辨证施治。

4. 联合疗法：联合疗法是指 2 种及 2 种以上的方法联用，局部治疗经常与光疗或系统治疗联用，从而使各种治疗的不良反应降至最低。光疗也可以与多种生物制剂联合治疗银屑病，提高治疗的有效率。

5. 序贯疗法是指先使用一种强效药物清除皮损，然后改用一种更安全的、弱效的药物来维持治疗。例如，可以先系统使用环孢素 A 清除皮损，然后改为口服维 A 酸药物联合 UVB 作为维持治疗或改为生物制剂。序贯疗法同样可以在局部治疗中应用。钙泊三醇可以与糖皮质激素联用来清除皮损，并且降低前者作为单一治疗时引起的刺激性。之后，糖皮质激素可以逐渐减量至每周 2 次，或直接停用。与此同时，钙泊三醇类药物仍可继续维持使用。

6. 其他：健康教育和心理治疗等。

> **释义**
>
> ■局部外用药物：中/强效的糖皮质激素、维生素 D_3 衍生物、他扎罗汀、糖皮质激素和维生素 D_3 衍生物或维 A 酸类的复方制剂可作为局部治疗的一线药物。
>
> ■生物制剂：包括 TNF-α 抑制剂依那西普、阿达木单抗、英夫利西单抗；IL-17 抑制剂司库奇尤单抗、依奇珠单抗；IL-12/23 抑制剂乌司奴单抗；IL-23 抑制剂古塞奇尤单抗等。根据患者具体情况酌情选择。

（九）出院标准

1. 临床症状好转。

2. 没有需要住院处理的并发症。

> **释义**
>
> ■ 如果出现并发症,是否需要继续住院处理,由主管医师具体决定。

(十) 变异及原因分析

1. 对常规治疗效果差,需延长住院时间。

2. 伴有其他基础疾病或并发症,需进一步诊断及治疗或转至其他相应科室诊治,延长住院时间,增加住院费用。

> **释义**
>
> ■ 微小变异:因为医院检验项目的及时性,不能按照要求完成检查;因为节假日不能按照要求完成检查;患者不愿配合完成相应检查,短期不愿按照要求出院随诊。
>
> ■ 重大变异:因基础疾病需要进一步诊断和治疗;因各种原因需要其他治疗措施;医院与患者或家属发生医疗纠纷,患者要求离院或转院;不愿按照要求出院随诊而导致入院时间明显延长。

五、寻常型银屑病临床路径给药方案

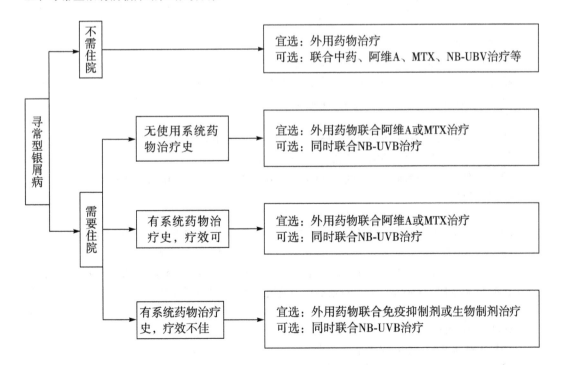

【用药选择】

1. 外用药物：

（1）维生素 D_3 衍生物：卡泊三醇软膏、他卡西醇软膏。

（2）维 A 酸类药物：他扎罗汀凝胶。

（3）糖皮质激素：分为超强效、强效、中效和弱效。

（4）外用复方制剂：卡泊三醇倍他米松软膏、他扎罗汀倍他米松乳膏、复方丙酸氯倍他索乳膏。

（5）钙调磷酸酶抑制剂：他克莫司软膏、吡美莫司乳膏，可作为面部、外阴和间擦部位皮损的首选。

（6）角质促成剂：2%～5%焦油或糠馏油、3%水杨酸等。

（7）角质松解剂：5%～10%水杨酸、20%尿素、5%～10%乳酸、0.1%维 A 酸等。

2. 紫外线光疗：

（1）NB-UVB：是目前治疗银屑病的主要光疗法。初始剂量以 50%～70%最小红斑量（minimal erythema dose，MED）照射，也可根据患者的皮肤类型、治疗经验确定初始剂量。每周治疗 3 次，隔日 1 次。根据照射后的反应，递增前次剂量的 10%～20%或固定剂量（$0.05J/cm^2$ 或 $0.1J/cm^2$）。皮疹消退超过 80%时，逐渐减少频率维持治疗。

（2）PUVA：常用光敏剂有甲氧沙林（8-methoxypsoralen，8-MOP），给药途径有 3 种：口服，0.6～0.8 mg/kg，UVA 照射前 2 小时开始服用；水浴，0.4mg/L，37℃浸泡 20 分钟后照光；局部外用，0.1%～0.2% 8-MOP 乙醇溶液 0.5～1 小时后照射 UVA。治疗前根据患者的皮肤类型或最小光毒剂量（minimal phototoxic dose，MPD），以 75%MPD 为初始剂量，每周 3 次。根据治疗反应逐渐递增光疗能量。皮损控制之后逐渐减少频率维持治疗，维持时间取决于疾病严重程度、皮肤类型和患者个人对治疗的要求等。

（3）308nm 准分子激光：起始剂量一般为 3MED，每周治疗 1～2 次。根据治疗反应调整能量。

3. 系统治疗：

（1）MTX：推荐起始剂量 2.5～7.5mg，每周 1 次，口服，每 2～4 周增加 2.5mg，至一周 15～25mg。皮下注射、肌内注射或静脉注射，可以增加生物利用度，减轻胃肠道不良反应。推荐用达到最佳疗效的最低剂量，病情控制后至少维持 1～2 个月再逐渐减量，每 4 周减 2.5mg，直到最小维持量。

（2）环孢素：3～5 mg/（kg·d）口服，症状控制后每 2 周减量 0.5～1 mg/（kg·d），直至最低有效剂量维持治疗。环孢素连续使用最多不超过 2 年。

（3）阿维 A：常用剂量 25～50mg/d 口服，病情控制后可长期小剂量维持治疗。

4. 生物制剂：

（1）依那西普：25mg 每周 2 次或 50mg 每周 1 次，皮下注射。

（2）阿达木单抗：80mg 第 0 周，40mg 第 1 周，此后 40mg 每 2 周 1 次，皮下注射。

（3）英夫利西单抗：5mg/kg 第 0、2、6 周，此后每 8 周 1 次，静脉输注。

（4）乌司奴单抗：第 0 和 4 周 45mg（体重≤100kg）或 90mg（体重>100kg）皮下注射，此后每 12 周 1 次，若疗效欠佳，可增加用药剂量或者每 8 周用药 1 次。

（5）司库奇尤单抗：300mg 第 0、1、2、3、4 周，此后每 4 周 1 次皮下注射，部分患者 150mg 即可获得满意疗效。

（6）依奇珠单抗：第 0 周皮下注射 160mg，之后分别在第 2、6、8、10 和 12 周各注射 80mg，此后 80mg 每 4 周 1 次维持治疗。

（7）古塞奇尤单抗：第 0、4 周 100mg 皮下注射，之后每 8 周 1 次 100mg 维持治疗。

【药学提示】

1. 维 A 酸类药物主要不良反应为致畸，育龄女性患者需在知情同意后嘱其停药后 2 年之内避孕。服药期间可有皮肤黏膜干燥症状、皮肤弥漫脱屑及毛发脱落等。长期服用需注意监测血脂、肝功能。

2. MTX 服用过程中注意监测血常规、肝肾功能，同时给予叶酸 5mg 每日 1 次口服可减缓恶心贫血等症状。注意 MTX 的累积不良反应作用，可根据情况与其他药物交替治疗。

3. 环孢素 A 主要不良反应有肾毒性、高血压、胃肠道反应等。在治疗前和治疗期间均应监测肾功能和血压。庆大霉素、复方磺胺甲噁唑、西咪替丁、雷尼替丁、双氯芬酸等药物均与环孢素有协同肾毒性。

4. 生物制剂治疗寻常型银屑病安全性及有效性均高，在使用前需排除患者有结核感染、潜在恶性肿瘤等可能。在使用过程中注意监测有无过敏反应、结核、加重充血性心力衰竭等情况发生。

六、寻常型银屑病患者护理规范

银屑病皮肤护理主要包括：皮肤清洁、保湿、外用药物治疗护理、皮肤封湿包护理和光疗后皮肤护理。

1. 皮肤清洁护理：

（1）皮肤污垢清除：皮肤污垢清除是指清除附着在皮肤表面的垢着物，主要是鳞屑。头皮银屑病除需要勤清洗、剪短发外，可酌情使用角质松解剂、糖皮质激素洗剂等快速去除鳞屑。

（2）选择合适的清洁剂：一般选择清水洗浴或使用皮肤清洁剂。可选用既有保湿又有清洁作用的皮肤清洁剂。浸浴时使用浸浴添加剂后可以在皮肤上留下一层保护膜，提高保湿效果。

（3）清洁方式：以温水沐浴为主，时间不超过 15 分钟，每 1~2 天 1 次，如果皮肤脱屑严重，可增加沐浴频率。避免用力揉搓，禁用粗糙的毛巾或尼龙球。

2. 皮肤保湿护理：浴后即用，光疗后即用。每日 1~2 次。首选经过临床验证对银屑病有辅助治疗作用的产品，个人的舒适感及经济承受能力也是影响选择的重要因素。

3. 皮肤封包护理：体表治疗区域对涂敷药物的患处表面进行封闭式包裹（皮肤屏障修护剂），增加局部药物吸收，增强药物疗效。

4. 皮肤湿包护理：采用纱布敷料、双层绷带或棉质衣裤覆盖于治疗区域，内层为湿性敷料，外层为干性敷料。干性外层可以减少湿性内层的水分蒸发，延长内层的保湿和镇静作用。

5. 光疗皮肤护理：光疗前应仔细了解患者目前的用药，排查有无光敏感药物，光疗前不宜涂抹任何外用药或保湿剂，以便光疗发挥最大效应；光疗中做好眼睛、面部等自我防护，男性应保护生殖器。光疗后尽快使用皮肤屏障修护剂。

七、寻常型银屑病患者营养治疗规范

（1）日常饮食注意营养均衡：盲目忌口容易导致营养素摄入不足，同时皮肤大量脱屑可能导致蛋白质丢失，均可能造成银屑病患者营养不良。因此日常饮食应注意营养均衡，考虑摄入富含 ω-3 多不饱和脂肪酸的鱼类、蛋奶、豆制品及坚果等，富含果蔬、全谷物，低糖低胆固醇。

（2）合并低白蛋白血症患者，在保证能量摄入的前提下，增加鱼肉蛋奶等优质蛋白摄入，同时考虑补充乳清蛋白粉，请营养科会诊指导营养支持治疗方案。

八、寻常型银屑病患者健康宣教

（1）疾病概述：银屑病是一种慢性皮肤病，导致受累部位皮肤增厚、发红，表面常覆盖银白色鳞屑。银屑病不是传染病，也没有传染性。银屑病的病因涉及遗传、免疫和环境等多种因素。银屑病的严重程度取决于受累部位的面积大小以及对个人生活质量的影响程度。银屑病

的治疗方案主要根据病情严重程度决定，轻度以外用治疗为主，中重度以系统治疗为主，包括传统口服药、紫外线光疗及生物制剂等。银屑病尚不能根治，治疗目的以控制症状、提高生活质量为主。

（2）树立正确的治疗观：银屑病目前尚不能根治，容易复发，但大多数患者经过积极、正规、个体化的治疗可达到控制病情、减少复发、提高生活质量的目的。切勿轻信偏方秘方或彻底除根的无稽之谈。

（3）减轻压力：压力是银屑病发作的常见诱因，压力还可加重瘙痒。压力管理是银屑病患者日常生活中的重要环节。可考虑通过冥想、运动、寻求外界帮助等方式来减轻压力。

（4）预防感染和外伤：感染尤其是咽部急性链球菌感染与点滴型银屑病密切相关，外伤可通过同形反应导致银屑病皮损复发或加重。建议银屑病患者在日常生活中注意预防感染和外伤。

（5）饮食调节：饮食干预在银屑病治疗中的作用尚不明确，但建议超重或肥胖患者通过限制能量摄入来减轻体重；同时，营养均衡（即富含果蔬和全谷物、低糖低脂）的膳食习惯可能使患者获益。

（6）戒烟限酒：吸烟可能是银屑病的一个危险因素，同时掌跖脓疱病与吸烟强烈相关，因此建议所有银屑病患者戒烟。饮酒与银屑病相关，同时酗酒可能增加肝毒性，因此建议银屑病患者控制酒精摄入。

（7）酌情使用润肤霜：润肤霜可以起到保护皮肤屏障、减轻瘙痒、减少鳞屑的作用，建议患者按需涂抹，每日1~2次。

（8）避免应用可能加重银屑病的药物，如抗疟药（羟氯喹等）、锂剂等。

（9）保持健康的生活方式：工作和生活中注意劳逸结合、保证充足的睡眠、坚持运动等对于控制病情均有一定作用。

九、推荐表单

(一) 医师表单

寻常型银屑病临床路径医师表单

适用对象：第一诊断为寻常型银屑病 (ICD-10：L40.000)

患者姓名：	性别：	年龄：	门诊号：	住院号：
住院日期：　　年　月　日	出院日期：　　年　月　日			标准住院日：10~21天

时间	住院第1天	住院第2天
主要诊疗工作	□ 询问病史及体格检查 □ 完成住院病历 □ 完成初步的病情评估和诊疗方案 □ 患者或其家属签署告知及授权委托书	□ 上级医师查房 □ 根据实验室检查的结果，完成病情评估并制订治疗计划 □ 必要时请相关科室会诊 □ 患者或其家属签署接受化疗治疗知情同意书（使用免疫抑制剂者）
重点医嘱	**长期医嘱：** □ 皮肤科护理常规 □ 饮食（根据病情） □ 局部外用药物治疗 □ 物理治疗（必要时） □ 免疫调节剂（必要时） □ 中成药（必要时） **临时医嘱：** □ 血常规、尿常规、大便常规 □ 肝功能、肾功能、电解质、血糖、血脂 □ 抗核抗体、类风湿因子、免疫球蛋白、红细胞沉降率、抗链球菌溶血素O、C反应蛋白、感染性疾病筛查（必要时） □ 胸片、心电图、腹部超声	**长期医嘱：** □ 局部外用药物治疗 □ 维A酸（视病情） □ 抗炎、免疫调节治疗 □ 免疫抑制剂（视病情） □ 保肝治疗（视病情） □ 降脂治疗（视病情） □ 支持治疗 □ 合并症治疗 **临时医嘱：** □ 相关科室会诊（必要时）
病情变异记录	□ 无　□ 有，原因： 1. 2.	□ 无　□ 有，原因： 1. 2.
医师签名		

时间	住院第 3~10 天	住院第 10~21 天（出院日）
主要诊疗工作	□ 观察血压等 □ 根据患者的病情变化和治疗反应及时调整治疗方案 □ 防治药物的不良反应	□ 上级医师诊疗评估，确定患者是否可以出院 □ 完成出院小结 □ 向患者及其家属交代出院后注意事项，预约复诊日期
重点医嘱	**长期医嘱：** □ 抗菌药物：根据咽拭子培养及药敏结果用药（有上呼吸道感染者，必要时） **临时医嘱：** □ 复查大便常规、血常规、尿常规、肝功能、肾功能、电解质、血脂、血糖	**临时医嘱：** □ 出院带药 □ 门诊随诊
病情变异记录	□ 无　□ 有，原因： 1. 2.	□ 无　□ 有，原因： 1. 2.
医师签名		

（二）护士表单

寻常型银屑病临床路径护士表单

适用对象：第一诊断为寻常型银屑病（ICD-10：L40.000）

患者姓名：	性别：	年龄：	门诊号：	住院号：
住院日期：　年　月　日	出院日期：　年　月　日			标准住院日：10~21 天

时间	住院第 1 天	住院第 2 天
健康宣教	□ 入院宣教 　介绍主管医师、护士 　介绍环境、设施 　介绍住院注意事项	□ 用药前宣教 　使用的药物名称，作用及可能出现的不良反应 　做好自我防护，避免感染
护理处置	□ 核对患者，佩戴腕带 □ 建立入院护理病历 □ 卫生处置：剪指（趾）甲、更换病号服 □ 测量生命体征 □ 遵医嘱采血 □ 遵医嘱留取尿便送检 □ 影像、心肺功能检查	□ 遵医嘱完成使用药物阶段相关监测指标 □ 遵医嘱完成各种药物的发放和液体的输注
基础护理	□ 二级护理 □ 晨晚间护理 □ 患者安全管理	□ 一级或二级护理 □ 晨晚间护理 □ 患者安全管理
专科护理	□ 测体温，脉搏，血压	□ 遵医嘱给药 □ 观察患者病情变化 □ 遵医嘱监测血压等生命体征的变化
重点医嘱	□ 详见医嘱执行单	□ 详见医嘱执行单
病情变异记录	□ 无　□ 有，原因： 1. 2.	□ 无　□ 有，原因： 1. 2.
护士签名		

时间	住院第 3~10 天	住院第 10~21 天（出院日）
健康宣教	□ 用药宣教 □ 做好自我防护，避免药物不良反应	□ 出院宣教 □ 告知复诊计划，就医指征
护理处置	□ 遵医嘱完成使用药物阶段相关监测指标 □ 遵医嘱完成各种药物的发放和液体的输注	□ 通知出院处 □ 帮助患者办理出院手续
基础护理	□ 一级或二级护理 □ 晨晚间护理 □ 患者安全管理	
专科护理	□ 遵医嘱给药 □ 遵医嘱监测血压等生命体征的变化	
重点医嘱	□ 详见医嘱执行单	□ 详见医嘱执行单
病情变异记录	□ 无　□ 有，原因： 1. 2.	□ 无　□ 有，原因： 1. 2.
护士签名		

（三）患者表单

寻常型银屑病临床路径患者表单

适用对象：第一诊断为寻常型银屑病（ICD-10：L40.000）

| 患者姓名： | 性别： | 年龄： | 门诊号： | 住院号： |
| 住院日期：　年　月　日 | 出院日期：　年　月　日 | | | 标准住院日：10~21 天 |

时间	住院第 1 天	住院第 2 天
医患配合	□ 配合询问病史、收集资料，请务必详细告知既往史、用药史、过敏史 □ 签署告知及授权委托书 □ 如需进行活检，签署手术知情同意书等	□ 配合医师日常查房 □ 观察皮疹变化（红斑、鳞屑） □ 配合完成各项入院常规及特殊检查 □ 患者或其家属签署接受化疗治疗知情同意书（使用免疫抑制剂者）
护患配合	□ 配合测量体温、脉搏、呼吸、血压 □ 配合完成入院护理评估（简单询问病史、过敏史、用药史） □ 接受入院宣教（环境介绍、病室规定、订餐制度、贵重物品保管等） □ 有任何不适请告知护士	□ 配合换药及日常护理 □ 配合静脉输液、皮下及肌内注射用药等 □ 有任何不适请告知护士 □ 配合定时测量生命体征、每日询问尿便 □ 配合做好病房消毒，避免感染 □ 配合执行探视及陪伴
饮食	□ 如无禁忌，正常饮食	□ 如无禁忌，正常饮食
排泄	□ 正常排泄	□ 正常排泄
活动	□ 如无需活检，正常活动	□ 如无需活检，正常活动

时间	住院第 3~10 天	住院第 10~21 天（出院日）
医患配合	□ 配合医生日常查房 □ 配合医生安排的检查和治疗 □ 配合签署关于治疗用药的各种必要的知情同意书 □ 观察皮疹变化（红斑、鳞屑） □ 治疗中使用药物如有不适，及时告诉医生 □ 患者及家属与医师交流了解病情	□ 接受出院前指导 □ 知道复诊程序 □ 获取出院诊断书
护患配合	□ 配合换药及日常护理 □ 配合静脉输液、皮下及肌内注射用药等 □ 有任何不适请告知护士 □ 配合定时测量生命体征、每日询问尿便 □ 配合做好病房消毒，避免感染 □ 配合执行探视及陪伴	□ 接受出院宣教 □ 办理出院手续 □ 获取出院带药 □ 知道服药方法、作用、注意事项 □ 了解复查的时间及项目 □ 知道复印病历方法
饮食	□ 如无禁忌，正常饮食	□ 正常饮食
排泄	□ 正常排泄	□ 正常排泄
活动	□ 加强防护，避免感染	□ 加强防护，避免感染

附：原表单（2016 年版）

寻常型银屑病临床路径表单

适用对象：第一诊断为寻常型银屑病（ICD-10：L40.001）

患者姓名：	性别：	年龄：	门诊号：	住院号：
住院日期： 年 月 日	出院日期： 年 月 日			标准住院日：10~21 天

时间	住院第 1 天	住院第 2 天
主要诊疗工作	□ 询问病史及体格检查 □ 完成住院病历 □ 完成初步的病情评估和诊疗方案 □ 患者或其家属签署告知及授权委托书	□ 上级医师查房 □ 根据实验室检查的结果，完成病情评估并制订治疗计划 □ 必要时请相关科室会诊 □ 患者或其家属签署接受药物治疗的知情同意书（如使用免疫抑制剂者） □ 患者或其家属签署接受光疗治疗知情同意书 □ 签署自费用品协议书、生物制剂治疗同意书
重点医嘱	长期医嘱： □ 皮肤科护理常规 □ 饮食（根据病情） □ 局部外用药物治疗 □ 物理治疗（必要时） □ 免疫调节剂（必要时） □ 中成药（必要时） 临时医嘱： □ 血常规、尿常规、大便常规 □ 肝功能、肾功能、电解质、血糖、血脂、抗核抗体、类风湿因子、免疫球蛋白、红细胞沉降率、抗链球菌溶血素 O、C 反应蛋白、感染性疾病筛查 □ 胸片、心电图	长期医嘱： □ 局部外用药物治疗（视病情） □ 维 A 酸（视病情） □ 免疫抑制剂（视病情） □ 生物制剂治疗（视病情） □ 保肝治疗（视病情） □ 降脂治疗（视病情） □ 支持治疗 □ 合并症治疗 临时医嘱： □ 相关科室会诊（必要时）
病情变异记录	□ 无 □ 有，原因： 1. 2.	□ 无 □ 有，原因： 1. 2.
医师签名		

时间	住院第 3~10 天	住院第 10~21 天 （出院日）
主要诊疗工作	□ 观察血压等 □ 根据患者的病情变化和治疗反应及时调整治疗方案 □ 防治药物的不良反应	□ 上级医师诊疗评估，确定患者是否可以出院 □ 完成出院小结 □ 向患者及其家属交代出院后注意事项，预约复诊日期
重点医嘱	**长期医嘱：** □ 抗菌药物：根据咽拭子培养及药敏结果用药（有上呼吸道感染者） **临时医嘱：** □ 复查大便常规、血常规、肝功能、肾功能、电解质、血脂	**临时医嘱：** □ 出院带药 □ 门诊随诊
病情变异记录	□ 无　□ 有，原因： 1. 2.	□ 无　□ 有，原因： 1. 2.
医师签名		

第十四章

红皮病型银屑病（门诊）临床路径释义

【医疗质量控制指标】

指标一、诊断需结合病史、临床表现和组织病理学检查

指标二、使用生物制剂前需完善相关筛查

指标三、抗菌药物需有指征用药

一、红皮病型银屑病编码

疾病名称及编码：红皮病型银屑病（ICD-10：L40.802）

二、临床路径检索方法

L40.802

三、国家医疗保障疾病诊断相关分组（CHS-DRG）

MDCJ 皮肤、皮下组织及乳腺疾病及功能障碍

JS1 重大皮肤疾患

四、红皮病型银屑病临床路径门诊流程

（一）适用对象

第一诊断为红皮病型银屑病（ICD-10：L40.802）。

> 释义
>
> ■ 本路径使用对象为第一诊断为红皮病型银屑病的患者。红皮病型银屑病皮疹表现类似剥脱性皮炎，常伴发热、畏寒等全身不适症状，结合银屑病病史、治疗史可明确诊断。

（二）诊断依据

根据《临床诊疗指南·皮肤病与性病分册》（中华医学会编著，人民卫生出版社）、《临床技术操作规范·皮肤病与性病分册》（中华医学会编著，人民军医出版社）、《中国银屑病治疗指南》（中华皮肤科学分会银屑病学组，2014 年）。

1. 既往有明确的银屑病病史，累及体表面积大于 90%，临床表现为弥漫性红斑，急性期炎症水肿明显，慢性期表面可附有大量麸皮样或片状鳞屑。

2. 手足皮肤常呈整片的角质剥脱，甲板可呈点状凹陷，亦可变黄、增厚及指甲剥离。

3. 可有发热、畏寒、头痛、全身不适的症状，浅表淋巴结常肿大。

4. 组织病理除寻常型银屑病的病理特征外，其变化与慢性皮炎相似。

> **释义**
>
> ■ 红皮病型银屑病为较少见的一型病情严重的特殊类型银屑病，约占银屑病患者的1%。可因银屑病在急性进行期中的某些刺激因素引起，少数亦可有寻常型银屑病自行演变而来，或在系统应用糖皮质激素治疗后诱发。因此在红皮病的患者，询问病史及治疗史对明确诊断非常重要。此外，红皮病型银屑病需要和其他引起红皮病的原因相鉴别。虽然对红皮病表现的患者进行皮肤活检通常只能看到非特异性的皮炎表现，但仍可能在组织切片中发现红皮病病因的线索，因此在红皮病型银屑病的鉴别诊断中组织病理检查具有重要意义。

（三）治疗方案的选择

根据《临床诊疗指南·皮肤病与性病分册》（中华医学会编著，人民卫生出版社）、《临床技术操作规范·皮肤病与性病分册》（中华医学会编著，人民军医出版社）、《中国银屑病治疗指南》（中华皮肤科学分会银屑病学组，2014年）。

1. 外用药物治疗：不同病期，酌情采用收敛剂或润肤剂。
2. 系统药物治疗：
（1）维A酸类药物。
（2）免疫抑制剂。
（3）生物制剂。
（4）抗感染药物。
（5）免疫调节剂。
（6）中药。
3. 物理治疗。
4. 联合治疗。
5. 序贯疗法。
6. 对症支持治疗。
7. 其他：健康教育和心理治疗等。

> **释义**
>
> ■ 红皮病型银屑病通常需要全身治疗，轻度红皮病型银屑病可应用阿维A单药治疗，疗效差或症状较重者需要联合治疗。

（四）进入路径标准

1. 第一诊断须符合红皮病型银屑病疾病（ICD-10：L40.802）。
2. 当患者同时具有其他疾病诊断，但不需要特殊处理也不影响第一诊断的临床路径流程实施时，可以进入路径。

> **释义**
>
> ■ 进入路径的患者需符合红皮病型银屑病诊断标准。

■ 询问病史或进行门诊检查发现以往没有发现的疾病或既往有基础疾病（如高血压、冠状动脉粥样硬化性心脏病、糖尿病、肝肾功能不全、各种感染等），经系统评估后对红斑型银屑病诊断治疗无特殊影响，仅需要药物维持治疗者，可进入路径。但可能会增加医疗费用。

■ 病情严重者，存在以下情况之一：①伴发热；②50%以上的皮肤肿胀渗出；③有系统合并症。建议进入红皮病型银屑病临床路径标准住院流程。

（五）门诊检查项目

1. 必需的检查项目：

（1）血常规、尿常规、大便常规+隐血。

（2）血液学检查：肝功能、肾功能、电解质、血糖、血脂、尿酸、红细胞沉降率、抗链球菌溶血素O、C反应蛋白、感染性疾病筛查（乙型肝炎、丙型肝炎、艾滋病、梅毒等）、凝血功能。

（3）皮肤活组织病理学检查（必要时）。

2. 根据患者病情可选择的检查项目：

（1）结核菌素试验。

（2）X线胸片、心电图、腹部超声。

（3）肿瘤相关筛查：肿瘤抗原及标志物，超声、CT、MRI检查，消化道钡餐或内镜检查。

（4）肺功能、肺高分辨率CT（X线胸片提示间质性肺炎者）、骨扫描（应用阿维A出现骨痛者）。

（5）尿妊娠试验（应用阿维A等治疗的妇女）。

释义

■ 门诊首次就诊后完善必需检查项目以评价患者的一般情况，通过对患者各个器官的系统评价以全面了解患者的皮肤外器官状况。接诊医师应认真分析检查结果，及时发现异常情况并采取相应处置。

■ 若根据临床表现无法明确诊断，需行皮肤组织病理检查。

■ 如患者皮损有肿胀渗出，完善创面分泌物微生物培养。

■ 如患者需使用生物制剂及免疫抑制剂治疗，需完善肺部影像学检查及结核菌素试验、结核感染T细胞斑点试验等感染指标筛查，排除活动性感染。

（六）门诊复诊检查项目

必须复查的检查项目：

1. 血常规、尿常规、大便常规+隐血。

2. 肝功能、肾功能、电解质、血脂。

> **释义**
>
> ■ 每次复诊时复查血常规、尿常规、便常规监测有无继发感染等情况发生；复查肝肾功能、电解质、血脂监测有无药物性肝损伤、电解质紊乱、脂代谢异常。

（七）治疗药物与方案选择

1. 局部外用药：采用低刺激或无刺激保护剂，如凡士林；或 1∶8000 高锰酸钾溶液或淀粉液沐浴。选择用药及用药时间长短视病情而定。

2. 物理治疗：红皮病型银屑病患者慎用，在急性期之后可考虑窄谱中波紫外线（narrow band ultraviolet B，NB-UVB）照射。

3. 系统用药：

（1）维 A 酸类药物：选用阿维 A。选择用药及用药时间长短视病情而定。

（2）免疫抑制剂：可选用甲氨蝶呤（methotrexate，MTX）、环孢素 A 等，选择用药及用药时间长短视病情而定。

（3）生物制剂：有 TNF-α 拮抗剂、IL-12/23 P40 亚单位单克隆抗体、IL-17 拮抗剂等多种生物制剂，是否选择该药及用药时间长短视具体病情而定。

（4）抗感染药物：合并或继发感染者。

（5）中医中药：辨证施治。

4. 联合疗法：联合疗法是指 2 种或 2 种以上的方法联用，局部治疗经常与系统治疗联用，从而使各种治疗的不良反应降至最低。

5. 序贯疗法：指先使用一种强效药物清除皮损，然后改用一种更安全的、弱效的药物来维持治疗。例如，可以先系统使用环孢素 A 清除皮损，然后改为口服维 A 酸药物作为维持治疗。

6. 对症支持治疗：卧床休息，关注患者体液平衡和营养状态。

7. 其他：健康教育和心理治疗等。

> **释义**
>
> ■ 阿维 A 胶囊为治疗本病的首选治疗药物，单独服用或与其他疗法联合应用常有满意的治疗效果。其主要的不良反应为致畸，育龄妇女在停药 3 年内应采取避孕措施。服药期间注意对症处理口干、眼干等常见不良反应，同时监测有无肝功能损伤、血脂升高等。
>
> ■ 对常规疗法无效的病例可考虑使用 MTX、环孢素、霉酚酸酯等免疫抑制剂，使用过程中需严密监测是否合并感染及不良反应的发生。
>
> ■ 阿维 A 及 MTX 对红皮病型银屑病长期疗效好，但起效较慢，逐渐减量可有效预防复发。病情重、不稳定的患者推荐使用环孢素或生物制剂。
>
> ■ 一般不推荐局部或系统应用糖皮质激素，除非患者出现严重中毒症状并危及生命。病情严重紧急时应系统用糖皮质激素控制急性炎症，病情控制后逐渐减量至停用。。
>
> ■ 使用生物制剂前需进行感染、肿瘤等相关筛查。
>
> ■ 加强对症支持治疗、纠正低蛋白血症、注意水电解质平衡，加强急性期皮肤护理。
>
> ■ 在西医治疗基础上，可采用中西医结合治疗，标本兼顾、缓急并举。

（八）临床治愈标准

生命体征平稳，临床症状好转，红皮病皮肤表现有明显缓解。

> **释义**
>
> ■ 皮损明显缓解的表现为皮损颜色变淡、水肿减轻、表面无渗出、脱屑明显减少。

（九）变异及原因分析

1. 对门诊常规治疗效果差者，可酌情住院治疗。
2. 伴有其他基础疾病或并发症，需进一步诊断及治疗或转至其他相应科室诊治。

> **释义**
>
> ■ 对治疗反应差，或出现药物不良反应等情况均会延长患者治疗时间，增加治疗费用。主管医师需在临床路径表单中分析并说明。

五、红皮病型银屑病临床路径给药方案

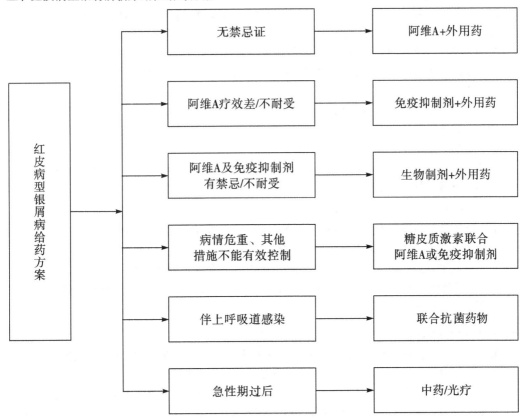

【用药选择】

1. 阿维 A 为红皮病型银屑病最常用的一线治疗药物,轻症患者单一使用即有显著疗效,但在难治型及中重度红皮病型银屑病推荐根据具体病情选择多种药物联合治疗,联合用药可以协同不同药物的作用机制,提高疗效的同时减轻单一药物大量使用的可能发生的不良反应。

2. 有发热症状的患者一旦明确感染需积极抗感染治疗,重症感染情况下可考虑加用静脉用丙种球蛋白。

3. 环孢素治疗急性红皮病型银屑病疗效好,起效迅速,但因可能诱发肾毒性和高血压,在既存肾病和高血压的患者使用需谨慎。

4. 皮肤肿胀渗出严重的患者需加强皮肤护理,局部使用抗菌药物,如复方多黏菌素 B、莫匹罗星等。

5. 红皮病型银屑病可进行中西医结合治疗。复方青黛胶囊(丸)、郁金银屑片、银屑灵、银屑冲剂、克银丸、消银颗粒、消银片等复方中成药常用于银屑病的治疗,但尚需积累循证医学证据。雷公藤制剂、昆明山海棠、白芍总苷、复方甘草酸苷、甘草甜素及甘草酸等单方或单体中成药或植物提取药辅助治疗银屑病有效。复方甘草酸苷可用于预防或减轻某些系统药物治疗引起的肝脏损害。

【药学提示】

1. 维 A 酸类药物主要不良反应为致畸,育龄女性患者需在知情同意后嘱其停药后 3 年之内避孕。服药期间可有皮肤黏膜干燥症状、皮肤弥漫脱屑及毛发脱落等。长期服用需注意监测血脂、肝功能。

2. MTX 服用过程中注意监测血常规、肝肾功能,同时给予叶酸 5mg 每日 1 次口服可减缓恶心贫血等症状。注意 MTX 的累积不良反应,可根据情况与其他药物交替治疗。

3. 环孢素 A 主要不良反应有肾毒性、高血压、胃肠道反应等。在治疗前和治疗期间均应监测肾功能和血压。庆大霉素、复方磺胺甲噁唑、西咪替丁、雷尼替丁、双氯芬酸等药物均与环孢素有协同肾毒性。

4. 糖皮质激素使用过程中需密切监测有无感染、高血糖、高血压、低钾、水钠潴留、消化道出血或溃疡等不良反应的发生,并在使用激素治疗过程注意补钾补钙保护胃黏膜。一般不推荐使用,除非有持续性高热。

5. 合并关节型银屑病的患者不建议阿维 A 单药治疗,建议同时联合使用对关节治疗效果明确的免疫抑制剂或生物制剂。

【注意事项】

1. 根据患者病情严重程度、用药史、全身情况、经济情况及患者需求制订个体化治疗方案。

2. 注意休息,补充营养和多种维生素,特别要保证摄入足够蛋白质和热量。

3. 皮肤黏膜外用药物以保护、止痒、抗炎为原则,避免使用刺激性外用药。

4. 继发感染时常见并发症,密切观察病情变化,有感染征象时尽快完善病原学检查,尽早应用敏感抗菌药物抗感染治疗。

六、红皮病型银屑病患者护理规范

1. 急性期全身皮肤水肿、渗出,皮肤屏障功能受损,抵抗力低,为防止经皮感染,需采取保护性隔离;房间定时通风换气;使用含氯消毒剂擦洗桌面、地面。

2. 对于高热卧床患者,定期翻身、拍背,协助患者变换体位,预防发生坠积性肺炎及压疮。

3. 做好皮肤护理预防继发感染。可使用 1:8000 高锰酸钾进行药浴,清洁皮肤,防止感染。对于皮肤干燥脱屑的患者及时应用润肤类保湿剂,防止皮肤皲裂。避免抓挠,嘱患者经常修剪指甲。

4. 避免大面积外用皮质类固醇激素、刺激性药物，防止药物经皮肤吸收引起的不良反应。

5. 对于持续高热患者，需谨慎使用解热镇痛药，给予温水擦浴、冰袋物理降温方法，鼓励多饮水，关注出入量。禁用酒精擦浴，以免刺激皮肤。

6. 做好患者口腔、眼、外阴黏膜护理。

七、红皮病型银屑病患者营养治疗规范

1. 高热及进食量少的患者每日需根据情况适量补液，加强对症支持治疗，保持水电解质平衡。

2. 饮食上宜选择优质蛋白、低脂低胆固醇、易消化的食物，多食用新鲜蔬菜、水果；忌食辛辣、羊肉、海鲜等食物。

八、红皮病型银屑病患者健康宣教

1. 阿维 A 治疗期间可有皮肤黏膜干燥、皮肤弥漫脱屑等不良反应，可使用润肤类保湿剂缓解不适症状。

2. 激素治疗后会出现食欲增加、入睡困难、双手颤抖等症状，注意补充含钙丰富食物。

3. 使用生物制剂、免疫抑制剂期间注意预防感染，观察有无呼吸系统、消化系统不良反应。

4. 要有良好的个人卫生习惯，勤洗手，保持环境清洁和通风。探视家属尽量避免去人员密集的公共场所。

5. 注意饮食卫生安全，选择优质蛋白、低脂、易消化的食物，多食用新鲜蔬菜、水果，忌食辛辣、羊肉、海鲜等食物。多饮水。

九、推荐表单

红皮病型银屑病临床路径表单

适用对象：第一诊断为红皮病型银屑病（ICD-10：L40.802）

患者姓名：		性别：	年龄：	门诊号：	
初诊日期：　　年　月　日			第一次复诊日期：　　年　月　日		
第二次复诊日期：　　年　月　日			第三次复诊日期：　　年　月　日		

标准门诊治疗时间：4~12 周

时间	门诊第 1 天	门诊第 2~3 周
主要诊疗工作	□ 询问病史及体格检查 □ 完成门诊初诊病历 □ 完成初步的病情评估和诊疗方案 □ 患者或其家属签署告知及授权委托书 □ 向患者或其家属交代注意事项，预约复诊日期	□ 询问病史及体格检查 □ 完成门诊复诊病历 □ 根据患者的病情变化和治疗反应及时调整治疗方案 □ 防治药物的不良反应
重点医嘱	门诊医嘱： □ 进行疾病的宣教 □ 饮食指导 □ 局部外用药物治疗 □ 维 A 酸类药物治疗（视病情） □ 免疫抑制剂治疗（视病情） □ 生物制剂治疗（视病情） □ 激素治疗（视病情） □ 抗菌药物治疗（视病情） □ 物理治疗（视病情） □ 中成药（必要时） □ 支持治疗（必要时） □ 血常规、尿常规、大便常规、肝功能、肾功能、电解质、血糖、血脂、尿酸、凝血功能、红细胞沉降率、抗链球菌溶血素 O、C 反应蛋白、感染性疾病筛查（必要时）、X 线胸片（必要时）、心电图（必要时）、腹部超声（必要时）	门诊医嘱： □ 饮食指导 □ 局部外用药物治疗 □ 维 A 酸类药物治疗（视病情） □ 免疫抑制剂治疗（视病情） □ 生物制剂治疗（视病情） □ 激素治疗（视病情） □ 保肝治疗（视病情） □ 降脂治疗（视病情） □ 合并症治疗 □ 复查血常规、尿常规、大便常规、肝功能、肾功能、电解质、血脂
病情变异记录	□ 无　□ 有，原因： 1. 2.	□ 无　□ 有，原因： 1. 2.
医师签名		

时间	门诊第 4~6 周	门诊第 7~12 周
主要诊疗工作	□ 询问病史及体格检查 □ 完成门诊复诊病历 □ 根据患者的病情变化和治疗反应及时调整治疗方案 □ 防治药物的不良反应	□ 询问病史及体格检查 □ 完成门诊复诊病历 □ 根据患者的病情变化和治疗反应及时调整治疗方案 □ 防治药物的不良反应 □ 维持治疗防复发
重点医嘱	门诊医嘱： □ 饮食指导 □ 局部外用药物治疗 □ 维 A 酸类药物治疗（视病情） □ 免疫抑制剂治疗（视病情） □ 生物制剂治疗（视病情） □ 激素治疗（视病情） □ 保肝治疗（视病情） □ 降脂治疗（视病情） □ 合并症治疗 □ 复查血常规、尿常规、大便常规、肝功能、肾功能、电解质、血脂	门诊医嘱： □ 饮食指导 □ 局部外用药物治疗 □ 维 A 酸类药物治疗（视病情） □ 免疫抑制剂治疗（视病情） □ 生物制剂治疗（视病情） □ 激素治疗（视病情） □ 保肝治疗（视病情） □ 降脂治疗（视病情） □ 合并症治疗 □ 复查血常规、尿常规、大便常规、肝功能、肾功能、电解质、血脂
病情变异记录	□ 无 □ 有，原因： 1. 2.	□ 无 □ 有，原因： 1. 2.
医师签名		

第十五章

红皮病型银屑病临床路径释义

【医疗质量控制指标】
指标一、诊断需结合病史、临床表现和/或组织病理学检查
指标二、使用生物制剂前需完善相关筛查
指标三、抗菌药物需有指征用药

一、红皮病型银屑病编码

疾病名称及编码：红皮病型银屑病（ICD-10：L40.802）

二、临床路径检索方法

L40.802

三、国家医疗保障疾病诊断相关分组（CHS-DRG）

MDCJ 皮肤、皮下组织及乳腺疾病及功能障碍
JS1 重大皮肤疾患

四、红皮病型银屑病临床路径标准住院流程

（一）适用对象

第一诊断为红皮病型银屑病（ICD-10：L40.802）。

> 释义
>
> ■ 本路径使用对象为第一诊断为红皮病型银屑病的患者。红皮病型银屑病皮疹表现为剥脱性皮炎，常伴发热、畏寒等全身不适症状，结合银屑病病史、治疗史可明确诊断。

（二）诊断依据

根据《临床诊疗指南·皮肤病与性病分册》（中华医学会编著，人民卫生出版社）、《临床技术操作规范·皮肤病与性病分册》（中华医学会编著，人民军医出版社）、《中国银屑病治疗指南》（中华皮肤科学分会银屑病学组，2014年）。

1. 既往有明确的银屑病病史，累及体表面积大于90%，临床表现为弥漫性红斑，急性期炎症水肿明显，慢性期表面可附有大量麸皮样或片状鳞屑。

2. 手足皮肤常呈整片的角质剥脱，甲板可呈点状凹陷，亦可变黄、增厚及指甲剥离。

3. 可有发热、畏寒、头痛、全身不适的症状，浅表淋巴结常肿大。

4. 组织病理可有寻常型银屑病的病理特征，其变化与慢性皮炎相似。

释义

■ 红皮病型银屑病为较少见的一型病情严重的银屑病，约占银屑病患者的1%。常因银屑病在急性进行期中的某些刺激因素引起，少数亦可有寻常型银屑病自行演变而来，或在系统应用糖皮质激素治疗后突然停药或减量太快诱发。因此，在红皮病患者中，询问病史及治疗史对明确诊断非常重要。此外，红皮病型银屑病需要和其他原因引起的红皮病鉴别。虽然对红皮病表现的患者进行皮肤活检通常只能看到非特异性的皮炎表现，但可能在组织切片中发现红皮病病因的线索，因此，在红皮病型银屑病的鉴别诊断中组织病理检查具有重要意义。

（三）治疗方案的选择

根据《临床诊疗指南·皮肤病与性病分册》（中华医学会编著，人民卫生出版社）、《临床技术操作规范·皮肤病与性病分册》（中华医学会编著，人民军医出版社）、《中国银屑病治疗指南》（中华皮肤科学分会银屑病学组，2014年）。

1. 外用药物治疗：不同病期，酌情采用收敛剂或润肤剂。
2. 系统药物治疗：
（1）维A酸类药物。
（2）免疫抑制剂。
（3）生物制剂。
（4）抗感染药物。
（5）免疫调节剂。
（6）中药。
3. 物理治疗。
4. 联合治疗。
5. 序贯疗法。
6. 对症支持治疗。
7. 其他：健康教育和心理治疗等。

释义

中重度红皮病型银屑病患者，有时需要收住院进行密切观察和积极的对症支持治疗。外用药物以收敛剂或润肤剂为主，切勿使用刺激性强的外用药物。红皮病型银屑病通常需要全身系统治疗，轻度红皮病型银屑病可应用阿维A单药治疗，中重度红皮病型银屑病常需要联合治疗。同时，需注意全身情况的改善。

（四）标准住院日 21~45 天

释义

■ 红皮病型银屑病病程较长，在制定有效安全的治疗方案控制病情平稳、皮损明显好转、无严重的药物不良反应后，可出院继续治疗。

（五）进入路径标准

1. 第一诊断须符合红皮病型银屑病疾病（ICD-10：L40.802）。

2. 当患者同时具有其他疾病诊断，但在住院期间不需要特殊处理也不影响第一诊断的临床路径流程实施时，可以进入路径。

> **释义**
>
> ■ 进入路径的患者需符合红皮病型银屑病诊断标准。
>
> ■ 入院后常规检查发现以往没有发现的疾病或既往有基础疾病（如高血压、冠状动脉粥样硬化性心脏病、糖尿病、肝肾功能不全、各种感染等），经系统评估后对红皮病型银屑诊断治疗无特殊影响，仅需要药物维持治疗者，可进入路径。若有合并症，可能会增加医疗费用，延长住院时间。

（六）入院第 1 天

1. 必需的检查项目：

（1）血常规、尿常规、大便常规+隐血。

（2）血液学检查：肝功能、肾功能、电解质、血糖、血脂、红细胞沉降率、抗链球菌溶血素O、C反应蛋白、感染性疾病筛查（乙型肝炎、丙型肝炎、艾滋病、梅毒等）、凝血功能检查。

（3）X线胸片、心电图、腹部超声。

（4）皮肤活组织病理学检查。

2. 根据患者病情可选择的检查项目：

（1）结核菌素试验；结核感染T细胞斑点试验；肿瘤相关筛查：肿瘤抗原及标志物，选择行超声、CT、MRI检查，消化道钡餐或内镜检查；心脏彩超等。

（2）血培养及药敏试验。

（3）皮肤细菌培养及药敏试验。

（4）尿妊娠试验（应用阿维A等治疗的妇女）。

> **释义**
>
> ■ 入院后完善必须检查项目以评价患者的一般情况，通过对患者各个器官的系统评价以全面了解患者的皮肤外器官状况。
>
> ■ 入院后尽快完善皮肤组织病理检查，进一步与其他可能的原因相鉴别。
>
> ■ 如有发热症状体温超过38.5℃需连续抽血培养；发热患者皮损如有渗出需行细菌培养及药敏试验判断有无继发感染。

（七）住院期间检查项目

必须复查的检查项目：

1. 血常规、尿常规、大便常规+隐血。

2. 肝功能、肾功能、电解质、血脂。

释义

■ 住院期间需每周复查血常规、尿常规、大便常规及隐血监测患者一般情况；复查肝肾功能、电解质、血脂监测有无药物性肝损伤、电解质紊乱、血脂升高等。

（八）治疗药物与方案选择

1. 局部外用药：采用低刺激或无刺激保护剂，如凡士林；或 1∶8000 高锰酸钾溶液或淀粉液沐浴。选择用药及用药时间长短视病情而定。

2. 物理治疗：红皮病型银屑病患者慎用，在急性期之后可考虑窄谱中波紫外线照射。

3. 系统用药：

（1）维 A 酸类药物：选用阿维 A。选择用药及用药时间长短视病情而定。

（2）免疫抑制剂：可选用甲氨蝶呤（methotrexate，MTX）、环孢素 A 等，选择用药及用药时间长短视病情而定。

（3）生物制剂：有 TNF-α 拮抗剂、IL-12/23 P40 亚单位单克隆抗体、IL-17 拮抗剂等生物制剂可供选择，目前在国内临床应用较多。是否选择该药及用药时间长短视具体病情而定。

（4）抗感染药物：合并或继发感染者。

（5）中医中药：辨证施治。

4. 联合疗法：联合疗法是指 2 种或 2 种以上的方法联用，局部治疗经常与系统治疗联用，从而使各种治疗的不良反应降至最低。

5. 序贯疗法：指先使用一种强效药物清除皮损，然后改用一种更安全的、弱效的药物来维持治疗。例如，可以先系统使用环孢素 A 清除皮损，然后改为口服维 A 酸药物作为维持治疗。

6. 对症支持治疗：卧床休息，关注患者体液平衡和营养状态。

7. 其他：健康教育和心理治疗等。

释义

■ 阿维 A 胶囊为治疗本病的首选治疗药物，单独服用或与其他疗法联合应用常有满意的治疗效果。其主要的不良反应为致畸，育龄妇女在停药 3 年内应采取避孕措施。服药期间注意对症处理口干、眼干等常见不良反应，同时监测有无肝功能损伤、血脂升高等。

■ 对常规疗法无效的病例可考虑使用 MTX、环孢素、霉酚酸酯等免疫抑制剂，使用过程中需严密监测是否合并感染及不良反应的发生。

■ 阿维 A 及 MTX 对红皮病型银屑病长期疗效好，但起效较慢，逐渐减量可有效预防复发。病情重、不稳定的患者推荐使用环孢素或生物制剂。

■ 一般不推荐局部或系统应用糖皮质激素，除非患者出现严重中毒症状并危及生命。病情严重紧急时应系统用糖皮质激素控制急性炎症，病情控制后逐渐减量至停用。

■ 使用生物制剂前需进行感染、肿瘤等相关筛查。

■ 加强对症支持治疗、纠正低蛋白血症、注意水电平衡，加强急性期皮肤护理。

■ 在西医治疗基础上，可采用中西医结合治疗，标本兼顾、缓急并举。

（九）出院标准

1. 生命体征平稳，临床症状好转，红皮病皮肤表现有明显缓解。
2. 没有需要住院处理的并发症。

> **释义**
>
> ■ 病情平稳、无全身症状、皮损明显缓解呈逐渐消退趋势，完成出院需要复查的检查项目，没有需要住院处理的并发症的情况下，达到出院标准。皮损明显缓解的表现为皮损颜色变淡，水肿减轻，表面无渗出，脱屑明显减少，全身症状改善，实验室指标改善或恢复正常。

（十）变异及原因分析

1. 对常规治疗效果差，需延长住院时间。
2. 伴有其他基础疾病或并发症，需进一步诊断及治疗或转至其他相应科室诊治，延长住院时间，增加住院费用。

> **释义**
>
> ■ 微小变异：因为医院检验项目的及时性，不能按照要求完成检查；因为节假日不能按照要求完成检查；患者不愿配合完成相应检查，短期不愿按照要求出院随诊。
>
> ■ 重大变异：因基础疾病需要进一步诊断和治疗；因各种原因需要其他治疗措施；医院与患者或家属发生医疗纠纷，患者要求离院或转院；不愿按照要求出院随诊而导致入院时间明显延长。

五、红皮病型银屑病临床路径给药方案

【用药选择】

1. 阿维 A 为红皮病型银屑病最常用的一线治疗药物，轻症患者单一使用即有显著疗效，但在难治型及中重度红皮病型银屑病推荐根据具体病情选择多种药物联合治疗，联合用药可以协同不同药物的作用机制，提高疗效的同时减轻单一药物大量使用的可能发生的不良反应。

2. 有发热症状的患者一旦明确感染需积极抗感染治疗，重症感染情况下可考虑加用静脉用丙种球蛋白。

3. 环孢素治疗急性红皮病型银屑病疗效好，起效迅速，但因可能诱发肾毒性和高血压，在既存肾病和高血压的患者使用需谨慎。

4. 皮肤肿胀渗出严重的患者需加强皮肤护理，局部使用抗菌药物，如复方多黏菌素 B、莫匹罗星等。

5. 红皮病型银屑病可进行中西医结合治疗。复方青黛胶囊（丸）、郁金银屑片、银屑灵、银屑冲剂、克银丸、消银颗粒、消银片等复方中成药常用于银屑病的治疗，但尚需积累循证医学证据。雷公藤制剂、昆明山海棠、白芍总苷、复方甘草酸苷、甘草甜素及甘草酸等单方或单体中成药或植物提取药辅助治疗银屑病有效。复方甘草酸苷可用于预防或减轻某些系统药物治疗引起的肝脏损害。

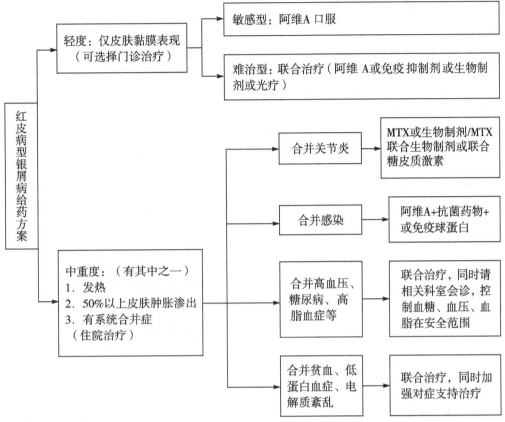

【药学提示】

1. 维A酸类药物主要不良反应为致畸，育龄女性患者需在知情同意后嘱其停药后2年之内避孕。服药期间可有皮肤黏膜干燥症状、皮肤弥漫脱屑及毛发脱落等。长期服用需注意监测血脂、肝功能。

2. MTX服用过程中注意监测血常规、肝功能、肾功能，给药次日给予叶酸5mg口服可减缓恶心贫血等症状。注意MTX的累积不良反应，可根据情况与其他药物交替治疗。

3. 环孢素A主要不良反应有肾毒性、高血压、胃肠道反应等。在治疗前和治疗期间均应监测肾功能和血压。庆大霉素、复方磺胺甲噁唑、西咪替丁、雷尼替丁、双氯芬酸等药物均与环孢素有协同肾毒性。

4. 糖皮质激素使用过程中需密切监测有无感染、高血糖、高血压、低钾、水钠潴留、消化道出血或溃疡等不良反应的发生，并在使用激素治疗过程注意补钾补钙保护胃黏膜。

5. 合并关节型银屑病的患者不建议阿维A单药治疗，建议同时联合使用对关节治疗效果明确的免疫抑制剂或生物制剂。

【注意事项】

1. 根据患者病情严重程度、用药史、全身情况、经济情况及患者需求制订个体化治疗方案。

2. 注意液体，监测尿量，保持水、电解质平衡，补充营养和多种维生素，特别要保证摄入足够蛋白质和热量。

3. 重症住院患者，尽量住单人病房，加强皮肤护理，避免经皮感染。

4. 皮肤黏膜外用药物以保护、止痒、抗炎为原则，避免使用刺激性外用药。

5. 继发感染是常见并发症，密切观察病情变化，有感染征象时尽快完善病原学检查，尽早应用敏感抗菌药物抗感染治疗。

6. 出现肺炎、肝肾功能损伤、心力衰竭等并发症时及时请相关科室会诊，积极治疗。

六、红皮病型银屑病患者护理规范

1. 急性期全身皮肤水肿、渗出，皮肤屏障功能受损，抵抗力低，为防止经皮感染，需采取以下措施：尽量安排单间病房，定时通风换气；使用含氯消毒剂擦洗桌面、地面；病房紫外线空气消毒；床单、被套污染及时更换；严格限制探视人数，予保护性隔离。

2. 对于高热卧床患者，定期翻身、拍背，协助患者变换体位，预防发生坠积性肺炎及压疮。

3. 做好皮肤护理预防继发感染。可使用1∶8000高锰酸钾进行药浴，清洁皮肤，防止感染。对于皮肤干燥脱屑的患者及时应用润肤剂，防止皮肤皲裂。避免抓挠，嘱患者经常修剪指甲。

4. 避免大面积外用皮质类固醇激素、刺激性药物，防止药物经皮肤吸收引起的不良反应。

5. 对于持续高热患者，需谨慎使用解热镇痛药，给予温水擦浴、冰袋物理降温方法，鼓励多饮水，关注出入量。禁用酒精擦浴，以免刺激皮肤。

6. 做好患者口腔、眼、外阴黏膜护理；操作轻柔，保护血管，做好静脉穿刺护理。

七、红皮病型银屑病患者营养治疗规范

1. 高热及进食量少的患者每日需根据情况适量补液，加强对症支持治疗，保持水、电解质平衡。

2. 饮食上宜选择优质蛋白、低脂低胆固醇、易消化的食物，多食用新鲜蔬菜、水果；忌食辛辣、羊肉、海鲜等食物。

八、红皮病型银屑病患者健康宣教

1. 阿维A治疗期间可有皮肤黏膜干燥、皮肤弥漫脱屑等不良反应，可使用润肤剂缓解不适症状。

2. 激素治疗后会出现食欲增加、入睡困难、双手颤抖等症状，注意补充含钙丰富食物。

3. 使用生物制剂、免疫抑制剂期间注意预防感染，观察有无呼吸系统、消化系统不良反应。

4. 要有良好的个人卫生习惯，勤洗手，保持环境清洁和通风。探视家属尽量避免去人员密集的公共场所。

5. 注意饮食卫生安全，选择优质蛋白、低脂、易消化的食物，多食用新鲜蔬菜、水果，忌食辛辣、羊肉、海鲜等食物。多饮水。

九、推荐表单

（一）医师表单

红皮病型银屑病临床路径医师表单

适用对象：第一诊断为红皮病型银屑病（ICD-10：L40.802）

患者姓名：	性别：　年龄：　门诊号：	住院号：
住院日期：　　年　月　日	出院日期：　　年　月　日	标准住院日：21~45 天

时间	住院第 1 天	住院第 2~7 天
主要诊疗工作	□ 询问病史及体格检查 □ 完成入院病历及首次病程记录 □ 完成初步的病情评估和治疗方案 □ 与患者及家属沟通交流，充分交代病情 □ 签署告知及授权委托书（必要时）	□ 上级医师查房 □ 根据实验室检查的结果，完成病情评估并制订治疗计划 □ 患者或其家属签署接受免疫抑制剂治疗知情同意书等 □ 签署自费药物协议书等 □ 请相关科室会诊（必要时）
重点医嘱	**长期医嘱：** □ 皮肤科护理常规 □ 优质蛋白饮食 □ 健康教育 □ 局部外用药物治疗 □ 对症支持治疗（视病情） **临时医嘱：** □ 血常规、尿常规、大便常规+隐血 □ 肝功能、肾功能、电解质、血糖、血脂、凝血功能 □ X 线胸片、心电图、腹部超声 □ 红细胞沉降率、抗链球菌溶血素 O、C 反应蛋白、血培养、感染性疾病筛查、肿瘤标志物筛查（必要时）	**长期医嘱：** □ 系统使用维 A 酸类药物（视病情） □ 免疫调节治疗（视病情） □ 免疫抑制剂（视病情） □ 生物制剂治疗（视病情） □ 物理治疗（视病情） □ 抗菌药物（有感染证据者，必要时） □ 合并症治疗（视病情） □ 局部外用药物治疗 **临时医嘱：** □ 皮肤活检/病理 □ 相关科室会诊（必要时） □ 细菌培养+药敏试验（必要时） □ 血培养+药敏试验（必要时） □ 淋巴结活检（必要时）
病情变异记录	□ 无　□ 有，原因： 1. 2.	□ 无　□ 有，原因： 1. 2.
医师签名		

时间	住院第 8~20 天	住院第 21~45 天（出院日）
主要诊疗工作	□ 上级医师查房 □ 密切观察治疗反应，及时调整治疗方案 □ 监测并处理治疗药物的不良反应	□ 观察疗效，观察和处理药物的不良反应 □ 上级医师评估患者可否出院 □ 向患者及其家属交代出院后用药及注意事项，预约门诊复诊 □ 完成出院记录 □ 开具出院证明书
重点医嘱	**长期医嘱：** □ 系统使用维 A 酸类药物（视病情） □ 免疫调节治疗（视病情） □ 免疫抑制剂（视病情） □ 生物制剂治疗（视病情） □ 物理治疗（视病情） □ 抗菌药物（有感染证据者，必要时） □ 合并症治疗（视病情） □ 局部治疗 **临时医嘱：** □ 复查血常规、尿常规、大便常规+隐血、肝功能、肾功能、电解质、血脂 □ 复查 X 线胸片	**长期医嘱：** □ 系统使用维 A 酸类药物（视病情） □ 免疫调节治疗（视病情） □ 免疫抑制剂（视病情） □ 生物制剂治疗（视病情） □ 物理治疗（视病情） □ 合并症治疗（视病情） □ 局部治疗 **临时医嘱：** □ 出院带药 □ 门诊复诊 □ 健康教育
病情变异记录	□ 无　□ 有，原因： 1. 2.	□ 无　□ 有，原因： 1. 2.
医师签名		

（二）护士表单

红皮病型银屑临床路径护士表单

适用对象：第一诊断为红皮病型银屑（ICD-10：L40.802）

患者姓名：	性别：	年龄：	门诊号：	住院号：
住院日期：　　年　月　　日	出院日期：　　年　月　　日		标准住院日：21~45天	

时间	住院第1天	住院第2~7天
健康宣教	□ 入院宣教（环境、设施、人员） □ 进行疾病和安全宣教	□ 提供有关银屑病护理知识 □ 指导患者完成各项检查及会诊 □ 确保患者遵医嘱完成治疗
护理处置	□ 入院护理评估 □ 制订护理计划，填写护理记录 □ 静脉取血（当天或次日晨取血）	□ 注意患者用药情况，尤其是药物不良反应。嘱其一定要遵医嘱完成用药 □ 继续认真观察和处理药物的毒不良反应，发现不良反应应及时请示医生
基础护理	□ 监测体温、血压 □ 危重患者心电监护并记录24小时出入量	□ 监测体温、血压 □ 危重患者心电监护并记录24小时出入量 □ 应用免疫抑制剂的患者监测其血常规及肝功能
专科护理	□ 观察皮疹变化 □ 皮肤科局部上药	□ 观察皮疹变化 □ 皮肤科局部上药
重点医嘱	□ 详见医嘱执行单	□ 详见医嘱执行单
病情变异记录	□ 无　□ 有，原因： 1. 2.	□ 无　□ 有，原因： 1. 2.
护士签名		

时间	住院第 8~20 天	住院第 21~45 天（出院日）
健康宣教	□ 提供有关银屑病护理知识 □ 指导患者完成各项检查及会诊 □ 确保患者遵医嘱完成治疗	□ 提供有关银屑病护理知识 □ 指导患者完成各项检查及会诊 □ 嘱患者定期随访，遵医嘱增减用药 □ 向患者交代出院注意事项及复查日期 □ 指导患者办理出院手续 □ 通知住院处 □ 出院健康宣教
护理处置	□ 注意患者用药情况，尤其是药物不良反应。嘱其一定要遵医嘱完成用药 □ 继续认真观察和处理药物的不良反应，发现不良反应应及时请示医生	□ 注意患者用药情况，尤其是药物不良反应。嘱其一定要遵医嘱完成用药 □ 继续认真观察和处理药物的不良反应，发现不良反应应及时请示医生
基础护理	□ 监测体温、血压 □ 危重患者心电监护并记录 24 小时出入量 □ 应用免疫抑制剂的患者监测其血常规及肝功能	□ 监测体温、血压 □ 危重患者心电监护并记录 24 小时出入量 □ 应用免疫抑制剂的患者监测其血常规及肝功能
专科护理	□ 观察皮疹变化 □ 皮肤科局部上药	□ 观察皮疹变化（水疱、糜烂面） □ 皮肤科局部上药
重点医嘱	□ 详见医嘱执行单	□ 详见医嘱执行单
病情变异记录	□ 无　□ 有，原因： 1. 2.	□ 无　□ 有，原因： 1. 2.
护士签名		

（三）患者表单

红皮病型银屑临临床路径患者表单

适用对象：第一诊断为红皮病型银屑临（ICD-10：L40.802）

患者姓名：	性别：	年龄：	门诊号：	住院号：
住院日期：　年　月　日	出院日期：　年　月　日			标准住院日：21~45 天

时间	住院第 1 天	住院第 2~7 天
医患配合	□ 配合病史询问 □ 配合体格检查 □ 告知既往基础用药 □ 患者及家属与医师交流了解病情 □ 签署告知及授权委托书、接受糖皮质激素治疗知情同意书、病危通知书（重症者）	□ 配合医师日常查房 □ 观察皮疹变化 □ 配合完成各项入院常规及特殊检查 □ 如有需要，配合签署自费用品协议书、免疫抑制剂知情同意书等 □ 患者及家属与医师交流了解病情
护患配合	□ 接受入院宣教 □ 接受入院护理评估 □ 配合测量体温、脉搏、呼吸、血压、体重等 □ 配合完成治疗前护理评估单（简单询问病史、过敏史、用药史） □ 有任何不适告知护士	□ 配合测量体温、脉搏、呼吸、血压等情况 □ 观察皮疹变化 □ 接受相关检查宣教，正确留取标本，配合检查 □ 有任何不适告知护士 □ 接受疾病及用药等相关知识指导
饮食	□ 多饮水，少食辛辣，忌饮酒，忌油腻等	□ 多饮水，少食辛辣，忌饮酒，忌油腻等
排泄	□ 保持排便通畅 □ 注意尿量	□ 保持排便通畅 □ 注意尿量
活动	□ 适中	□ 适中

时间	住院第 8~20 天	住院第 21~45 天 （出院日）
医患配合	□ 配合医师日常查房 □ 观察皮疹变化 □ 配合完成各项入院常规及特殊检查 □ 如有需要，配合签署自费用品协议书、免疫抑制剂知情同意书等 □ 患者及家属与医师交流了解病情	□ 配合医师日常查房 □ 观察皮疹变化 □ 患者及家属与医师交流了解病情 □ 学习出院注意事项 □ 了解复查程序 □ 办理出院手续 □ 获取出院诊断书 □ 获取出院带药
护患配合	□ 配合测量体温、脉搏、呼吸、血压等情况 □ 观察皮疹变化 □ 接受相关检查宣教，正确留取标本，配合检查 □ 有任何不适告知护士 □ 接受疾病及用药等相关知识指导	□ 配合测量体温、脉搏、呼吸、血压等情况 □ 观察皮疹变化 □ 接受相关检查宣教，正确留取标本，配合检查 □ 有任何不适告知护士 □ 接受疾病及用药等相关知识指导 □ 接受出院前健康宣教
饮食	□ 多饮水，少食辛辣，忌饮酒，忌油腻等	□ 多饮水，少食辛辣，忌饮酒，忌油腻等
排泄	□ 保持排便通畅 □ 注意尿量	□ 保持排便通畅 □ 注意尿量
活动	□ 卧床休息	□ 适中

附：原表单（2016 年版）

红皮病型银屑临临床路径表单

适用对象：第一诊断为红皮病型银屑病（L40.802）

患者姓名：	性别：	年龄：	门诊号：	住院号：
住院日期： 年 月 日	出院日期： 年 月 日			标准住院日：21~45 天

时间	住院第 1 天	住院第 2~7 天
主要诊疗工作	□ 询问病史及体格检查 □ 完成住院病历 □ 完成初步的病情评估和诊疗方案 □ 患者或其家属签署告知及授权委托书（必要时）	□ 上级医师查房 □ 根据实验室检查的结果，完成病情评估并制订治疗计划 □ 患者或其家属签署接受免疫抑制剂治疗知情同意书等 □ 签署自费药物协议书等
重点医嘱	长期医嘱： □ 皮肤科护理常规 □ 优质蛋白饮食 □ 健康教育 □ 局部外用药物治疗 □ 支持对症治疗（视病情） □ 中成药（必要时） 临时医嘱： □ 血常规、尿常规、大便常规+隐血 □ 肝功能、肾功能、电解质、血糖、血脂、凝血功能 □ X 线胸片、心电图、腹部超声 □ 红细胞沉降率、抗链球菌溶血素 O、C 反应蛋白、血培养、感染性疾病筛查、肿瘤标志物筛查（必要时）	长期医嘱： □ 系统使用维 A 酸类药物（视病情） □ 抗炎、免疫调节治疗（视病情） □ 免疫抑制剂（视病情） □ 生物制剂治疗（视病情） □ 合并症治疗（视病情） □ 物理治疗（视病情） 临时医嘱： □ 相关科室会诊（必要时） □ 细菌培养+药敏试验（必要时） □ 真菌培养+药敏试验（必要时） □ 皮肤活检/病理检查（必要时） □ 淋巴结活检（必要时）
主要护理工作	□ 进行疾病和安全宣教 □ 入院护理评估 □ 制订护理计划 □ 帮助患者完成辅助检查	□ 观察患者生命体征和病情变化
病情变异记录	□ 无 □ 有，原因： 1. 2.	□ 无 □ 有，原因： 1. 2.
护士签名		
医师签名		

时间	住院第 8~20 天	住院第 21~45 天 （出院日）
主要诊疗工作	□ 根据患者的病情变化和治疗反应及时调整治疗方案 □ 防治药物的不良反应	□ 上级医师诊疗评估，确定患者是否可以出院 □ 完成出院小结 □ 向患者及其家属交代出院后注意事项，预约复诊日期
重点医嘱	长期医嘱： □ 抗菌药物（有感染证据者，必要时） 临时医嘱： □ 复查大便常规+隐血、血常规、尿常规、肝功能、肾功能、电解质、血脂、血糖	临时医嘱： □ 出院带药 □ 门诊复诊 □ 健康教育
主要护理工作	□ 观察患者病情变化	□ 通知出院处 □ 帮助患者办理出院手续 □ 出院后疾病指导
病情变异记录	□ 无　□ 有，原因： 1. 2.	□ 无　□ 有，原因： 1. 2.
护士签名		
医师签名		

第十六章

脓疱型银屑病（门诊）临床路径释义

【医疗质量控制指标】

指标一、门诊脓疱型银屑病患者规范诊断率

指标二、门诊脓疱型银屑病患者完成皮肤环钻活检检查率

指标三、门诊脓疱型银屑病患者进行临床严重度评估的比例

指标四、门诊脓疱型银屑病患者合并系统性感染筛查率

指标五、脓疱型银屑病治疗药物规范应用率

指标六、门诊脓疱型银屑病治疗药物相关严重不良反应发生率

一、脓疱型银屑病编码

1. 原编码：

疾病名称及编码：脓疱型银屑病（ICD-10：L40.100）

2. 修改编码：

疾病名称及编码：脓疱型银屑病（ICD-10：L40.1）

二、临床路径检索方法

L40.1

三、国家医疗保障疾病诊断相关分组（CHS-DRG）

MDCJ 皮肤、皮下组织及乳腺疾病及功能障碍

JS1 重大皮肤疾患

四、脓疱型银屑病临床路径门诊流程

（一）适用对象

第一诊断为脓疱型银屑病（ICD-10：L40.100）。

> 释义
>
> ■ 本路径使用对象为第一诊断为脓疱型银屑病的患者，通常指泛发性脓疱型银屑病，皮疹具特征性，结合组织病理可明确诊断。

（二）诊断依据

根据《临床诊疗指南·皮肤病与性病分册》（中华医学会编著，人民卫生出版社）、《临床技术操作规范·皮肤病与性病分册》（中华医学会编著，人民军医出版社）、《中国银屑病治疗指南》（中华皮肤科学分会银屑病学组，2013 年）。

1. 脓疱型银屑病：

（1）多为急性发病，可在数日至数周内脓疱泛发全身，先有密集的针尖大小的潜在的小脓疱，很快融合成脓湖。

（2）全身各处均可发疹，但以褶皱部及四肢屈侧为多见。有时甲床亦可出现小脓疱，甲板肥厚混浊。

（3）常伴有高热、关节肿痛及全身不适，血常规检查白细胞数增多。

（4）脓疱干涸后出现脱屑，在脱屑后又可出现新发脓疱，病程反复可达数月或更久。

2. 组织病理有辅助诊断价值：基本与寻常型银屑病相同，但棘层上部出现海绵状脓疱，疱内主要为中性粒细胞。真皮层炎症浸润较重，主要为淋巴细胞和组织细胞，有少量中性粒细胞。

3. 严重程度的分类：临床医师在制订合理的治疗方案前，需对银屑病的病情进行严重程度评估。

> **释义**
>
> ■ 脓疱型银屑病的诊断依据典型的临床表现结合特征性的组织病理。发生于孕妇的泛发性脓疱型银屑病也称疱疹样脓疱病。本病需与急性泛发性发疹性脓疱病、角层下脓疱病、湿疹继发感染等疾病鉴别。
>
> ■ 严重度评估标准：根据患者皮损情况（红斑、脓疱、是否合并融合性脓湖及黏膜受累情况等）、系统症状（发热程度、实验室指标：白细胞、红细胞沉降率、白蛋白、血清钙）等方面进行评分。根据分数高低进行轻、中、重度分级。泛发性脓疱型银屑病严重度评估见表16-1、表16-2。

表 16-1　皮疹评估表

皮损情况	评分				
	有	>60%BSA	30%~60%BSA	<30%BSA	无
红斑面积		3□	2□	1□	0□
脓疱		3□	2□	1□	0□
融合性脓疱（脓湖）	1□				0□
黏膜疹	1□				0□
皮疹评分（合计）					

表 16-2　皮疹严重度评估表

实验室指标	评分		
	2	1	0
皮疹评分	6~8□	3~5□	0~2□
发热（℃）	≥39□	38~39□	<38□
红细胞沉降率（mm/h）	≥60□	30~59□	<30□
白细胞（×10⁹/L）	≥15□	10~14□	<10□
血浆白蛋白（g/L）		≤34□	≥35□
血清钙（g/dL）		≤82□	≥83□
严重程度评分（合计）			
总分	严重性		
0~2	轻□		
3~6	中度□		
7~12	重度□		

（三）治疗方案的选择

脓疱型银屑病的病情较重，可伴有发热等全身症状，大都需要系统治疗。全身症状严重者要注意加强支持疗法、预防并发症的发生，血浆输注有利于缓解病情，改善全身状况。其治疗的目的在于控制病情，延缓向全身发展的进程，减轻皮损及全身症状，稳定病情，减缓复发，尽量避免不良反应，提高患者生活质量。

1. 系统药物治疗：

（1）维 A 酸类药物。

（2）免疫抑制剂。

（3）糖皮质激素（其他系统药物不能控制，病情危重甚至危及生命时方考虑使用）。

（4）抗感染药物（伴有感染时）。

（5）免疫调节剂。

（6）中药。

2. 外用药物治疗。

3. 物理治疗。

4. 联合治疗。

5. 序贯疗法。

> **释义**
>
> ■ 维 A 酸类药物为首选药物，糖皮质激素在其他系统药物不能控制、特殊人群（如孕妇）、病情危重甚至危及生命时方考虑使用。
>
> ■ 系统治疗中结合患者病情，可选用生物制剂。
>
> ■ 加强支持治疗；护理创面预防感染。

（四）进入路径标准

1. 第一诊断符合 ICD-10：L40.100 脓疱型银屑病疾病编码。

2. 当患者同时具有其他疾病诊断，但不需要特殊处理也不影响第一诊断的临床路径流程实施时，可以进入路径。

> **释义**
>
> ■ 进入路径的患者需符合脓疱型银屑病诊断标准。
>
> ■ 询问病史或进行门诊检查发现以往没有发现的疾病或既往有基础疾病（如高血压、冠状动脉粥样硬化性心脏病、糖尿病、肝肾功能不全、各种感染等），经系统评估后对脓疱型银屑病诊断治疗无特殊影响，仅需要药物维持治疗者，可进入路径。但可能会增加医疗费用。

（五）门诊检查项目

1. 必需的检查项目：

（1）血常规、尿常规、大便常规+隐血。

（2）血液学检查：肝功能、肾功能、电解质、血糖、血脂、尿酸、红细胞沉降率、抗链球菌溶血素 O、C 反应蛋白、感染性疾病筛查（乙型肝炎、丙型肝炎、艾滋病、梅毒等）、凝血功能。

（3）皮肤活组织病理学检查（必要时）。

2. 根据患者病情可选择的检查项目：

（1）结核菌素试验。

（2）X 线胸片、心电图、腹部超声。

（3）肿瘤相关筛查：肿瘤抗原及标志物，超声、CT、MRI 检查，消化道钡餐或内镜检查。

（4）肺功能、肺高分辨率 CT（X 线胸片提示间质性肺炎者）、骨扫描（应用阿维 A 出现骨痛者）。

（5）尿妊娠试验（应用阿维 A 等治疗的妇女）。

> **释义**
>
> ■ 门诊首次就诊后完善必须检查项目以评价患者的一般情况，通过对患者各个器官的系统评价以全面了解患者的皮肤外器官状况。接诊医师应认真分析检查结果，及时发现异常情况并采取相应处置。
>
> ■ 若根据临床表现无法明确诊断，需行皮肤组织病理检查。
>
> ■ 如患者脓疱部分破溃，分泌物较多且有异味，完善创面分泌物微生物培养。
>
> ■ 如患者需使用生物制剂及免疫抑制剂治疗，需完善肺部影像学检查及结核菌素试验、结核感染 T 细胞斑点试验等感染指标筛查，排除活动性感染。
>
> ■ 根据患者病情可选择的检查项目，可以增加：①脓液病原学培养及药敏；血培养（患者合并高热时，除外系统感染）。②结核菌素试验、结核感染 T 细胞斑点试验。

（六）门诊复诊检查项目

必须复查的检查项目：

1. 血常规、尿常规、大便常规。

2. 肝功能、肾功能、电解质、血脂。

> **释义**
>
> ■ 每次复诊时复查血常规、尿常规、大便常规监测有无继发感染等情况发生；复查肝肾功能、电解质、血脂监测有无药物性肝损伤、电解质紊乱、脂代谢异常等。
>
> ■ 必须复查的检查项目，可增加红细胞沉降率、C 反应蛋白。复查炎症指标、血浆白蛋白及血清钙，结合患者症状、体征变化，便于进行疾病严重度评价。

（七）治疗药物与方案选择

1. 局部用药：依据病情选择收敛剂、润肤剂等。选择用药及用药时间长短应视病情而定。

2. 物理治疗：脓疱干涸消退后出现寻常型皮损，可酌情选择治疗方案。对于病情顽固或频繁复发的病例，脓疱缓解可采用窄谱中波紫外线治疗，一般先从小剂量开始，每周 2~3 次，逐渐递增光疗剂量，取得满意疗效后可延长光疗间隔进行巩固治疗。

3. 系统用药：

（1）维 A 酸类药物：重症或顽固病例常需要系统用药，在无禁忌证的情况下首选阿维 A

（新体卡松），成人起始剂量为 20~30mg/d，可酌情加量至 0.8~1.0mg/（kg·d），一般 1~2 周可达到明显改善病情。具体用药及用药时间长短视病情而定。

（2）免疫抑制剂：在阿维A效果不满意或不耐受时，可选择使用细胞周期抑制剂或免疫抑制剂，常用的有甲氨蝶呤和环孢素，其他还包括吗替麦考酚酯、雷公藤等，选择用药及用药时间长短视病情而定。

（3）生物制剂：文献报告生物制剂对各种脓疱型银屑病有效，常用的有依那西普、英夫利昔单抗、阿达木单抗等。选择该药及用药时间长短应当视病情而定。

（4）抗感染药物：主要用于伴有上呼吸道感染的脓疱型银屑病，如青霉素、红霉素、头孢菌素等。选择用药及用药时间长短应当视病情而定。

（5）中医中药：辨证施治。

（6）糖皮质激素：只有在病情特别严重或趋于衰竭，用其他措施不能有效控制或由于滥用激素诱发的病例，才慎重使用糖皮质激素。这种情况下推荐与阿维A或免疫抑制剂联合治疗，取得满意疗效后首先减少糖皮质激素的用量直至停用。

4. 联合疗法：联合疗法是指 2 种或 2 种以上的方法联用，局部治疗经常与光疗或系统治疗联用，从而使各种治疗的不良反应降至最低。光疗也可以与多种生物制剂联合治疗银屑病，提高治疗的有效率。

5. 序贯疗法：是指先使用一种强效药物清除皮损，然后改用一种更安全的、弱效的药物来维持治疗。

释义

■ 维A酸类药物为治疗本病的一线药物。育龄妇女若服用阿维A，在停药 3 年内应采取避孕措施。服药期间密切检测血脂及肝功能。可能出现黏膜干燥、皮肤脱屑及毛发脱落等，予对症处理。服用甲氨蝶呤治疗前及治疗期间应密切监测血、尿常规及肝肾功能。服用环孢素A治疗前及治疗期间密切监测肾功能和血压。使用生物制剂前应排除活动性感染，使用期间密切监测感染指标及肺部影像学检查。治疗过程中需密切监测维A酸类药物及免疫抑制剂可能出现的不良反应。

■ 尽量选用温和的外用药物，如润肤剂，以减少刺激、避免诱发新的脓疱。

■ 加强对症支持治疗、纠正低蛋白血症、创面护理等均对治疗结果非常重要。

■ 局部用药：结合患者病情，可选用维生素 D_3 衍生物、低或中效糖皮质激素、钙调磷酸酶抑制剂。其中，应用维生素 D_3 衍生物、糖皮质激素时应格外慎重，关注外用面积、剂量及疗程，因为外用此两类药物不当时有可能引起脓疱加重。

■ 物理治疗：脓疱型银屑病患者急性期应慎用光疗。补骨脂素光化学疗法：适用于其他治疗无效或因不良反应较大不能继续的脓疱型银屑病患者，单纯中波紫外线照射疗效不满意或对中波紫外线高度敏感者。

■ 生物制剂常用的有：①抗肿瘤坏死因子 α 单抗：依那西普、英夫利昔单抗、阿达木单抗等；②抗白介素 12/23 单抗：乌司奴单抗；③抗白介素 17A 单抗：司库奇尤单抗。

（八）临床治愈标准

脓疱全部干涸消退，体温正常，无新发红斑、脓疱。

■ 脓疱全部干涸消退，无新发红斑、脓疱，体温正常，实验室检查指标基本恢复正常。

（九）变异及原因分析

1. 对门诊常规治疗效果差者，可酌情住院治疗。
2. 伴有其他基础疾病或并发症，需进一步诊断及治疗或转至其他相应科室诊治。

释义

■ 对治疗反应差，或出现药物不良反应等情况均会延长患者治疗时间，增加治疗费用。主管医师需在临床路径表单中分析并说明。

五、脓疱型银屑病临床路径给药方案

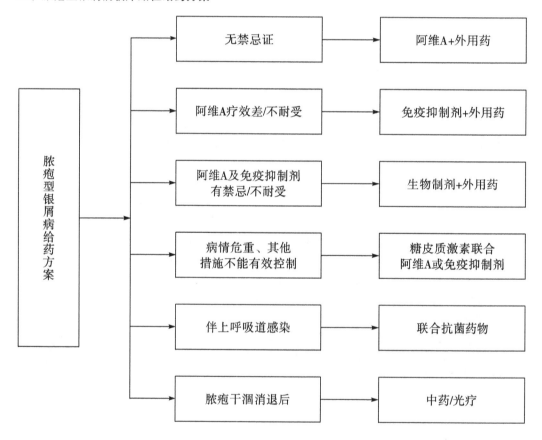

【用药选择】

1. 维A酸类药物为治疗本病的一线药物。起始剂量偏大，通常 $0.75 \sim 1\text{mg}/(\text{kg} \cdot \text{d})$。
2. 发热者应查血培养，警惕经皮感染。皮肤糜烂严重的患者加强皮肤护理，收敛、创面保护、防止感染：加用抗菌药物，如莫匹罗星等。注意加强支持治疗，如电解质紊乱（低钙）、低蛋白血症等的纠正。

【药学提示】

1. 阿维 A 服药后需检查皮肤黏膜不良反应，同时每个月检查 1 次肝功能，每 2 个月检查 1 次血常规，服药后第 1 个月检查 1 次血脂，如无异常可在 4 个月后复查。育龄期妇女每月进行妊娠检测。服药前如血糖及肾功能正常，通常服药后不需要监测。

2. 生物制剂：常用的有抗肿瘤坏死因子 α 单抗：依那西普、英夫利昔单抗、阿达木单抗等；抗白介素 12/23 单抗：乌司奴单抗；抗白介素 17A 单抗：司库奇尤单抗等。使用前应排除活动性感染、肿瘤，使用期间密切监测感染指标及肺部影像学检查等。

六、脓疱型银屑病患者护理规范

保持充足睡眠，加强休息，避免上呼吸道感染等；若合并感染需积极消除感染性病灶；加强皮肤护理；监控系统并发症、合并症，积极对症处理；重视情志护理，避免情志刺激，解除思想顾虑。

1. 皮肤护理：

（1）实行保护性隔离：脓疱型银屑病虽为无菌性脓疱，但重症者多为泛发性脓疱，形成脓湖，易破溃，继发感染风险高。因此必要时需实行保护性隔离。

（2）药浴：杀菌、抗炎、镇静、保护作用，可选择淀粉浴或 1∶100 000 高锰酸钾（需关注药物刺激）。

（3）换药：手法温和，主要以保湿、滋润、收敛为目的。

（4）避免物理、化学性物质刺激，防止外伤和滥用药物。

2. 发热护理：大部分患者有不同程度的发热，期间需密切关注患者的生命体征变化做好护理记录。嘱患者卧床休息，减少活动。必要时遵医嘱进行物理降温、药物退热等。

3. 心理护理：脓疱型银屑病多为慢性复发性炎症性疾病，大大影响患者及家属的生活质量，对患者身心均带来严重困扰。皮损所致的外形损毁、系统症状所致的躯体痛苦影响患者自信心及正常工作生活，其所带来的社交回避及苦恼是脓疱型银屑病患者的主要心理状况。护理人员通过鼓励患者，正确、科学进行患者教育，让患者正视疾病，引导患者用积极的心态来面对社交。

七、脓疱型银屑病患者营养治疗规范

1. 治疗服药期间，饮食宜清淡，忌食生冷、肥甘、厚腻、辛辣食物。

2. 对于病情重、病程长患者需加强营养摄入，宜予优质高蛋白饮食。

八、脓疱型银屑病患者健康宣教

1. 脓疱型银屑病是一种慢性、复发性、系统性、炎症性疾病，临床表现为在正常皮肤或红斑处出现的多发米粒大小无菌性脓疱，伴随发热、寒战、乏力等系统症状。

2. 本病目前病因、诱因不明，多种基因突变参与到本病的发病机制中，药物、感染、妊娠、劳累、低钙血症等均可诱发本病出现。

3. 对于既往合并寻常型银屑病患者，在系统及外用治疗方面需慎重，温和为主，避免刺激性治疗，尤其是应用糖皮质激素时，减量需缓慢、规律，避免长时间、大面积应用及骤然减药或撤药，否则易诱发脓疱型银屑病出现。

4. 加强户外体育锻炼，提高身体抗病能力。秋冬气候多变，注意加减衣物，避免上呼吸道感染等，有报道感染可诱发脓疱型银屑病出现。

5. 本病需要长期、系统、规律药物治疗，否则容易复发，严重降低患者及其家庭的生活质量，为患者带来严重的身心负担。

九、推荐表单

脓疱型银屑病临床路径表单

适用对象：第一诊断为脓疱型银屑病（ICD-10：L40.100）

患者姓名：	性别： 年龄： 门诊号：
初诊日期： 年 月 日	第一次复诊日期： 年 月 日
第二次复诊日期： 年 月 日	第三次复诊日期： 年 月 日

标准门诊治疗时间：4~12 周

时间	门诊第 1 天	门诊第 2~3 周
主要诊疗工作	□ 询问病史及体格检查 □ 完成门诊初诊病历 □ 完成初步的病情评估和诊疗方案 □ 患者或其家属签署告知及授权委托书 □ 向患者或其家属交代注意事项，预约复诊日期	□ 询问病史及体格检查 □ 完成门诊复诊病历 □ 根据患者的病情变化和治疗反应及时调整治疗方案 □ 防治药物的不良反应
重点医嘱	门诊医嘱： □ 进行疾病的宣教 □ 饮食指导 □ 局部外用药物治疗 □ 维 A 酸类药物治疗（视病情） □ 免疫抑制剂治疗（视病情） □ 生物制剂治疗（视病情） □ 激素治疗（视病情） □ 抗菌药物治疗（视病情） □ 物理治疗（视病情） □ 中成药（必要时） □ 支持治疗（必要时） □ 血常规、尿常规、大便常规、肝功能、肾功能、电解质、血糖、血脂、尿酸、凝血功能、红细胞沉降率、抗链球菌溶血素 O、C 反应蛋白、感染性疾病筛查（必要时）、X 线胸片（必要时）、心电图（必要时）、腹部超声（必要时）	门诊医嘱： □ 饮食指导 □ 局部外用药物治疗 □ 维 A 酸类药物治疗（视病情） □ 免疫抑制剂治疗（视病情） □ 生物制剂治疗（视病情） □ 激素治疗（视病情） □ 保肝治疗（视病情） □ 降脂治疗（视病情） □ 合并症治疗 □ 复查血常规、尿常规、大便常规、肝功能、肾功能、电解质、血脂
病情变异记录	□ 无 □ 有，原因： 1. 2.	□ 无 □ 有，原因： 1. 2.
医师签名		

时间	门诊第 4~6 周	门诊第 6~12 周
主要诊疗工作	□ 询问病史及体格检查 □ 完成门诊复诊病历 □ 根据患者的病情变化和治疗反应及时调整治疗方案 □ 防治药物的不良反应	□ 询问病史及体格检查 □ 完成门诊复诊病历 □ 根据患者的病情变化和治疗反应及时调整治疗方案 □ 防治药物的不良反应 □ 维持治疗防复发
重点医嘱	门诊医嘱： □ 饮食指导 □ 局部外用药物治疗 □ 维 A 酸类药物治疗（视病情） □ 免疫抑制剂治疗（视病情） □ 生物制剂治疗（视病情） □ 激素治疗（视病情） □ 保肝治疗（视病情） □ 降脂治疗（视病情） □ 合并症治疗 □ 复查血常规、尿常规、大便常规、肝功能、肾功能、电解质、血脂	门诊医嘱： □ 饮食指导 □ 局部外用药物治疗 □ 维 A 酸类药物治疗（视病情） □ 免疫抑制剂治疗（视病情） □ 生物制剂治疗（视病情） □ 激素治疗（视病情） □ 保肝治疗（视病情） □ 降脂治疗（视病情） □ 合并症治疗 □ 复查血常规、尿常规、大便常规、肝功能、肾功能、电解质、血脂
病情变异记录	□ 无　□ 有，原因： 1. 2.	□ 无　□ 有，原因： 1. 2.
医师签名		

第十七章

脓疱型银屑病临床路径释义

【医疗质量控制指标】
指标一、住院脓疱型银屑病患者进行临床严重度评估的比例
指标二、住院脓疱型银屑病患者合并系统性感染筛查率
指标三、脓疱型银屑病治疗药物规范应用率
指标四、住院脓疱型银屑病治疗药物相关严重不良反应发生率

一、脓疱型银屑病编码
1. 原编码：
疾病名称及编码：脓疱型银屑病（ICD-10：L40.100）
2. 修改编码：
疾病名称及编码：脓疱型银屑病（ICD-10：L40.1）

二、临床路径检索方法
L40.100

三、国家医疗保障疾病诊断相关分组（CHS-DRG）
MDCJ 皮肤、皮下组织及乳腺疾病及功能障碍
JS1 重大皮肤疾患

四、脓疱型银屑病临床路径标准住院流程
（一）适用对象
第一诊断为脓疱型银屑病（ICD-10：L40.100）。

> 释义
>
> ■ 本路径使用对象为第一诊断为脓疱型银屑病的患者，通常指泛发性脓疱型银屑病，皮疹具特征性，结合组织病理可明确诊断。

（二）诊断依据
根据《临床诊疗指南·皮肤病与性病分册》（中华医学会编著，人民卫生出版社）、《临床技术操作规范·皮肤病与性病分册》（中华医学会编著，人民军医出版社）、《中国银屑病治疗指南》（中华皮肤科学分会银屑病学组，2013 年）。
1. 脓疱型银屑病：
（1）多为急性发病，可在数日至数周内脓疱泛发全身，先有密集的针尖大小的潜在的小脓疱，很快融合成脓湖。
（2）全身各处均可发疹，但以褶皱部及四肢屈侧为多见。有时甲床亦可出现小脓疱，甲板肥厚混浊。

（3）常伴有高热、关节肿痛及全身不适，血常规检查白细胞数增多。

（4）脓疱干涸后出现脱屑，在脱屑后又可出现新发脓疱，病程反复可达数月或更久。

2. 组织病理有辅助诊断价值：基本与寻常型银屑病相同，但棘层上部出现海绵状脓疱，疱内主要为中性粒细胞。真皮层炎症浸润较重，主要为淋巴细胞和组织细胞，有少量中性粒细胞。

3. 严重程度的分类：临床医师在制订合理的治疗方案前，需对银屑病的病情进行严重程度评估。

释义

■脓疱型银屑病的诊断依据典型的临床表现，结合组织病理。发生于孕妇的泛发性脓疱型银屑病也称疱疹样脓疱病。本病需与急性泛发性发疹性脓疱病、角层下脓疱病、湿疹继发感染等疾病鉴别。

■严重度评估标准：根据患者皮损情况（红斑、脓疱、是否合并融合性脓湖及黏膜受累情况等）、系统症状（发热程度、实验室指标：白细胞、红细胞沉降率、白蛋白、血清钙）等方面进行评分。根据分数高低进行轻、中、重度分级。泛发性脓疱型银屑病严重度评估见表 17-1、表 17-2。

表 17-1　皮疹评估表

皮损情况	评分				
	有	>60%BSA	30%~60%BSA	<30%BSA	无
红斑面积		3□	2□	1□	0□
脓疱		3□	2□	1□	0□
融合性脓疱（脓湖）	1□				0□
黏膜疹	1□				0□
皮疹评分（合计）					

表 17-2　皮疹评估表

实验室指标	评分		
	2	1	0
皮疹评分	6~8□	3~5□	0~2□
发热（℃）	≥39□	38~39□	<38□
红细胞沉降率（mm/h）	≥60□	30~59□	<30□
白细胞（×10⁹/L）	≥15□	10~14□	<10□
血浆白蛋白（g/L）		≤34□	≥35□
血清钙（g/dL）		≤82□	≥83□
严重程度评分（合计）			
总分	严重性		
0~2	轻□		
3~6	中度□		
7~12	重度□		

（三）治疗方案的选择

脓疱型银屑病的病情较重，可伴有发热等全身症状，大都需要系统治疗。全身症状严重者要注意加强支持疗法、预防并发症的发生，血浆输注有利于缓解病情，改善全身状况。其治疗的目的在于控制病情，延缓向全身发展的进程，减轻皮损及全身症状，稳定病情，减缓复发，尽量避免不良反应，提高患者生活质量。

1. 系统药物治疗：

（1）维 A 酸类药物。

（2）免疫抑制剂。

（3）糖皮质激素（其他系统药物不能控制，病情危重甚至危及生命时方考虑使用）。

（4）抗感染药物（伴有感染时）。

（5）免疫调节剂。

（6）中药。

2. 外用药物治疗。

3. 物理治疗。

4. 联合治疗。

5. 序贯疗法。

释义

■ 维 A 酸类药物为首选药物，糖皮质激素在其他系统药物不能控制、特殊人群（如孕妇）、病情危重甚至危及生命时方考虑使用。

■ 系统治疗中，可结合患者病情选用生物制剂。

■ 加强支持治疗；护理创面预防感染。

（四）标准住院日 10~28 天

释义

■ 脓疱型银屑病病情控制指征。

（1）临床症状及体征改善：①皮肤方面：脓疱干涸、消退，原有红斑颜色变淡、浸润减轻、面积减小，鳞屑减少，瘙痒、疼痛缓解；②系统方面：体温恢复正常，无畏寒、乏力等不适。

（2）实验室指标好转：白细胞、中性粒细胞、红细胞沉降率及 C 反应蛋白等与炎症相关的指标在正常范围内。

（3）未见需要处理的并发症如低白蛋白血症、电解质紊乱、系统感染等。

（4）无药物相关不良反应。

■ 没有需要主要处理的并发症及药物不良反应。治疗顺利的脓疱型银屑病标准住院时间为 10~28 天。

（五）进入路径标准

1. 第一诊断符合 ICD-10：L40.100 脓疱型银屑病疾病编码。

2. 当患者同时具有其他疾病诊断，但在住院期间不需要特殊处理也不影响第一诊断的临床路径流程实施时，可以进入路径。

> **释义**
>
> ■ 进入路径的患者需符合脓疱型银屑病诊断标准。
>
> ■ 入院后常规检查发现以往没有发现的疾病或既往有基础疾病（如高血压、冠状动脉粥样硬化性心脏病、糖尿病、肝肾功能不全、各种感染等），经系统评估后对脓疱型银屑病诊断治疗无特殊影响，仅需要药物维持治疗者，可进入路径。若有合并症，可能会增加医疗费用，延长住院时间。

（六）入院第 1 天

1. 必需的检查项目：

（1）血常规、尿常规、大便常规+隐血。

（2）血液学检查：肝功能、肾功能、电解质、血糖、血脂、尿酸、红细胞沉降率、抗链球菌溶血素 O、C 反应蛋白、感染性疾病筛查（乙型肝炎、丙型肝炎、艾滋病、梅毒等）、凝血功能。

（3）皮肤活组织病理学检查（必要时）。

（4）X 线胸片、心电图、腹部超声。

2. 根据患者病情可选择的检查项目：

（1）结核菌素试验。

（2）肿瘤相关筛查：肿瘤抗原及标志物，超声、CT、MRI 检查，消化道钡餐或内镜检查。

（3）肺功能、肺高分辨率 CT（X 线胸片提示间质性肺炎者）、骨扫描（应用阿维 A 出现骨痛者）。

（4）尿妊娠试验（应用阿维 A 等治疗的妇女）。

> **释义**
>
> ■ 入院后完善必须检查项目以评价患者的一般情况，通过对患者各个器官的系统评价以全面了解患者的皮肤外器官状况。主管医师应认真分析检查结果，及时发现异常情况并采取相应处置。
>
> ■ 若根据临床表现无法明确诊断，需行皮肤组织病理检查。
>
> ■ 如患者脓疱部分破溃，分泌物较多且有异味，完善创面分泌物微生物培养。
>
> ■ 如患者需使用生物制剂及免疫抑制剂治疗，需完善肺部影像学检查及结核菌素试验、结核感染 T 细胞斑点试验等感染指标筛查，排除活动性感染。

（七）住院期间检查项目

必须复查的检查项目：

1. 血常规、尿常规、大便常规。

2. 肝功能、肾功能、电解质、血脂。

> **释义**
>
> ■ 住院期间需每周复查血常规、尿常规、便常规监测有无继发感染等情况发生；复查肝功能、肾功能、电解质、血脂监测有无药物性肝损伤、电解质紊乱、脂代谢异常等。
>
> ■ 建议复查红细胞沉降率、C反应蛋白。复查炎症指标、血浆白蛋白及血清钙，结合患者症状、体征变化，便于进行疾病严重度评价。

（八）治疗药物与方案选择

1. 局部用药：依据病情选择收敛剂、润肤剂等。选择用药及用药时间长短应视病情而定。

2. 物理治疗：脓疱干涸消退后出现寻常型皮损，可酌情选择治疗方案。对于病情顽固或频繁复发的病例，脓疱缓解后可采用窄谱中波紫外线治疗，一般先从小剂量开始，每周2~3次，逐渐递增光疗剂量，取得满意疗效后可延长光疗间隔进行巩固治疗。

3. 系统用药：

（1）维A酸类药物：重症或顽固病例常需要系统用药，在无禁忌证的情况下首选阿维A，成人起始剂量为20~30mg/d，可酌情加量至0.8~1.0mg/（kg·d），通常每天不超过60mg，一般1~2周可达到明显改善病情。具体用药及用药时间长短视病情而定。

（2）免疫抑制剂：在阿维A效果不满意或不耐受时，可选择使用细胞周期抑制剂或免疫抑制剂，常用的有甲氨蝶呤和环孢素，其他还包括吗替麦考酚酯、雷公藤多苷等，选择用药及用药时间长短视病情而定。

（3）生物制剂：文献报告生物制剂对各种脓疱型银屑病有效，常用的有依那西普、英夫利昔单抗、阿达木单抗等。选择该药及用药时间长短应当视病情而定。

（4）抗感染药物：主要用于伴有上呼吸道感染的脓疱型银屑病，如青霉素、红霉素、头孢菌素等。选择用药及用药时间长短应当视病情而定。

（5）中医中药：辨证施治。

（6）糖皮质激素：只有在病情特别严重或趋于衰竭、用其他措施不能有效控制或由于滥用激素诱发的病例，才慎重使用糖皮质激素。这种情况下推荐与阿维A或免疫抑制剂联合治疗，取得满意疗效后首先减少糖皮质激素的用量直至停用。

4. 联合疗法：联合疗法是指2种或2种以上的方法联用，局部治疗经常与光疗或系统治疗联用，从而使各种治疗的不良反应降至最低。光疗也可以与多种生物制剂联合治疗银屑病，提高治疗的有效率。

5. 序贯疗法：是指先使用一种强效药物清除皮损，然后改用一种更安全的、弱效的药物来维持治疗。

> **释义**
>
> ■ 维A酸类药物为治疗本病的一线药物。育龄妇女若服用阿维A，在停药3年内应采取避孕措施。服药期间密切检测血脂及肝功能。出现黏膜干燥、皮肤及毛发脱落等，予对症处理。服用甲氨蝶呤治疗前及治疗期间应密切监测血、尿常规及肝肾功能。服用环孢素A治疗前及治疗期间密切监测肾功能和血压。使用生物制剂前应排除活动性感染，使用期间密切监测感染指标及肺部影像学检查。治疗过程中需密切监测维A酸类药物及免疫抑制剂可能出现的不良反应。

■ 尽量选用温和的外用药物，如润肤剂，以减少刺激、避免诱发新的脓疱。

■ 加强对症支持治疗、纠正低蛋白血症、创面护理等非常重要。

■ 物理治疗：缓解期脓疱型银屑病患者可用中波紫外线维持治疗，急性期慎用光疗。

■ 生物制剂常用的有：①抗肿瘤坏死因子α单抗：依那西普、英夫利昔单抗、阿达木单抗等；②抗白介素12/23单抗：乌司奴单抗；③抗白介素17A单抗：司库奇尤单抗。

（九）出院标准

1. 临床症状好转，脓疱干涸、消退。

2. 没有需要住院处理的并发症。

释义

■ 出院标准：

（1）临床症状及体征改善：①皮肤方面：脓疱干涸、消退，原有红斑颜色变淡、浸润减轻、面积减小，鳞屑减少，瘙痒、疼痛缓解；②系统方面：体温恢复正常，无畏寒、乏力等不适。

（2）实验室指标好转：白细胞、中性粒细胞、红细胞沉降率及C反应蛋白等与炎症相关的指标在正常范围内。

（3）未见明显影响身体状况的并发症，如低白蛋白血症、电解质紊乱、系统感染等。

（4）无药物相关不良反应。

（十）变异及原因分析

1. 对常规治疗效果差，需延长住院时间。

2. 伴有其他基础疾病或并发症，需进一步诊断及治疗或转至其他相应科室诊治，延长住院时间。

释义

■ 微小变异：因为医院检验项目的及时性，不能按照要求完成检查；因为节假日不能按照要求完成检查；患者不愿配合完成相应检查，短期不愿按照要求出院随诊。

■ 重大变异：因基础疾病需要进一步诊断和治疗；因各种原因需要其他治疗措施；医院与患者或家属发生医疗纠纷，患者要求离院或转院；不愿按照要求出院随诊而导致入院时间明显延长。

五、脓疱型银屑病临床路径给药方案

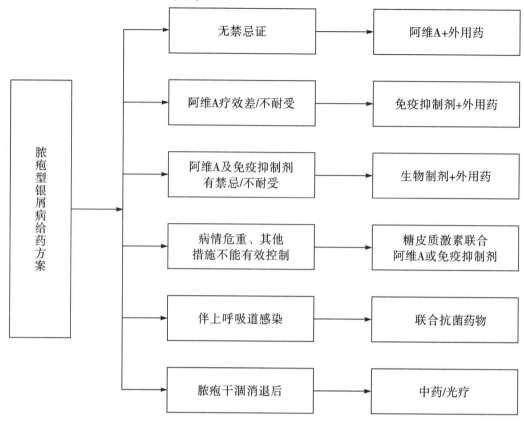

【用药选择】

1. 维A酸类药物为治疗本病的一线药物。起始剂量偏大，通常 0.75~1mg/（kg·d）。

2. 发热者应查血培养，警惕经皮感染。皮肤糜烂严重的患者加强皮肤护理，收敛、创面保护、防止感染；加用抗菌药物，如莫匹罗星等。注意加强支持治疗，如电解质紊乱（低钙）、低蛋白血症等的纠正。

3. 中药治疗原则遵循急则治其标、缓则治其本的治疗原则。清热解毒，贯穿始终；急性期治以清热凉血、解毒除湿为主；病程中后期出现热盛伤阴者，治以清热凉血、益气养阴为常法，辨证佐以活血解毒。

【药学提示】

1. 阿维A服药后需检查皮肤黏膜不良反应，同时每个月检查1次肝功能，每2个月检查1次血常规，服药后第1个月检查1次血脂，如无异常可在4个月后复查。育龄期妇女每月进行妊娠检测。服药前如血糖及肾功能正常，通常服药后不需要监测。

2. 生物制剂：常用的有抗肿瘤坏死因子α单抗：依那西普、英夫利昔单抗、阿达木单抗等；抗白介素12/23单抗：乌司奴单抗；抗白介素17A单抗：司库奇尤单抗等。使用前应排除活动性感染、肿瘤，使用期间密切监测感染指标及肺部影像学检查等。

六、脓疱型银屑病患者护理规范

保持充足睡眠，加强休息，避免上呼吸道感染等；若合并感染需积极消除感染性病灶；加强皮肤护理；监控系统并发症、合并症，积极对症处理；重视情志护理，避免情志刺激，解除思想顾虑。

1. 皮肤护理：

（1）实行保护性隔离：脓疱型银屑病虽为无菌性脓疱，但重症者多为泛发性脓疱，形成脓湖，易破溃，继发感染风险高。因此必要时需实行保护性隔离。

（2）药浴：杀菌、消炎、镇静、保护作用，可选择淀粉浴或 1：100 000 高锰酸钾（需关注药物刺激）。

（3）换药：手法温和，主要以保湿、滋润、收敛为目的。

（4）避免物理、化学性物质刺激，防止外伤和滥用药物。

2. 发热护理：大部分患者有不同程度的发热，期间需密切关注患者的生命体征变化做好护理记录。嘱患者卧床休息，减少活动。必要时遵医嘱进行物理降温、药物退热等。

3. 心理护理：脓疱型银屑病多为慢性复发性炎症性疾病，严重影响患者及家属的生活质量，对患者身心均带来严重困扰。皮损所致的外形损毁、系统症状所致的躯体痛苦影响患者自信心及正常工作生活，其所带来的社交回避及苦恼是脓疱型银屑病患者的主要心理状况。护理人员通过鼓励患者，正确、科学进行患者教育，让患者正视疾病，引导患者用积极的心态来面对社交。

七、脓疱型银屑病患者营养治疗规范

1. 治疗服药期间，饮食宜清淡，忌食生冷、肥甘、厚腻、辛辣食物。

2. 对于病情重、病程长患者需加强营养摄入，宜予优质高蛋白饮食。

八、脓疱型银屑病患者健康宣教

1. 脓疱型银屑病是一种慢性、复发性、系统性、炎症性疾病，临床表现为在正常皮肤或红斑处出现的多发米粒大小无菌性脓疱，伴随发热、寒战、乏力等系统症状。

2. 本病目前病因、诱因不明，多种基因突变参与到本病的发病机制中，药物、感染、妊娠、劳累、低钙血症等均可诱发本病出现。

3. 对于既往合并寻常型银屑病患者，在系统及外用治疗方面需慎重，温和为主，避免刺激性治疗，尤其是应用糖皮质激素时，减量需缓慢、规律，避免长时间、大面积应用及骤然减药或撤药，否则易诱发脓疱型银屑病出现。

4. 加强户外体育锻炼，提高身体抗病能力。秋冬气候多变，注意加减衣物，避免上呼吸道感染等，有报道感染可诱发脓疱型银屑病出现。

5. 本病需要长期、系统、规律药物治疗，否则容易复发，降低患者及其家庭的生活质量，为患者带来严重的身心负担。

九、推荐表单

(一) 医师表单

脓疱型银屑病临床路径医师表单

适用对象：第一诊断为脓疱型银屑病（ICD-10：L40.100）

患者姓名：	性别：	年龄：	门诊号：	住院号：

住院日期： 年 月 日	出院日期： 年 月 日	标准住院日：10～28 天

时间	住院第 1 天	住院第 2 天
主要诊疗工作	□ 询问病史及体格检查 □ 完成住院病历 □ 完成初步的病情评估和诊疗方案 □ 患者或其家属签署告知及授权委托书	□ 上级医师查房 □ 根据实验室检查的结果，完成病情评估并制订治疗计划 □ 必要时请相关科室会诊 □ 患者或其家属签署接受化疗治疗知情同意书（使用免疫抑制剂者） □ 签署自费药物协议书、生物制剂治疗同意书
重点医嘱	**长期医嘱：** □ 皮肤科护理常规 □ 健康教育 □ 饮食（根据病情） □ 局部外用药物治疗 □ 物理治疗（必要时） □ 抗炎治疗（必要时） □ 中成药（必要时） **临时医嘱：** □ 血常规、尿常规、大便常规 □ 肝功能、肾功能、电解质、血糖、血脂、尿酸、凝血功能 □ 红细胞沉降率、抗链球菌溶血素 O、C 反应蛋白、感染性疾病筛查（必要时） □ X 线胸片、心电图、腹部超声	**长期医嘱：** □ 局部外用药物治疗 □ 维 A 酸类药物（视病情） □ 免疫抑制剂（视病情） □ 生物制剂治疗（视病情） □ 保肝治疗（视病情） □ 降脂治疗（视病情） □ 支持治疗 □ 合并症治疗 **临时医嘱：** □ 相关科室会诊（必要时）
病情变异记录	□ 无 □ 有，原因： 1. 2.	□ 无 □ 有，原因： 1. 2.
护士签名		
医师签名		

时间	住院第 3~14 天	住院第 15~28 天（出院日）
主要诊疗工作	□ 观察血压等生命体征 □ 根据患者的病情变化和治疗反应及时调整治疗方案 □ 防治药物的不良反应	□ 上级医师诊疗评估，确定患者是否可以出院 □ 完成出院小结 □ 向患者及其家属交代出院后注意事项，预约复诊日期
重点医嘱	**长期医嘱：** □ 抗菌药物：根据咽拭子培养及药敏结果用药（有上呼吸道感染者，必要时） **临时医嘱：** □ 复查血常规、尿常规、大便常规、肝功能、肾功能、电解质、血脂、血糖	**临时医嘱：** □ 出院带药 □ 健康教育 □ 门诊随诊
病情变异记录	□ 无　□ 有，原因： 1. 2.	□ 无　□ 有，原因： 1. 2.
护士签名		
医师签名		

（二）护士表单

脓疱型银屑病临床路径护士表单

适用对象：第一诊断为脓疱型银屑病（ICD-10：L40.100）

患者姓名：	性别：	年龄：	门诊号：	住院号：
住院日期： 年 月 日	出院日期： 年 月 日			标准住院日：10~28 天

时间	住院第 1 天	住院第 2 天
健康宣教	□ 入院宣教（环境、设施、人员） □ 进行疾病和安全宣教	□ 提供有关银屑病护理知识 □ 指导患者完成各项检查及会诊 □ 确保患者遵医嘱完成治疗
护理处置	□ 入院护理评估 □ 制订护理计划，填写护理纪录 □ 静脉取血（当天或次日晨取血）	□ 注意患者用药情况，尤其药物不良反应。嘱其一定要遵医嘱完成用药 □ 继续认真观察和处理药物的不良反应，发现不良反应及时请示医生
基础护理	□ 监测体温、血压 □ 危重患者心电监护并记录 24 小时出入量	□ 监测体温、血压 □ 危重患者心电监护并记录 24 小时出入量 □ 应用免疫抑制剂的患者监测其血常规及肝功能、肾功能
专科护理	□ 观察皮疹变化 □ 皮肤科局部上药	□ 观察皮疹变化 □ 皮肤科局部上药
重点医嘱	□ 详见医嘱执行单	□ 详见医嘱执行单
病情变异记录	□ 无 □ 有，原因： 1. 2.	□ 无 □ 有，原因： 1. 2.
护士签名		

时间	住院第 3~14 天	住院第 15~28 天（出院日）
健康宣教	□ 提供有关银屑病护理知识 □ 指导患者完成各项检查及会诊 □ 确保患者遵医嘱完成治疗	□ 提供有关银屑病护理知识 □ 指导患者完成各项检查及会诊 □ 嘱患者定期随访，遵医嘱增减用药 □ 向患者交代出院注意事项及复查日期 □ 指导患者办理出院手续 □ 通知住院处 □ 出院健康宣教
护理处置	□ 注意患者用药情况，尤其药物不良反应。嘱其一定要遵医嘱完成用药 □ 继续认真观察和处理药物的不良反应，发现不良反应应及时请示医生	□ 注意患者用药情况，尤其药物不良反应。嘱其一定要遵医嘱完成用药 □ 继续认真观察和处理药物的不良反应，发现不良反应应及时请示医生
基础护理	□ 监测体温、血压 □ 危重患者心电监护并记录 24 小时出入量 □ 应用免疫抑制剂的患者监测其血常规及肝功能、肾功能	□ 监测体温、血压 □ 危重患者心电监护并记录 24 小时出入量 □ 应用免疫抑制剂的患者监测其血常规及肝功能、肾功能
专科护理	□ 观察皮疹变化 □ 皮肤科局部上药	□ 观察皮疹变化 □ 皮肤科局部上药
重点医嘱	□ 详见医嘱执行单	□ 详见医嘱执行单
病情变异记录	□ 无 □ 有，原因： 1. 2.	□ 无 □ 有，原因： 1. 2.
护士签名		

（三）患者表单

脓疱型银屑病临床路径患者表单

适用对象：第一诊断为脓疱型银屑病（ICD-10：L40.000）

患者姓名：	性别： 年龄： 门诊号：	住院号：
住院日期： 年 月 日	出院日期： 年 月 日	标准住院日：10~28 天

时间	住院第 1 天	住院第 2 天
医患配合	□ 配合病史询问 □ 配合体格检查 □ 告知既往基础用药 □ 患者及家属与医师交流了解病情 □ 签署告知及授权委托书、接受阿维 A 治疗知情同意书、病危通知书（重症者）	□ 配合医师日常查房 □ 观察皮疹变化 □ 配合完成各项入院常规及特殊检查 □ 如有需要，配合签署自费用品协议书、免疫抑制剂/生物制剂知情同意书等 □ 患者及家属与医师交流了解病情
护患配合	□ 接受入院宣教 □ 接受入院护理评估 □ 配合测量体温、脉搏、呼吸、血压、体重等 □ 配合完成治疗前护理评估单（简单询问病史、过敏史、用药史） □ 有任何不适告知护士	□ 配合测量体温、脉搏、呼吸、血压等情况 □ 观察皮疹变化 □ 接受相关化验检查宣教，正确留取标本，配合检查 □ 有任何不适告知护士 □ 接受疾病及用药等相关知识指导
饮食	□ 多饮水，少食辛辣，忌饮酒，忌油腻等	□ 多饮水，少食辛辣，忌饮酒，忌油腻等
排泄	□ 保持排便通畅 □ 注意尿量	□ 保持排便通畅 □ 注意尿量
活动	□ 适中，卧床休息（重症者）	□ 适中，卧床休息（重症者）

时间	住院第 3~14 天	住院第 15~28 天
医患配合	□ 配合医师日常查房 □ 观察皮疹变化 □ 配合完成各项入院常规及特殊检查 □ 如有需要，配合签署自费用品协议书、免疫抑制剂/生物制剂知情同意书等 □ 患者及家属与医师交流了解病情	□ 配合医师日常查房 □ 观察皮疹变化 □ 患者及家属与医师交流了解病情 □ 学习出院注意事项 □ 了解复查程序 □ 办理出院手续 □ 获取出院诊断书 □ 获取出院带药
护患配合	□ 配合测量体温、脉搏、呼吸、血压等情况 □ 观察皮疹变化 □ 接受相关检查宣教，正确留取标本，配合检查 □ 有任何不适告知护士 □ 接受疾病及用药等相关知识指导	□ 配合测量体温、脉搏、呼吸、血压等情况 □ 观察皮疹变化 □ 接受相关检查宣教，正确留取标本，配合检查 □ 有任何不适告知护士 □ 接受疾病及用药等相关知识指导 □ 接受出院前健康宣教
饮食	□ 多饮水，少食辛辣，忌饮酒，忌油腻等	□ 多饮水，少食辛辣，忌饮酒，忌油腻等
排泄	□ 保持排便通畅 □ 注意尿量	□ 保持排便通畅 □ 注意尿量
活动	□ 适中，卧床休息（重症者）	□ 适中，卧床休息（重症者）

附：原表单（2016 年版）

脓疱型银屑病临床路径表单

适用对象：第一诊断为脓疱型银屑病（ICD-10：L40.100）

| 患者姓名： | | 性别： | 年龄： | 住院号： | |

| 住院日期： | 年 月 日 | 出院日期： | 年 月 日 | 标准住院日：15~28 天 |

时间	住院第 1 天	住院第 2 天
主要诊疗工作	□ 询问病史及体格检查 □ 完成住院病历 □ 完成初步的病情评估和诊疗方案 □ 患者或其家属签署告知及授权委托书	□ 上级医师查房 □ 根据实验室检查的结果，完成病情评估并制订治疗计划 □ 必要时请相关科室会诊 □ 患者或其家属签署接受化疗治疗知情同意书（使用免疫抑制剂者） □ 签署自费药物协议书、生物制剂治疗同意书
重点医嘱	长期医嘱： □ 皮肤科护理常规 □ 健康教育 □ 饮食（根据病情） □ 局部外用药物治疗 □ 物理治疗（必要时） □ 抗炎治疗（必要时） □ 中成药（必要时） 临时医嘱： □ 血常规、尿常规、大便常规 □ 肝功能、肾功能、电解质、血糖、血脂、尿酸、凝血功能 □ 红细胞沉降率、抗链球菌溶血素 O、C 反应蛋白、感染性疾病筛查（必要时） □ X 线胸片、心电图、腹部超声	长期医嘱： □ 局部外用药物治疗 □ 维 A 酸类药物（视病情） □ 免疫抑制剂（视病情） □ 生物制剂治疗（视病情） □ 保肝治疗（视病情） □ 降脂治疗（视病情） □ 支持治疗 □ 合并症治疗 临时医嘱： □ 相关科室会诊（必要时）
主要护理工作	□ 进行疾病和安全宣教 □ 入院护理评估 □ 制订护理计划 □ 帮助患者完成辅助检查	□ 观察患者病情变化
病情变异记录	□ 无 □ 有，原因： 1. 2.	□ 无 □ 有，原因： 1. 2.
护士签名		
医师签名		

时间	住院第 3~14 天	住院第 15~28 天 （出院日）
主要诊疗工作	□ 观察血压等生命体征 □ 根据患者的病情变化和治疗反应及时调整治疗方案 □ 防治药物的不良反应	□ 上级医师诊疗评估，确定患者是否可以出院 □ 完成出院小结 □ 向患者及其家属交代出院后注意事项，预约复诊日期
重点医嘱	**长期医嘱：** □ 抗菌药物：根据咽拭子培养及药敏结果用药（有上呼吸道感染者，必要时） **临时医嘱：** □ 复查血常规、尿常规、大便常规、肝功能、肾功能、电解质、血脂、血糖	**临时医嘱：** □ 出院带药 □ 健康教育 □ 门诊随诊
主要护理工作	□ 观察患者病情变化	□ 通知出院处 □ 帮助患者办理出院手续 □ 出院后疾病指导
病情变异记录	□ 无 □ 有，原因： 1. 2.	□ 无 □ 有，原因： 1. 2.
护士签名		
医师签名		

第十八章

关节病型银屑病临床路径释义

【医疗质量控制指标】

指标一、诊断应基于病史、临床表现及辅助检查

指标二、应建立个体化分层治疗方案

指标三、同时对患者存在的皮损与共病进行治疗

一、关节病型银屑病编码

疾病名称及编码：关节病型银屑病（ICD-10：L40.5+）

二、临床路径检索方法

L40.5+

三、国家医疗保障疾病诊断相关分组（CHS-DRG）

MDCI 肌肉、骨骼疾病及功能障碍

IT2 慢性炎症性肌肉骨骼结缔组织疾患

四、关节病型银屑病临床路径标准住院流程

（一）适用对象

第一诊断为关节病型银屑病（ICD-10：L40.5+）。

> 释义
>
> ■ 关节病型银屑病又称银屑病性关节炎，患者除有银屑病损害外，还合并有关节症状和体征。在中国银屑病患者中的发生率为6%~13%。

（二）诊断依据

根据《临床诊疗指南·皮肤病与性病分册》（中华医学会编著，人民卫生出版社）、《临床技术操作规范·皮肤病与性病分册》（中华医学会编著，人民军医出版社）、《中国银屑病治疗指南》（中华皮肤科学分会银屑病学组，2008年）。

1. 多数病例关节炎继发于寻常型银屑病发病之后，或寻常型银屑病多次发病后，症状恶化而发生关节改变，或与脓疱型银屑病或红皮病型银屑病并发。

2. 少数病例（约10%）银屑病皮损出现在关节炎表现之后。

3. 大小关节均可侵及，典型受累关节为远端指（趾）间关节，颈椎、腰椎、骶髂关节、肘关节、膝关节等关节均可受累。

4. 受累关节红肿、疼痛，重者大关节积液、活动受限，长久以后出现关节强直、畸形损毁。

5. X线检查可见类似于类风湿性关节炎改变，类风湿因子阴性，部分患者 HLA-B27（+）。

6. 病程慢性，关节症状进行性发展。

释义

■ 具有上述关节炎症状且血清类风湿因子阴性，伴有银屑病皮损为诊断本病的主要依据。

■ 伴随皮损多为广泛分布的顽固性蛎壳状银屑病皮损，也可能伴随红皮病型银屑病或脓疱型银屑病皮损。也有皮肤症状轻微受累面积低于 5% 的 PSA 或仅有银屑病甲与/或头皮损害的 PSA。

■ 皮肤病理主要用于皮损不典型病例的鉴别诊断。

（三）治疗方案的选择

根据《临床诊疗指南·皮肤病与性病分册》（中华医学会编著，人民卫生出版社）、《临床技术操作规范·皮肤病与性病分册》（中华医学会编著，人民军医出版社）、《中国银屑病治疗指南》（中华皮肤科学分会银屑病学组，2008 年）。

1. 外用药物治疗。

2. 物理治疗。

3. 系统用药：

（1）非甾体类抗炎药（nonsteroidal anti-inflammatory drugs，NSAIDs）。

（2）免疫抑制剂。

（3）来氟米特。

（4）生物制剂。

（5）维 A 酸类药。

（6）糖皮质激素。

（7）免疫调节剂。

（8）中医中药。

4. 联合疗法：联合疗法是指 2 种或 2 种以上的方法联用，局部治疗经常与光疗或系统治疗联用，从而使各种治疗的不良反应降至最低。常用甲氨蝶呤（methotrexate，MTX）与生物制剂联合治疗控制关节病型银屑病，安全性和有效性均较高。

5. 其他：健康教育和心理治疗等。

释义

■ 在治疗皮损的基础上，缓解关节肿痛，保护功能，防止关节畸形损毁是治疗的关键。及时、合理的治疗可减少关节畸形损毁的发生，改善皮损，提高生活质量，减轻患者的社会、心理压力。

■ 治疗过程中与患者沟通并对患者病情进行评估是治疗的重要环节。

■ 应当给予联合、轮换或序贯、分层治疗。同时密切监测药物不良反应。

■ 免疫抑制药物可归于改善病情类的抗风湿药。

（四）标准住院日 10~30 天

释义

■ 根据患者具体情况，住院时间可以低于或高于上述住院天数。

（五）进入路径标准

1. 第一诊断必须符合 ICD-10：L40.5+寻常型银屑病疾病编码。

2. 当患者同时具有其他疾病诊断，但在住院期间不需要特殊处理也不影响第一诊断的临床路径流程实施时，可以进入路径。

> **释义**
>
> ■ 患者同时具有其他疾病影响第一诊断的临床路径流程实施时均不适合进入临床路径。

（六）入院第 1 天

1. 必需的检查项目：

（1）血常规、尿常规、大便常规+隐血。

（2）血液学检查：肝功能、肾功能、电解质、血糖、血脂、类风湿因子、HLA-B27、抗核抗体、抗 ENA 抗体、免疫球蛋白、红细胞沉降率、抗链球菌溶血素 O、C 反应蛋白、感染性疾病筛查（乙型肝炎、丙型肝炎、艾滋病、梅毒等）。

（3）X 线胸片、心电图。

（4）受累关节 X 线片。

2. 根据患者病情可选择的检查项目：

（1）结核菌素试验；肿瘤相关筛查：肿瘤抗原及标志物，选择行超声、CT、MRI 检查，消化道钡餐或内镜检查；心脏彩超等（应用生物制剂治疗者）。

（2）肺功能、肺高分辨率 CT（X 线胸片提示间质性肺炎者）、骨扫描（应用阿维 A 出现骨痛者）。

（3）尿妊娠试验（应用阿维 A 等治疗的妇女）。

（4）皮肤组织活检+病理检查。

> **释义**
>
> ■ 部分检查可以在门诊完成。
>
> ■ 根据病情部分检查可以不进行。
>
> ■ 典型皮损可根据临床表现诊断者不需要进行皮肤活检。
>
> ■ 如果近期进行了胸部 X 线或胸部 CT 检查且无呼吸系统症状者可以不进行胸部 X 线正侧位片。
>
> ■ 对于应用生物制剂治疗者，可完善结核感染 T 细胞斑点试验；对于炎症性病变明显时，可完善关节 MRI。

（七）住院期间检查项目

必须复查的检查项目：

1. 血常规、尿常规、大便常规+隐血。

2. 肝功能、肾功能、电解质。

（八）治疗药物与方案选择

1. 局部外用用药：皮肤损害依据病情选择润肤剂、角质促成剂、角质松解剂、维生素 D_3 衍生物、糖皮质激素、维A酸类制剂、地蒽酚、焦油类等各种外用制剂。选择用药及用药时间长短应视病情而定。中/强效的糖皮质激素、钙泊三醇、他扎罗汀可作为局部治疗的一线药物。

2. 物理治疗：可选用窄谱中波紫外线（narrow-band ultraviolet B，NB-UVB）、光化学疗法、宽谱中波紫外线等物理治疗手段。治疗时间频率等应视病情而定。NB-UVB是目前国内常用的光疗，可单独使用或与一些外用制剂和/或系统用药联合应用。可用于各种临床类型的银屑病。皮损为红皮病型和脓疱型银屑病的患者慎用。

3. 系统用药：

（1）NSAIDs：治疗关节病型银屑病的一线治疗药物，适用于轻中度活动性关节炎者，具有抗炎、镇痛的作用，对皮损及关节破坏无效，且不良反应明显，尤其是胃肠道反应。治疗剂量应个体化，避免同时使用2种以上NSAIDs。

（2）免疫抑制剂：可选用MTX、环孢素A、柳氮磺胺吡啶等，选择用药及用药时间长短应当视病情而定。

（3）来氟米特：可改善关节症状，控制银屑病皮损发展，阻止受累关节的放射学进展。

（4）生物制剂：依那西普是一种注射用重组人Ⅱ型TNF-α受体抗体融合蛋白，目前在国内临床应用较多，有显著改关节病型银屑病皮肤和关节的作用，安全性亦较高。是否选择该药及用药时间长短应当视病情及患者经济情况而定。

（5）维A酸类药物：选用阿维A，选择用药及用药时间长短应当视病情而定。

（6）糖皮质激素：在关节炎症状急性进展期可系统应用糖皮质激素，但需在使用其他药物无明显效果时，并根据患者全身情况酌情应用。

（7）免疫调节剂：转移因子、胸腺肽等，选择用药及用药时间长短应视病情而定。

（8）中医中药：辨证施治。

4. 联合疗法：联合疗法是指2种或2种以上的方法联用，局部治疗经常与光疗或系统治疗联用，从而使各种治疗的不良反应降至最低。

5. 其他：健康教育和心理治疗等。

（九）出院标准

1. 临床症状好转。

2. 没有需要住院处理的并发症。

> **释义**
>
> ■ 如果出现并发症，是否需要继续住院处理，由主管医师具体决定。
>
> ■ 由于该病具有高度异质性，应进行个体化分层治疗。
>
> ■ 目前应用于银屑病治疗的生物制剂包括TNF-α拮抗剂，如英夫利昔单抗、依那西普、阿达木单抗，IL-12/23拮抗剂如乌司奴单抗，IL-17A拮抗剂如司库奇尤单抗、依奇珠单抗等，均已进入银屑病及银屑病性关节炎的医保用药。结合疗效与安全性，治疗宜从IL-17抑制剂开始。

（十）变异及原因分析

1. 对常规治疗效果差，需延长住院时间。

2. 伴有其他基础疾病或并发症，需进一步诊断及治疗或转至其他相应科室诊治，延长住院时间，增加住院费用。

> **释义**
>
> ■ 微小变异：因为医院检验项目的及时性，不能按照要求完成检查；因为节假日不能按照要求完成检查；患者不愿配合完成相应检查，短期不愿按照要求出院随诊。
>
> ■ 重大变异：因基础疾病需要进一步诊断和治疗；因各种原因需要其他治疗措施；医院与患者或家属发生医疗纠纷，患者要求离院或转院；不愿按照要求出院随诊而导致入院时间明显延长。

五、关节病型银屑病临床路径给药方案

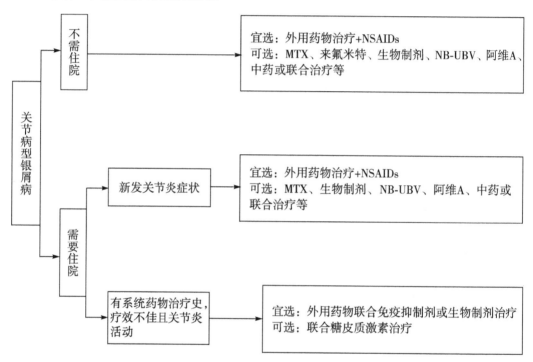

【用药选择】

1. NSAIDs：具有镇痛抗炎作用，可缓解关节肿痛症状。为中轴关节受累患者的一线治疗方案，外周关节受累者也可选用，但应避免联合应用多种 NSAIDs。

2. 免疫抑制剂：

（1）MTX：口服 7.5~15mg，每周 1 次，特殊情况可皮下注射、肌内注射或静脉给药；儿童剂量为每周 10mg/m^2；累及剂量达 1.5g 时需高度警惕药物相关不良反应。

（2）柳氮磺吡啶：可减轻关节疼痛及炎症，改善晨僵。剂量：第 1 周 0.5~1.0g/d，分 2 次，之后每周增加 0.5g，维持剂量通常为 2.0g/d。用药期间，需更加警惕药疹。

（3）环孢素：起始剂量 2.5~3.5mg/(kg·d)，不超过 5mg/(kg·d)，可分 1~2 次口服，一般情况下，12 周时评估治疗效果，疗程不超过 2 年。

3. 来氟米特：通常剂量为 20mg/d，一般情况下 4 周内起效。该药有致畸作用，孕妇禁用。

4. 生物制剂：目前我国批准用于银屑病治疗的包括 TNF-α 拮抗剂，如英夫利昔单抗、依那西普、阿达木单抗等，IL-12/23 拮抗剂如乌司奴单抗，IL-17A 拮抗剂如司库奇尤单抗等。

用法用量如下：

（1）依那西普：成人 25mg 皮下注射，每周 2 次；或 50mg 皮下注射，每周 1 次。儿童（大于 4 岁）0.8mg/kg 皮下注射，每周 1 次。

（2）英夫利昔单抗：5mg/kg，静脉输液，第 0、2、6 周分别给 1 次，之后每 8 周 1 次。

（3）阿达木单抗：第 0 周皮下注射 80mg，第 1 周皮下注射 40mg，之后每 2 周皮下注射 40mg。

（4）戈利木单抗：皮下注射，50~100mg，每月 1 次。

（5）培塞利珠单抗：200mg 皮下注射，每 2 周 1 次或 400mg 皮下注射，每 4 周 1 次。

（6）乌司奴单抗：体重小于 100kg，单次剂量为 45mg 皮下注射；体重大于 100kg，单次剂量为 90mg 皮下注射，第 0、4 周分别给药 1 次，之后每 12 周给药 1 次。

（7）司库奇尤单抗：每次 300mg，分 2 个部位皮下注射，第 0、1、2、3、4 周分别给药 1 次，之后每 4 周给药 1 次。

（8）依奇珠单抗：皮下注射，第 0 周给药 160mg，第 2、4、6、8、10、12 周分别给药 80mg 一次，之后每 4 周给药 80mg 一次。

5. 维 A 酸类药物：单药治疗剂量通常为 25mg/d 或 50mg/d。

6. 糖皮质激素：可用于关节内或腱鞘注射治疗，但不宜长期应用。

7. 中医中药：如雷公藤多苷、白芍总苷等，但证据级别低。

【药学提示】

1. NSAIDs 药物不良反应明显，尤其胃肠道不良反应，重者可出现消化道溃疡和出血。注意治疗剂量个体化，足量无明显效果再改用另外一种，避免同时使用两种 NSAIDs。

2. MTX 服用过程中注意监测血常规、肝功能、肾功能，同时给予叶酸 5mg 每日 1 次口服，可减缓恶心贫血等症状。注意 MTX 的累积不良反应，可根据情况与其他药物交替治疗。

3. 环孢素 A 主要不良反应有肾毒性、高血压、胃肠道反应等。在治疗前和治疗期间均应监测肾功能和血压。庆大霉素、复方磺胺甲噁唑、西咪替丁、雷尼替丁、双氯芬酸等药物均与环孢素有协同肾毒性。

4. 生物制剂治疗寻常型银屑病安全性及有效性均高，使用前需排除患者有结核感染、潜在恶性肿瘤等可能。在使用过程中注意监测有无过敏反应、肌痛、结核播散、加重充血性心力衰竭等情况发生。

5. 维 A 酸类药物主要不良反应为致畸，育龄女性患者需在知情同意后嘱其停药后 2 年之内避孕。服药期间可有皮肤黏膜干燥症状、皮肤弥漫脱屑及毛发脱落等。长期服用需注意监测血脂、肝功能。

【注意事项】

1. 根据患者寻常型银屑病严重程度、用药史、全身情况、经济情况及患者需求制订个体化治疗方案。

2. 应用生物制剂时，需监测乙型肝炎、结核感染等特殊感染。

六、关节型银屑病患者护理规范

1. 皮肤方面：日常关注患者皮损变化，包括部位、大小、形状、鳞屑以及是否合并感染等，嘱患者避免搔抓，加强润肤等。

2. 关节方面：防跌倒，关节肿痛明显的患者，应协助患者翻身、适量的主动或被动关节活动等，减少压疮发生；关节症状相对稳定的患者，应指导患者进行日常必要的活动等。锻炼要循序渐进，避免造成损伤。

3. 心理方面：因该病患者易产生焦虑、抑郁等心理问题，需关注患者心理变化。

4. 在日常护理中，关注药物相关不良反应。

七、关节型银屑病患者营养治疗规范

1. 戒烟戒酒，避免辛辣刺激性饮食。

2. 饮食均衡，保证营养摄入，避免接触诱发或加重银屑病的食物。

八、关节型银屑病患者健康宣教

1. 正确认识疾病，保持良好的心理状态。

2. 科学饮食，合理摄入蛋白质等。

3. 保持良好的生活习惯，减重可能对病情有帮助。

4. 避免接触刺激性物质。

5. 进行适当的锻炼。

九、推荐表单

（一）医师表单

关节病型银屑病临床路径医师表单

适用对象：第一诊断为关节病型银屑病（ICD-10：L40.5+）

患者姓名：	性别：	年龄：	门诊号：	住院号：

住院日期： 年 月 日	出院日期： 年 月 日	标准住院日：10～30 天

时间	住院第 1 天	住院第 2 天
主要诊疗工作	□ 询问病史及体格检查 □ 完成住院病历 □ 完成初步的病情评估和诊疗方案 □ 患者或其家属签署告知及授权委托书	□ 上级医师查房 □ 根据实验室检查的结果，完成病情评估并制订治疗计划 □ 必要时请免疫科等相关科室会诊 □ 患者或其家属签署接受化疗治疗知情同意书（使用免疫抑制剂者） □ 患者或其家属签署接受光疗治疗知情同意书 □ 签署自费用品协议书、生物制剂治疗同意书（使用生物制剂者）
重点医嘱	**长期医嘱：** □ 皮肤科护理常规 □ 饮食（根据病情） □ 局部外用药物治疗 □ 物理治疗（必要时） □ 中成药（必要时） **临时医嘱：** □ 血常规、尿常规、大便常规+隐血 □ 肝功能、肾功能、电解质、血糖、血脂、抗核抗体、类风湿因子、HLA-B27、免疫球蛋白、红细胞沉降率、抗链球菌溶血素O、C反应蛋白、感染性疾病筛查 □ X线胸片、心电图、关节片	**长期医嘱：** □ 局部外用药物治疗（视病情） □ NSAIDs（视病情） □ 免疫抑制剂（视病情） □ 生物制剂治疗（视病情） □ 保肝治疗（视病情） □ 支持治疗 □ 合并症治疗 **临时医嘱：** □ 请免疫科等相关科室会诊（必要时）
病情变异记录	□ 无　□ 有，原因： 1. 2.	□ 无　□ 有，原因： 1. 2.
医师签名		

时间	住院第 3~10 天	住院第 10~30 天
主要诊疗工作	□ 观察血压等 □ 根据患者的病情变化和治疗反应及时调整治疗方案 □ 防治药物的不良反应	□ 上级医师诊疗评估，确定患者是否可以出院 □ 完成出院小结 □ 向患者及其家属交代出院后注意事项，预约复诊日期
重点医嘱	**长期医嘱：** □ 抗菌药物：根据咽拭子培养及药敏结果用药（有上呼吸道感染者） **临时医嘱：** □ 复查大便常规+隐血、血常规、尿常规、肝功能、肾功能、电解质等	**临时医嘱：** □ 出院带药 □ 门诊随诊
病情变异记录	□ 无　□ 有，原因： 1. 2.	□ 无　□ 有，原因： 1. 2.
医师签名		

（二）护士表单

关节病型银屑病临床路径护士表单

适用对象：第一诊断为关节病型银屑病（ICD-10：L40.5+）

患者姓名：	性别：	年龄：	门诊号：	住院号：
住院日期：　年　月　日	出院日期：　年　月　日			标准住院日：10~30 天

时间	住院第 1 天	住院第 2~10 天	住院第 10~30 天（出院日）
健康宣教	□ 住院须知 □ 防跌倒 □ 鼓励患者保持良好睡眠 □ 介绍病区环境及相关规章制度	□ 疾病宣教 □ 皮肤护理宣教 □ 特殊检查宣教	□ 出院后保持心情舒畅 □ 出院饮食、睡眠宣教 □ 出院后保持个人卫生 □ 出院后适量活动及注意事项
护理处置	□ 入院护理评估 □ 饮食指导、心理护理	□ 晨空腹抽血 □ 协助患者完成各项检查 □ 告知特殊检查注意事项 □ 执行医嘱	□ 停止执行医嘱，整理病案，为患者办理出院手续； □ 填写满意度调查表
基础护理	□ 佩戴腕带 □ 测量生命体征 □ 换病号服 □ 观察患者睡眠情况 □ 告知患者应修剪指甲，避免搔抓皮肤	□ 监测生命体征 □ 床铺保持整洁、清洁卫生，保持室内空气流通 □ 消毒桌椅 □ 用药宣教 □ 观察治疗效果及药物副作用 □ 观察患者睡眠情况	□ 告知患者出院后皮肤护理方法 □ 患者床单位终末消毒
专科护理	□ 护理级别评估 □ 评估皮损、关节肿胀疼痛情况 □ 建立压疮评估单（必要时）	□ 观察皮损、关节肿胀疼痛情况变化 □ 对关节疼痛评估及记录，根据情况指导患者进行功能锻炼 □ 用药指导，向患者讲解正确擦药方法及注意事项 □ 如患者头皮皮损严重，可建议患者将头发剃掉，以方便抹药 □ 特殊用药注意事项，如生物制剂、甲氨蝶呤等	□ 评估皮损、关节肿胀疼痛情况 □ 指导患者出院后药物使用方法 □ 嘱患者定期随诊，复查相关指标
重点医嘱	□ 详见医嘱执行单	□ 详见医嘱执行单	□ 详见医嘱执行单
病情变异记录	□ 无　□ 有，原因： 1. 2.	□ 无　□ 有，原因： 1. 2.	□ 无　□ 有，原因： 1. 2.
护士签名			

（三）患者表单

关节病型银屑病临床路径患者表单

适用对象：第一诊断为关节病型银屑病（ICD-10：L40.5+）

患者姓名：	性别： 年龄： 门诊号：	住院号：
住院日期： 年 月 日	出院日期： 年 月 日	标准住院日：10~30 天

时间	入院第 1 天	入院第 2~10 天	第 11~30 天（出院日）
医患配合	□ 如实告知病情 □ 在相关医疗文书上签字	□ 配合医生进行治疗 □ 如有病情变化，及时告知医生	□ 查房，停止所有医嘱 □ 交代出院后注意事项及复诊时间 □ 保管好相关报销证件
护患配合	□ 配合护士进行入院评估、入室宣教、生命体征等的测量 □ 在相关医疗文书上签字	□ 遵守护士介绍的注意事项及相关规章制度 □ 皮肤护理，避免搔抓及烫伤皮损	□ 办理出院手续 □ 交代出院服药方法及注意事项
饮食	□ 建议优质蛋白饮食，戒烟戒酒	□ 建议优质蛋白饮食，戒烟戒酒	□ 建议优质蛋白饮食，戒烟戒酒
排泄	□ 如实告知医生既往大小便情况	□ 记录大小便情况（必要时）	□ 关注大小便情况
活动	□ 如实告知医生活动耐量及自觉症状	□ 告知医生住院期间活动情况	□ 出院后根据情况，进行适当的锻炼

附：原表单（2016 年版）

关节病型银屑病临床路径表单

适用对象：第一诊断为关节病型银屑病（ICD-10：L40.5+）

| 患者姓名： | 性别： | 年龄： | 门诊号： | 住院号： |

| 住院日期： 年 月 日 | 出院日期： 年 月 日 | 标准住院日：10～30 天 |

时间	住院第 1 天	住院第 2 天
主要诊疗工作	□ 询问病史及体格检查 □ 完成住院病历 □ 完成初步的病情评估和诊疗方案 □ 患者或其家属签署告知及授权委托书	□ 上级医师查房 □ 根据实验室检查的结果，完成病情评估并制订治疗计划 □ 必要时请免疫科等相关科室会诊 □ 患者或其家属签署接受化疗治疗知情同意书（使用免疫抑制剂者） □ 患者或其家属签署接受光疗治疗知情同意书 □ 签署自费用品协议书、生物制剂治疗同意书（使用生物制剂者）
重点医嘱	**长期医嘱：** □ 皮肤科护理常规 □ 饮食（根据病情） □ 局部外用药物治疗 □ 物理治疗（必要时） □ 中成药（必要时） **临时医嘱：** □ 血常规、尿常规、大便常规+隐血 □ 肝功能、肾功能、电解质、血糖、血脂、抗核抗体、类风湿因子、HLA-B27、免疫球蛋白、红细胞沉降率、抗链球菌溶血素 O、C 反应蛋白、感染性疾病筛查 □ X 线胸片、心电图、关节片	**长期医嘱：** □ 局部外用药物治疗（视病情） □ NSAIDs（视病情） □ 免疫抑制剂（视病情） □ 生物制剂治疗（视病情） □ 保肝治疗（视病情） □ 支持治疗 □ 合并症治疗 **临时医嘱：** □ 请免疫科等相关科室会诊（必要时）
病情变异记录	□ 无　□ 有，原因： 1. 2.	□ 无　□ 有，原因： 1. 2.
医师签名		

时间	住院第 3~10 天	住院第 10~30 天 （出院日）
主要诊疗工作	□ 观察血压等 □ 根据患者的病情变化和治疗反应及时调整治疗方案 □ 防治药物的不良反应	□ 上级医师诊疗评估，确定患者是否可以出院 □ 完成出院小结 □ 向患者及其家属交代出院后注意事项，预约复诊日期
重点医嘱	**长期医嘱：** □ 抗菌药物：根据咽拭子培养及药敏结果用药（有上呼吸道感染者） **临时医嘱：** □ 复查大便常规+隐血、血常规、尿常规、肝功能、肾功能、电解质等	**临时医嘱：** □ 出院带药 □ 门诊随诊
病情变异记录	□ 无　□ 有，原因： 1. 2.	□ 无　□ 有，原因： 1. 2.
医师签名		

第十九章
红皮病临床路径释义

【医疗质量控制指标】

指标一、诊断红皮病后，需结合病史、临床表现和皮肤组织病理检查以明确病因

指标二、明确红皮病原因后根据病因选择治疗方案

指标三、有感染征象时尽快完善病原学检查，尽早抗感染治疗

指标四、出现并发症时及时请相关科室会诊，积极治疗

一、红皮病编码

疾病名称及编码：红皮病（ICD-10：L53.901）

二、临床路径检索方法

L53.901

三、国家医疗保障疾病诊断相关分组（CHS-DRG）

MDCJ 皮肤、皮下组织及乳腺疾病及功能障碍

JS1 重大皮肤疾患

四、红皮病临床路径标准住院流程

（一）适用对象

第一诊断为红皮病（ICD-10：L53.901）。

红皮病（Erythroderma）是一种严重的炎症性皮肤病，炎症性红斑面积达到体表面积90%以上。

（二）诊断依据

根据《临床诊疗指南·皮肤病与性病分册》（中华医学会编著，人民卫生出版社）、《临床技术操作规范·皮肤病与性病分册》（中华医学会编著，人民军医出版社）、《中国临床皮肤病学》（赵辨，江苏科学技术出版社）。

1. 皮肤潮红、肿胀、脱屑，炎症性红斑达全身体表面积90%以上，有发热、畏寒、淋巴结肿大等全身症状。

2. 引起红皮病的病因很多，包括：①皮炎、湿疹、银屑病、毛发红糠疹；②落叶型天疱疮、副肿瘤天疱疮、扁平苔藓、皮肌炎、系统性红斑狼疮等其他皮肤病；③药疹；④淋巴瘤、白血病、内脏恶性肿瘤；⑤特发性红皮病等。

3. 皮肤一般均有瘙痒症状，掌跖、黏膜、毛发、指甲都可能受累，可合并内脏损害。

4. 由于形成红皮病的病因不同，病程及预后不同。

5. 红皮病是一种炎症的全身性疾病，需合理、积极的治疗。

6. 红皮病组织病理常呈非特异性改变，但有时可呈现出某些原发疾病特点，可作为发现原发疾病的重要线索。

> **释义**
>
> ■ 红皮病诊断不难，重点在寻找红皮病病因，需要详细询问患者病史和完善检查，对原因不明者要进行长期随访。
> ■ 红皮病患者应做皮肤病理，对病因有提示或排除作用。

（三）治疗方案的选择

根据《临床诊疗指南·皮肤病与性病分册》（中华医学会编著，人民卫生出版社）、《临床技术操作规范·皮肤病与性病分册》（中华医学会编著，人民军医出版社）、《中国临床皮肤病学》（赵辩，江苏科学技术出版社）。

1. 病因治疗。
2. 支持治疗。
3. 症状治疗。
4. 并发症治疗。

> **释义**
>
> ■ 病因明确者，针对病因采用系统治疗。药物过敏要停掉可疑致敏药物，积极抗过敏治疗，必要时应用系统性糖皮质激素；银屑病性红皮病可应用阿维 A、甲氨蝶呤（methotrexate，MTX）、环孢素、生物制剂等，危重患者必要时应用糖皮质激素等；恶性肿瘤根据肿瘤类型采取相应药物治疗或手术、化疗及放疗等。继发于其他皮肤病者进行相应的原发病治疗。
> ■ 要补充液体，保持水、电解质平衡，补充营养和多种维生素，特别要保证摄入足够蛋白质和热量。
> ■ 最好住院治疗，有条件尽量住单人病房，加强皮肤护理，避免经皮肤感染。
> ■ 皮肤黏膜外用药物以保护、止痒、抗炎为原则，避免使用刺激性外用药。
> ■ 继发感染时常见并发症，密切观察病情变化，有感染征象时尽快完善病原学检查，尽早应用敏感抗菌药物抗感染治疗。
> ■ 出现肺炎、肝肾功能损伤、心力衰竭等并发症时及时请相关科室会诊，积极治疗。

（四）标准住院日 20~30 天

> **释义**
>
> ■ 根据患者具体情况，住院时间可以低于或高于上述住院天数。

（五）进入路径标准。

1. 第一诊断必须符合 ICD-10：L53.901 红皮病疾病编码。
2. 当患者同时具有其他疾病诊断，但在住院期间不需要特殊处理也不影响第一诊断的临床路径流程实施时，可以进入路径。

释义

■ 进入路径的患者需符合红皮病的诊断标准。

■ 患者同时具有其他疾病影响第一诊断的临床路径流程实施时均不适合进入临床路径。

■ 入院后常规检查发现以往没有发现的疾病或既往有基础疾病（如高血压、冠状动脉粥样硬化性心脏病、糖尿病、肝肾功能不全、各种感染等），经系统评估后对红皮病型银屑诊断治疗无特殊影响，仅需要药物维持治疗者，可进入路径。但可能会增加医疗费用，延长住院时间。

（六）入院第 1 天

1. 必需的检查项目：

（1）血常规、尿常规、大便常规+隐血。

（2）血液学检查：肝功能、肾功能、电解质、血糖、血脂、IgE、免疫球蛋白、红细胞沉降率、抗链球菌溶血素 O、C 反应蛋白、抗核抗体、感染性疾病筛查（乙型肝炎、丙型肝炎、艾滋病、梅毒等）。

（3）皮肤活组织病理学检查。

（4）X 线胸片、心电图、肝胆胰脾双肾超声检查等。

2. 根据患者病情可选择的检查项目：

（1）肿瘤相关筛查：肿瘤抗原及标志物，选择行超声、CT、MRI 检查，消化道钡餐或内镜检查；心脏彩超等。

（2）肺功能、肺高分辨率 CT。

（3）血培养、分泌物培养。

（4）血涂片、基因重排、免疫荧光。

释义

■ 部分检查可以在门诊完成。

■ 入院后尽快完善皮肤组织病理检查，确定导致红皮病的原因。

■ 入院后完善必须检查项目以评价患者的一般情况，通过对患者各个器官的系统评价以全面了解患者的皮肤外器官状况。

■ 如有发热症状体温超过 38.5℃需连续抽血培养；发热患者皮损如有渗出需行细菌培养及药敏试验判断有无继发感染。

■ 根据病情部分检查可以不进行。

■ 根据病情可增加检查项目：结核菌素试验；T 细胞斑点试验（应用生物制剂治疗的患者）；尿妊娠试验（应用阿维 A 等治疗的妇女）。

（七）住院期间检查项目

必须复查的检查项目：

（1）血常规、尿常规、大便常规+隐血。

（2）肝功能、肾功能、电解质。

> **释义**
>
> ■ 住院期间需每周复查血常规、尿常规、大便常规及隐血监测患者一般情况；复查肝肾功能、电解质、血脂监测有无药物性肝损伤、电解质紊乱、血脂升高等。对病因学检查结果进行分析，尽早采取针对性治疗。

（八）治疗药物与方案选择

1. 病因治疗。
2. 支持治疗。
3. 症状治疗。
4. 并发症治疗。

> **释义**
>
> ■ 病因明确者，针对病因治疗。药物过敏要停掉可疑致敏药物，积极抗过敏治疗，必要时应用系统性糖皮质激素；银屑病性红皮病可应用阿维A、MTX、环孢素、生物制剂等，危重患者必要时应用糖皮质激素等；皮肤T细胞淋巴瘤采取药物（如干扰素、阿维A、糖皮质激素）、光疗、手术、放疗、化疗治疗；继发于其他皮肤病者进行相应的原发病治疗。
>
> ■ 皮肤黏膜外用药物以保护、止痒、抗炎为原则，避免使用刺激性外用药。
>
> ■ 最好住院治疗，有条件尽量住单人病房，加强皮肤护理，避免经皮肤感染。
>
> ■ 要补充液体，保持水、电解质平衡，补充营养和多种维生素，特别要保证摄入足够蛋白质和热量。
>
> ■ 继发感染时常见并发症，密切观察病情变化，有感染征象时尽快完善病原学检查，尽早应用敏感抗菌药物抗感染治疗。
>
> ■ 出现肺炎、肝肾功能损伤、心力衰竭等并发症时及时请相关科室会诊，积极治疗。
>
> ■ 在西医治疗基础上，可采用中西医结合治疗，标本兼顾、缓急并举。

（九）出院标准

1. 临床症状好转。
2. 没有需要住院处理的并发症。

> **释义**
>
> ■ 病情平稳、无全身症状、皮损明显缓解呈逐渐消退趋势，完成出院需要复查的检查项目，没有需要住院处理的并发症的情况下，达到出院标准。皮损明显缓解的表现为皮损颜色变淡，水肿减轻，表面无渗出，脱屑明显减少，全身症状改善，实验室指标改善或恢复正常。
>
> ■ 如果出现并发症，是否需要继续住院处理，由主管医师具体决定。

（十）变异及原因分析

1. 对常规治疗效果差，需延长住院时间。

2. 伴有其他基础疾病或并发症，需进一步诊断及治疗或转至其他相应科室诊治，延长住院时间，增加住院费用。

> **释义**
>
> ■ 微小变异：因为医院检验项目的及时性，不能按照要求完成检查；因为节假日不能按照要求完成检查；患者不愿配合完成相应检查，短期不愿按照要求出院随诊。
>
> ■ 重大变异：因基础疾病需要进一步诊断和治疗；因各种原因需要其他治疗措施；医院与患者或家属发生医疗纠纷，患者要求离院或转院；不愿按照要求出院随诊而导致入院时间明显延长。

五、红皮病临床路径给药方案

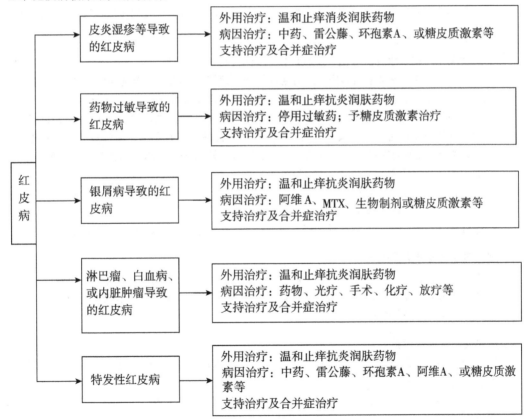

【用药选择】

1. 阿维 A 为红皮病型银屑病最常用的一线治疗药物，轻症患者单一使用即有显著疗效，但在难治型及中重度红皮病型银屑病推荐根据具体病情选择多种药物联合治疗，联合用药可以协同不同药物的作用机制，提高疗效的同时减轻单一药物大量使用的可能发生的不良反应。合并关节型银屑病的患者不建议阿维 A 单药治疗，建议同时联合使用对关节治疗效果明确的免疫抑制剂或生物制剂。

2. 环孢素治疗急性红皮病型银屑病、皮炎湿疹导致的红皮病等，但因可能诱发肾毒性和高血压，在既存肾病和高血压的患者使用需谨慎。

3. 皮肤肿胀渗出严重的患者需加强皮肤护理，局部使用抗菌药物，如复方多黏菌素 B、莫匹罗星等。

【药学提示】

1. 糖皮质激素使用过程中需密切监测有无感染、高血糖、高血压、低钾、水钠潴留、消化道出血或溃疡等副作用的发生，并在使用激素治疗过程注意补钾补钙保护胃黏膜。

2. 维 A 酸类药物主要副作用为致畸，育龄女性患者需在知情同意后嘱其停药后 2 年之内避孕。服药期间可有皮肤黏膜干燥症状、皮肤弥漫脱屑及毛发脱落等。长期服用需注意监测血脂、肝功能。

3. MTX 服用过程中注意监测血常规、肝肾功能，同时给予叶酸 5mg qd 口服可减缓恶心贫血等症状。注意 MTX 的累积毒副作用，可根据情况与其他药物交替治疗。

4. 环孢素 A 主要不良反应有肾毒性、高血压、胃肠道反应等。在治疗前和治疗期间均应监测肾功能和血压。庆大霉素、复方磺胺甲噁唑、西咪替丁、雷尼替丁、双氯芬酸等药物均与环孢素有协同肾毒性。

5. 雷公藤使用时注意监测血常规、肝肾功能，注意其对女性月经及青少年性腺发育的影响。

六、红皮病患者护理规范

1. 急性期全身皮肤水肿、渗出，皮肤屏障功能受损，抵抗力低，为防止经皮感染，需采取了以下措施：尽量安排单间病房，定时通风换气；使用含氯消毒剂擦洗桌面、地面；病房紫外线空气消毒；床单、被套污染及时更换；严格限制探视人数，予保护性隔离。

2. 对于高热卧床患者，定期翻身、拍背，协助患者变换体位，预防发生坠积性肺炎及压疮。

3. 做好皮肤护理预防继发感染。可使用 1∶8000 高锰酸钾进行药浴，清洁皮肤，防止感染。对于皮肤干燥脱屑的患者及时应用润肤剂，防止皮肤皲裂。避免抓挠，嘱患者经常修剪指甲。

4. 避免大面积外用刺激性药物，防止药物经皮肤吸收引起的不良反应。

5. 对于持续高热患者，需谨慎使用解热镇痛药，给予温水擦浴、冰袋物理降温方法，鼓励多饮水，关注出入量。禁用酒精擦浴，以免刺激皮肤。

6. 做好患者口腔、眼、外阴黏膜护理；操作轻柔，保护血管，做好静脉穿刺护理。

七、红皮病患者营养治疗规范

1. 高热及进食量少的患者每日需根据情况适量补液，加强对症支持治疗，保持水电解质平衡。

2. 饮食上宜选择优质蛋白、低脂低胆固醇、易消化的食物，多食用新鲜蔬菜、水果；忌食辛辣、羊肉、海鲜等食物。

八、红皮病患者健康宣教

1. 系统性糖皮质激素治疗后会出现食欲增加、入睡困难、双手颤抖等症状，注意补充含钙丰富食物。

2. 阿维 A 治疗期间可有皮肤黏膜干燥、皮肤弥漫脱屑等不良反应，可使用润肤剂缓解不适症状。

3. 使用生物制剂、免疫抑制剂期间注意预防感染，观察有无呼吸系统、消化系统不良反应。

4. 要有良好的个人卫生习惯，勤洗手，保持环境清洁和通风。探视家属尽量避免去人员密集的公共场所。

5. 注意饮食卫生安全，选择优质蛋白、低脂、易消化的食物，多食用新鲜蔬菜、水果，忌食有明确过敏或使疾病加重经历的食物。多饮水。

6. 加强润肤剂外用。

九、推荐表单

（一）医师表单

红皮病临床路径医师表单

适用对象：第一诊断为红皮病（ICD-10：L53.901）

患者姓名：		性别：	年龄：	门诊号：	住院号：
住院日期：	年　月　日	出院日期：	年　月　日	标准住院日：20～30 天	

时间	住院第 1 天	住院第 2 天
主要诊疗工作	□ 询问病史及体格检查 □ 完成入院记录及首次病程记录 □ 完成初步的病情评估和治疗方案 □ 与患者及家属沟通交流，充分交代病情 □ 签署告知及授权委托书（必要时）	□ 上级医师查房 □ 根据实验室检查的结果，完成病情评估，判断红皮病病因并制订治疗计划 □ 患者或其家属签署接受激素治疗知情同意书、接受免疫抑制剂治疗知情同意书、接受化疗治疗知情同意书等 □ 签署自费药物协议书等 □ 请相关科室会诊（必要时）
重点医嘱	**长期医嘱：** □ 皮肤科护理常规 □ 优质蛋白饮食 □ 健康教育 □ 局部外用药物治疗 □ 物理治疗（必要时） □ 激素或免疫抑制剂（必要时） □ 中成药（必要时） □ 对症支持治疗（视病情） **临时医嘱：** □ 血常规、尿常规、大便常规+隐血 □ 肝功能、肾功能、电解质、血糖、血脂、凝血功能 □ X 线胸片、心电图、腹部超声 □ 红细胞沉降率、抗链球菌溶血素 O、C 反应蛋白、血培养、感染性疾病筛查、肿瘤标志物筛查（必要时）	**长期医嘱：** □ 系统性糖皮质激素治疗（视病情） □ 系统使用维 A 酸类药物（视病情） □ 免疫调节治疗（视病情） □ 免疫抑制剂（视病情） □ 生物制剂治疗（视病情） □ 物理治疗（视病情） □ 抗菌药物（有感染证据者，必要时） □ 合并症治疗（视病情） □ 局部外用药物治疗 **临时医嘱：** □ 皮肤活检/病理检查 □ 相关科室会诊试验（必要时） □ 细菌培养+药敏试验（必要时） □ 血培养+药敏试验（必要时） □ 淋巴结活检（必要时）
病情变异记录	□ 无　□ 有，原因： 1. 2.	□ 无　□ 有，原因： 1. 2.
医师签名		

时间	住院第 3~20 天	住院第 20~30 天（出院日）
主要诊疗工作	□ 上级医师查房 □ 密切观察治疗反应，及时调整治疗方案 □ 监测并处理治疗药物的不良反应	□ 观察疗效，观察和处理药物的不良反应 □ 上级医师评估患者可否出院 □ 向患者及其家属交代出院后用药及注意事项，预约门诊复诊 □ 完成出院记录 □ 开具出院证明书
重点医嘱	**长期医嘱：** □ 系统性糖皮质激素治疗（视病情） □ 系统使用维 A 酸类药物（视病情） □ 免疫调节治疗（视病情） □ 免疫抑制剂（视病情） □ 生物制剂治疗（视病情） □ 物理治疗（视病情） □ 抗菌药物（有感染证据者，必要时） □ 合并症治疗（视病情） □ 局部治疗 **临时医嘱：** □ 复查血常规、尿常规、大便常规+隐血、肝功能、肾功能、电解质、血脂 □ 复查 X 线胸片	**长期医嘱：** □ 系统性糖皮质激素治疗（视病情） □ 系统使用维 A 酸类药物（视病情） □ 免疫调节治疗（视病情） □ 免疫抑制（视病情） □ 生物制剂治疗（视病情） □ 物理治疗（视病情） □ 合并症治疗（视病情） □ 局部治疗 **临时医嘱：** □ 出院带药 □ 门诊复诊 □ 健康教育
病情变异记录	□ 无　□ 有，原因： 1. 2.	□ 无　□ 有，原因： 1. 2.
医师签名		

（二）护士表单

红皮病临床路径护士表单

适用对象：第一诊断为红皮病（ICD-10：L53.901）

患者姓名：	性别：	年龄：	门诊号：	住院号：
住院日期：　　年　月　日	出院日期：　　年　月　日		标准住院日：20~30 天	

时间	住院第 1 天	住院第 2 天
健康宣教	□ 入院宣教（环境、设施、人员） □ 进行疾病和安全宣教	□ 提供有关银屑病护理知识 □ 指导患者完成各项检查及会诊 □ 确保患者遵医嘱完成治疗
护理处置	□ 入院护理评估 □ 制订护理计划，填写护理记录 □ 静脉取血（当天或次日晨取血）	□ 注意患者用药情况，尤其是药物不良反应。嘱其一定要遵医嘱完成用药 □ 继续认真观察和处理药物的不良反应，发现不良反应应及时请医生或转相关科室处理
基础护理	□ 监测体温、血压 □ 危重患者心电监护并记录 24 小时出入量	□ 监测体温、血压 □ 危重患者心电监护并记录 24 小时出入量 □ 应用免疫抑制剂的患者监测其血常规及肝功能
专科护理	□ 观察皮疹变化 □ 皮肤科局部上药	□ 观察皮疹变化 □ 皮肤科局部上药
重点医嘱	□ 详见医嘱执行单	□ 详见医嘱执行单
病情变异记录	□ 无　□ 有，原因 1. 2.	□ 无　□ 有，原因 1. 2.
护士签名		

时间	住院第 3~20 天	住院第 20~30 天（出院日）
健康宣教	□ 提供有关银屑病护理知识 □ 指导患者完成各项检查及会诊 □ 确保患者遵医嘱完成治疗	□ 提供有关银屑病护理知识 □ 指导患者完成各项检查及会诊 □ 确保患者定期随访，遵医嘱增减用药 □ 向患者交代出院注意事项及复查日期 □ 指导患者办理出院手续 □ 通知住院处 □ 出院健康宣教
护理处置	□ 注意患者用药情况，尤其是药物不良反应。嘱其一定要遵医嘱完成用药 □ 继续认真观察和处理药物的不良反应，发现不良反应应及时请医生或转相关科室处理	□ 注意患者用药情况，尤其是药物不良反应。嘱其一定要遵医嘱完成用药 □ 继续认真观察和处理药物的不良反应，发现不良反应应及时请医生或转相关科室处理
基础护理	□ 监测体温、血压 □ 危重患者心电监护并记录 24 小时出入量 □ 应用免疫抑制剂的患者监测其血常规及肝功能	□ 监测体温、血压 □ 危重患者心电监护并记录 24 小时出入量 □ 应用免疫抑制剂的患者监测其血常规及肝功能
专科护理	□ 观察皮疹变化 □ 皮肤科局部上药	□ 观察皮疹变化（水疱、糜烂面） □ 皮肤科局部上药
重点医嘱	□ 详见医嘱执行单	□ 详见医嘱执行单
病情变异记录	□ 无　□ 有，原因 1. 2.	□ 无　□ 有，原因 1. 2.
护士签名		

(三) 患者表单

红皮病临床路径患者表单

适用对象: 第一诊断为红皮病 (ICD-10: L53.901)

患者姓名:	性别:	年龄:	门诊号:	住院号:
住院日期: 年 月 日	出院日期: 年 月 日			标准住院日: 20~30 天

时间	住院第 1 天	住院第 2 天
医患配合	□ 配合病史询问 □ 配合体格检查 □ 告知既往基础用药 □ 患者及家属与医师交流了解病情 □ 签署告知及授权委托书、接受糖皮质激素治疗知情同意书、病危通知书 (重症者)	□ 配合医师日常查房 □ 观察皮疹变化 □ 配合完成各项入院常规及特殊检查 □ 如有需要, 配合签署自费用品协议书、免疫抑制剂知情同意书等 □ 患者及家属与医师交流了解病情
护患配合	□ 接受入院宣教 □ 接受入院护理评估 □ 配合测量体温、脉搏、呼吸、血压、体重等 □ 配合完成治疗前护理评估单 (简单询问病史、过敏史、用药史) □ 有任何不适告知护士	□ 配合测量体温、脉搏、呼吸, 血压等情况 □ 观察皮疹变化 □ 接受相关检查宣教, 正确留取标本, 配合检查 □ 有任何不适告知护士 □ 接受疾病及用药等相关知识指导
饮食	□ 多饮水, 少食辛辣, 忌饮酒, 忌油腻等	□ 多饮水, 少食辛辣, 忌饮酒, 忌油腻等
排泄	□ 保持排便通畅 □ 注意尿量	□ 保持排便通畅 □ 注意尿量
活动	□ 适中	□ 适中

时间	住院第 3~20 天	住院第 20~30 天
医患配合	□ 配合医师日常查房 □ 观察皮疹变化 □ 配合完成各项入院常规及特殊检查 □ 如有需要，配合签署自费用品协议书、免疫抑制剂知情同意书等 □ 患者及家属与医师交流了解病情	□ 配合医师日常查房 □ 观察皮疹变化 □ 患者及家属与医师交流了解病情 □ 学习出院注意事项 □ 了解复查程序 □ 办理出院手续 □ 获取出院诊断书 □ 获取出院带药
护患配合	□ 配合测量体温、脉搏、呼吸、血压等情况 □ 观察皮疹变化 □ 接受相关检查宣教，正确留取标本，配合检查 □ 有任何不适告知护士 □ 接受疾病及用药等相关知识指导	□ 配合测量体温、脉搏、呼吸、血压等情况 □ 观察皮疹变化 □ 接受相关检查宣教，正确留取标本，配合检查 □ 有任何不适告知护士 □ 接受疾病及用药等相关知识指导 □ 接受出院前健康宣教
饮食	□ 多饮水，少食辛辣，忌饮酒，忌油腻等	□ 多饮水，少食辛辣，忌饮酒，忌油腻等
排泄	□ 保持排便通畅 □ 注意尿量	□ 保持排便通畅 □ 注意尿量
活动	□ 卧床休息	□ 适中

附：原表单（2016 年版）

红皮病临床路径表单

适用对象：第一诊断为红皮病（ICD-10：L53.901）

患者姓名：	性别：	年龄：	门诊号：	住院号：
住院日期：　　年　月　日	出院日期：　　年　月　日		标准住院日：20~30 天	

时间	住院第 1 天	住院第 2 天
主要诊疗工作	□ 询问病史及体格检查 □ 完成住院病历 □ 完成初步的病情评估和诊疗方案 □ 患者或其家属签署告知及授权委托书	□ 上级医师查房 □ 根据实验室检查的结果，完成病情评估，判断红皮病病因并制订治疗计划 □ 必要时请相关科室会诊 □患者或其家属签署接受激素治疗知情同意书 □ 或其家属签署接受免疫抑制剂治疗知情同意书 □ 患者或其家属签署接受化疗治疗知情同意书
重点医嘱	**长期医嘱：** □ 皮肤科护理常规 □ 饮食（根据病情） □ 局部外用药物治疗 □ 物理治疗（必要时） □ 激素或免疫抑制剂（必要时） □ 中成药（必要时） **临时医嘱：** □ 血常规、尿常规、大便常规+隐血 □ 肝功能、肾功能、电解质、血糖、血脂、抗核抗体、抗链球菌溶血素 O、免疫球蛋白、红细胞沉降率、抗链球菌溶血素 O、C 反应蛋白、感染性疾病筛查 □ X 线胸片、心电图、腹部超声 □ 皮肤病理	**长期医嘱：** □ 局部外用药物治疗（视病情） □ 维 A 酸（视病情） □ 免疫抑制剂（视病情） □ 激素治疗（视病情） □ 支持治疗 □ 合并症治疗 **临时医嘱：** □ 相关科室会诊（必要时）
病情变异记录	□ 无　□ 有，原因： 1. 2.	□ 无　□ 有，原因： 1. 2.
医师签名		

时间	住院第 3~20 天	住院第 20~30 天 （出院日）
主要诊疗工作	□ 观察体温、血压等生命体征 □ 根据患者的病情变化和治疗反应及时调整治疗方案 □ 防治药物的不良反应	□ 上级医师诊疗评估，确定患者是否可以出院 □ 完成出院小结 □ 向患者及其家属交代出院后注意事项，预约复诊日期
重点医嘱	长期医嘱： □ 抗菌药物：根据咽拭子培养及药敏结果用药（有上呼吸道感染者） 临时医嘱： □ 复查大便常规+隐血、血常规、肝肾功能、电解质等	临时医嘱： □ 出院带药 □ 门诊随诊
病情变异记录	□ 无　□ 有，原因： 1. 2.	□ 无　□ 有，原因： 1. 2.
医师签名		

第二十章

白癜风临床路径释义

【医疗质量控制指标】

指标一、合理检查，完善必要的检查和问诊

指标二、合理用药，根据白癜风的分型、病期、部位、年龄，选择合理的用药方案

指标三、规律随诊，制订合理的随诊方案

指标四、正确评估疗效，针对进展期和稳定期的白癜风患者，制订达标方案

指标五、合理定期检测相关检查

一、白癜风编码

疾病名称及编码：白癜风（不伴有并发症）（ICD-10：L80）

二、临床路径检索方法

L30.902

三、国家医疗保障疾病诊断相关分组（CHS-DRG）

MDCJ 皮肤、皮下组织及乳腺疾病及功能障碍

JZ1 其他皮肤及乳腺疾患

四、白癜风临床路径标准门诊流程

（一）适用对象

第一诊断为白癜风（不伴有并发症）（ICD-10：L80）。

> **释义**
>
> ■ 白癜风是一种获得性色素异常性疾病。

（二）诊断依据

根据《临床诊疗指南·皮肤病与性病分册》（中华医学会编，人民卫生出版社）、《临床技术操作规范·皮肤病与性病分册》（中华医学会编，人民军医出版社）、《白癜风治疗共识》（中国中西医结合学会皮肤性病专业委员会，中华皮肤科杂志）。

> **释义**
>
> ■ 白癜风为后天获得性色素脱失性皮肤病，一般无自觉症状。
>
> ■ 白斑常呈乳白色，大小、形态不一，毛发可正常或变白。
>
> ■ 白癜风分为寻常型和节段型。寻常型皮损一般对称分布，可局限于某些部位或散发、泛发全身，故寻常型又分为局限型、散发型、泛发型和肢端型4个亚型。节段型一般为单侧，白斑沿某一皮神经节支配区分布。

■白癜风根据病情活动与否分为两期：进展期和稳定期。进展期为原白斑仍在扩大，边界模糊，并且可有新发皮损，可有同形反应；稳定期为原白斑停止发展，并且无新发皮损，无同形反应。

■白癜风根据皮损的色素脱失情况可以分为两类：完全性白斑和不完全性白斑，前者色素脱失完全，病变处黑素细胞消失，后者脱色不完全，白斑中有色素减退点。

（三）治疗方案的选择

1. 局部外用药：外用糖皮质激素制剂或钙调神经磷酸酶抑制剂、补骨脂素、氮芥酊。
2. 光疗或光化学治疗（psoralen plus ultraviolet A，PUVA）。
3. 手术治疗：表皮或黑素细胞移植。
4. 系统使用免疫调节药物。
5. 系统小剂量糖皮质激素。
6. 中医中药，辨证施治。

释义

■外用强效糖皮质激素制剂适用于局限型、非颜面部位皮损的儿童和成人患者，连用不超过3个月，亦可间断使用。中弱效糖皮质激素药膏是更适合儿童的首选药物。外用的钙调神经磷酸酶抑制剂用于成年人和儿童面颈部和皮肤薄嫩部位。建议每日2次，至少持续6个月。联合光疗可提高疗效。活动性播散型白癜风或当白斑病变超过15%～20%体表面积时可用全身性窄谱中波紫外线（narrow band ultraviolet B，NB-UVB）治疗。如果光疗持续3个月后无复色或6个月后疗效不满意（复色面积<25%）则应停止治疗。如持续复色则需要坚持光疗，或在最大剂量上持续1或2年。手术可用于药物治疗失败的节段型白癜风或其他局限型白癜风患者。应根据疾病的临床类型和分期选择治疗方式，必要时可以可根据情况进行联合治疗，以提高复色率，并减少不良反应的发生。

（四）进入路径标准

1. 第一诊断必须符合 ICD-10：L80 白癜风（不伴有并发症）疾病编码。
2. 当患者同时具有其他疾病诊断，但在不需要特殊处理也不影响第一诊断的临床路径流程实施时，可以进入路径。

释义

■患者同时具有其他疾病影响第一诊断的临床路径流程实施时均不适合进入临床路径。

■白癜风患者同时并发甲状腺疾病、免疫性疾病时需在相关科室治疗后进入临床路径。

（五）就诊期间检查项目

根据患者病情选择的项目：

1. 伍德灯。

2. 血常规。

3. 甲状腺相关抗体。

4. 自身抗体筛查。

5. 免疫球蛋白、T细胞亚群等。

6. 环钻活检。

7. 真菌镜检。

> **释义**
>
> ■ 甲状腺相关抗体包括抗甲状腺过氧化物酶、抗甲状腺球蛋白抗体、促甲状腺激素和其他相关抗体的检测。如患者既往史、家族史和/或实验室检查强烈怀疑自身免疫性疾病需完善必要的自身抗体检测。在诊断存疑的情况下可以完善真菌镜检和皮肤活检等检测，根据检测结果进一步鉴别诊断。

（六）治疗方案与药物选择

1. 治疗原则：

（1）进展期白癜风：

1）寻常型：①局限型：可外用糖皮质激素（简称激素）或钙调神经磷酸酶抑制剂（他克莫司、吡美莫司）等，也可外用低浓度的光敏药，如浓度<0.1%的甲氧沙林（8-methoxypsoralen，8-MOP）；局部光疗可选NB-UVB、308nm准分子激光及准分子光、高能紫外光等；②散发型、泛发型和肢端型：光疗及局部外用药治疗参考进展期局限型。严重者可考虑系统用糖皮质激素。此外可酌情选用中医中药和免疫调节剂。

2）节段型：参考进展期局限型治疗。

（2）稳定期白癜风：

1）寻常型：①局限型：外用光敏剂（8-MOP等）、激素、氮芥、钙调神经磷酸酶抑制剂、维生素D_3衍生物等；自体表皮移植及黑素细胞移植；局部光疗参考进展期局限型或光化学疗法；②散发型、泛发型和肢端型：光疗或光化学疗法，如NB-UVB、PUVA等；中医中药；自体表皮移植或黑素细胞移植（暴露部位或患者要求的部位）。局部外用药治疗参考稳定期局限型。

2）节段型：自体表皮移植或黑素细胞移植，包括自体表皮片移植，微小皮片移植，刃厚皮片移植，自体非培养表皮细胞悬液移植，自体培养黑素细胞移植等。其他参考稳定期局限型治疗。

2. 其他辅助治疗方法：

避免暴晒、外伤、紧张、接触化学脱色剂等。暴露部位必要时可用遮盖剂；补充维生素E等。

3. 治疗中注意事项：

（1）注意教育患者对本病有一个正确认识，告诉其本病为慢性过程，需坚持治疗。此外，任何疗法有效率均有限。

（2）进展期应当慎用有刺激性的外涂药，如补骨脂素、氮芥等。应用光疗或光化学疗法时，注意防止可能的不良反应。

（3）用系统糖皮质激素疗法时，注意其不良反应，疗程不宜过长。

（4）儿童白癜风患者使用光疗及光化学疗法应慎重。

（七）病情变异及原因分析

分析是否祛除可疑诱因，是否按医嘱规律治疗，是否合并有其他基础疾病如自身免疫病等，可根据分析结果判断是否需要进一步对患者检查、诊断及治疗或到其他相应科室诊治。

> **释义**
>
> ■ 微小变异：因为医院检验项目的及时性，不能按照要求完成检查；因为节假日不能按照要求完成检查；患者不愿配合完成相应检查，或不能遵医嘱配合治疗。
>
> ■ 重大变异：因基础病需要进一步诊断和治疗；因各种原因需要其他治疗措施；医院与患者或家属发生医疗纠纷，患者要求离院或转院。

五、白癜风临床路径给药方案

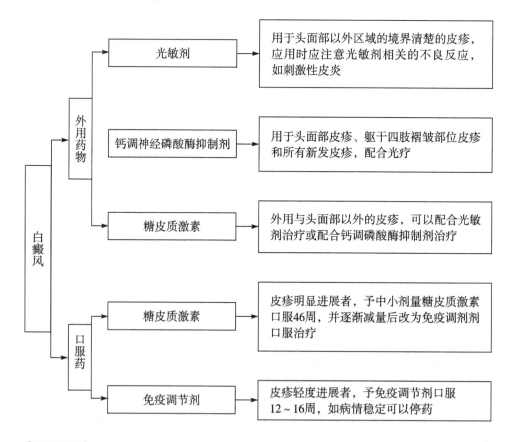

【用药选择】

治疗时需要考虑病情、发病部位、年龄、基础疾病（特别是自身免疫性疾病）、已使用的药物，以及主观和客观的因素。

【药学提示】

1. 系统应用糖皮质激素可以引起相应的不良反应，如血糖血压升高，感染性疾病灶播散等。

需要询问病史及完成体格检查，用药前除外相关疾病的可能。

2. 儿童应用系统治疗药物需按照体重减少用药剂量。

3. 外用光敏剂有引起刺激性皮炎的可能，必要时可以稀释光敏剂，降低其浓度。

【注意事项】

1. 进展期外用糖皮质激素治疗面积应<10%，应慎用有刺激性的外涂药，如：补骨脂素、氮芥等。

2. 儿童白癜风使用激素、光疗及光化学疗法应慎重。

3. 对多种治疗无效，白斑面积>80%的患者，可以推荐脱色治疗。

4. 本病治疗疗程较长，需加强患者教育，提高其用药及治疗的依从性。

六、白癜风患者护理规范

白癜风受多因素诱发，因此正确的日常护理，可避免白癜风加重或者病情反复。

1. 严格防晒：暴晒是白癜风重要的诱发因素，且能加重白斑并扩大。因此，白癜风患者一定要防晒，尤其是在夏季，可以通过多种方式来防晒，如涂防晒霜、戴遮阳帽子、打伞来避免强光的直接照射。

2. 调节情志：情绪紧张、焦虑是白癜风的一个明确的诱发因素。因此，患者一定要调整自己的情绪，培养积极乐观的生活态度。

3. 避免外伤或者物理摩擦等外部刺激：外伤或者烧烫伤、晒伤可加重白癜风的白斑，尤其是活动期的白癜风，因此白癜风患者要注意避免外伤，包括穿宽松的衣服，避免由于局部摩擦导致白斑的扩大。

4. 作息规律：调整好睡眠，尽量避免失眠等，有助于白癜风的恢复。

另外，医护人员要正确认识各种治疗如光疗和光敏剂、激素类药物和外用钙调磷酸酶抑制剂的使用方法和不良反应，根据病情及时调整，避免不良反应。

七、白癜风患者营养治疗规范

1. 营养均衡：不能偏食，也不挑食。

2. 健康饮食：营养全面，便于消化。

八、白癜风患者健康宣教

白癜风是一种慢性疾病，病因复杂，目前大部分患者难以根治。合理治疗，规律治疗，长期坚持治疗，并且保持良好的心态，是取得疗效的保证。另外，白癜风的治疗及用药，需要不断地调整，并且需要悉知各种用药的方法和不良反应，需要在医生指导下用药。

九、推荐表单

（一）医师表单

白癜风临床路径医师表单

适用对象：第一诊断为白癜风（ICD-10：L80）

患者姓名：		性别：　　年龄：　　门诊号：
初诊日期：　　　年　月　日		标准门诊治疗时间：6~12 个月

日期	门诊第 1 天	门诊 1 个月后随访	门诊 2 个月后随访
主要诊疗工作	□ 询问病史及体格检查 □ 完成首次门诊病历 □ 开具检查申请单 □ 完成初步的病情评估和治疗方案 □ 与患者或家属谈话明确诊疗计划 □ 患者或其家属签署接受光疗或光化学疗法治疗知情同意书（必要时） □ 患者或其家属签署接受自体表皮移植治疗知情同意书（必要时） □ 患者或其家属签署接受糖皮质激素治疗知情同意书（必要时）	□ 询问病史及体格检查 □ 根据体检、实验室检查结果，完成病情评估并制定治疗计划	□ 注意观察皮疹变化 □ 根据患者的病情变化及对治疗的反应及时调整治疗方案
重点医嘱	门诊医嘱： □ 外用：糖皮质激素、补骨脂素、维生素 D_3 衍生物，免疫调节剂 □ 局部光疗或光化学疗法 □ 自体表皮或黑素细胞移植（稳定期） □ 系统小剂量糖皮质激素：甲泼尼龙/泼尼龙，口服（必要时） □ 血常规、肝功能、肾功能、电解质、血糖、甲状腺相关抗体、抗体筛查或淋巴细胞亚群（有条件时） □ 中医中药 □ 告诉注意事项	门诊医嘱： □ 调整局部光疗或光化学疗法 □ 系统用免疫调节剂（转移因子，胸腺肽等）（必要时） □ 系统用小剂量糖皮质激素：甲泼尼龙/泼尼龙，口服（必要时） □ 护胃药 □ 血尿常规等 □ 外用：糖皮质激素、补骨脂素、维生素 D_3 衍生物（钙泊三醇，他卡西醇），免疫调节剂（如他克莫司或吡美莫司） □ 告诉注意事项	门诊医嘱： □ 调整局部光疗或光化学疗法 □ 调整系统用小剂量糖皮质激素：甲泼尼龙/泼尼龙，口服（必要时） □ 血尿常规 □ 告诉注意事项
病情变异记录	□ 无　□ 有，原因： 1. 2.	□ 无　□ 有，原因： 1. 2.	□ 无　□ 有，原因： 1. 2.
医师签名			

日期	门诊 3 个月后随访	门诊 4 个月后随访	门诊 6 个月后随访
主要诊疗工作	□ 注意观察皮疹变化及时调整治疗方案 □ 防治药物的不良反应	□ 注意观察皮疹变化及时调整治疗方案 □ 防治药物的不良反应	□ 进行诊疗评估，及时调整治疗方案，确定患者是否可以停止某些治疗 □ 防治药物的不良反应
重点医嘱	门诊医嘱： □ 糖皮质激素：剂量调整或停药（必要时） □ 局部治疗：根据皮疹变化调整用药及光疗或光化学疗法 □ 复查血常规、肝功能、肾功能、电解质，尿常规、大便常规等	门诊医嘱： □ 糖皮质激素：剂量调整或停药（必要时） □ 局部治疗：根据皮疹变化调整用药 □ 自体表皮或黑素细胞移植（病情稳定至少 6 个月以上） □ 尿常规、粪常规等	门诊医嘱： □ 糖皮质激素：剂量调整（可停止） □ 局部治疗：根据皮疹变化调整用药 □ 局部光疗或光化学疗法（可酌情停止） □ 血常规、尿常规、大便常规等 □ 复查肝功能、肾功能、电解质（必要时）
病情变异记录	□ 无 □ 有，原因： 1. 2.	□ 无 □ 有，原因： 1. 2.	□ 无 □ 有，原因： 1. 2.
医师签名			

（二）护士表单

白癜风临床路径护士表单

适用对象：第一诊断为白癜风（ICD-10：L80）

患者姓名：		性别： 年龄： 门诊号：
初诊日期： 年 月 日		标准门诊治疗时间：6~12 个月

时间	门诊第 1 天	门诊 1 个月后随访
健康宣教	□ 疾病知识宣教 □ 治疗药物使用方式宣教 □ 治疗药物的不良反应宣教	□ 注意有无药物调整 □ 治疗药物的不良反应宣教
护理处置	□ 留取皮疹照片 □ 进行用药示范	□ 留取皮疹照片 □ 进行用药示范
基础护理	□ 避免暴晒、外伤、应激、接触化学脱色剂等	□ 避免暴晒、外伤、应激、接触化学脱色剂等
专科护理	□ 按医嘱应用外用药物 □ 暴露部位必要时可用遮盖剂	□ 按医嘱应用外用药物 □ 暴露部位必要时可用遮盖剂
重点医嘱	□ 详见医嘱执行单	□ 详见医嘱执行单
病情变异记录	□ 无 □ 有，原因： 1. 2.	□ 无 □ 有，原因： 1. 2.
护士签名		

时间	门诊 4 个月后随访	门诊 6 个月后随访
健康宣教	□ 注意有无药物调整 □治疗药物的不良反应宣教	□ 注意有无药物调整 □治疗药物的不良反应宣教
护理处置	□ 留取皮疹照片 □ 进行用药示范	□ 留取皮疹照片 □ 进行用药示范
基础护理	□ 避免暴晒、外伤、应激、接触化学脱色剂等	□ 避免暴晒、外伤、应激、接触化学脱色剂等
专科护理	□ 按医嘱应用外用药物 □ 暴露部位必要时可用遮盖剂	□ 按医嘱应用外用药物 □ 暴露部位必要时可用遮盖剂
重点医嘱	□ 详见医嘱执行单	□ 详见医嘱执行单
病情变异记录	□ 无　□ 有，原因： 1. 2.	□ 无　□ 有，原因： 1. 2.
护士签名		

（三）患者表单

白癜风临床路径患者表单

适用对象：第一诊断为白癜风（ICD-10：L80）

患者姓名：	性别： 年龄： 门诊号：
初诊日期： 年 月 日	标准门诊治疗时间：6~12 个月

时间	门诊第 1 天	门诊 1 个月后随访
医患配合	□ 能够理解医生医嘱 □ 能规律按医嘱用药 □ 定期复查相关指标 □ 及时反映病情变化	□ 能够理解医生医嘱 □ 能规律按医嘱用药 □ 定期复查相关指标 □ 及时反应病情变化
护患配合	□ 了解疾病相关知识 □ 了解药物相关副作用 □ 能够正确使用外用药	□ 了解疾病相关知识 □ 了解药物相关副作用 □ 能够正确使用外用药
饮食	□ 饮食是否均衡	□ 饮食是否均衡
排泄	□ 排泄是否规律	□ 排泄是否规律
活动	□ 生活作息是否规律 □ 是否避免暴晒 □ 近期是否有外伤	□ 生活作息是否规律 □ 是否避免暴晒 □ 近期是否有外伤

时间	门诊 4 个月后随访	门诊 6 个月后随访
医患配合	□ 能够理解医生医嘱 □ 能规律按医嘱用药 □ 定期复查相关指标 □ 及时反映病情变化	□ 能够理解医生医嘱 □ 能规律按医嘱用药 □ 定期复查相关指标 □ 及时反映病情变化
护患配合	□ 了解疾病相关知识 □ 了解药物相关副作用 □ 能够正确使用外用药	□ 了解疾病相关知识 □ 了解药物相关副作用 □ 能够正确使用外用药
饮食	□ 饮食是否均衡	□ 饮食是否均衡
排泄	□ 排泄是否规律	□ 排泄是否规律
活动	□ 生活作息是否规律 □ 是否避免暴晒 □ 近期是否有外伤	□ 生活作息是否规律 □ 是否避免暴晒 □ 近期是否有外伤

附：原表单（2010 年版）

白癜风临床路径患者表单

适用对象：第一诊断为白癜风（ICD-10：L80）

患者姓名：	性别：　　年龄：　　门诊号：
初诊日期：　　年　月　日	标准门诊治疗时间：6~12 个月

日期	门诊第 1 天	门诊 1 个月后随访	门诊 2 个月后随访
主要诊疗工作	□ 询问病史及体格检查 □ 完成首次门诊病历 □ 开具检查申请单 □ 完成初步的病情评估和治疗方案 □ 与患者或家属谈话明确诊疗计划 □ 患者或其家属签署接受光疗或光化学疗法治疗知情同意书（必要时） □ 患者或其家属签署接受自体表皮移植治疗知情同意书（必要时） □ 患者或其家属签署接受糖皮质激素治疗知情同意书（必要时）	□ 询问病史及体格检查 □ 根据体检、实验室检查结果，完成病情评估并制定治疗计划	□ 注意观察皮疹变化 □ 根据患者的病情变化及对治疗的反应及时调整治疗方案
重点医嘱	门诊医嘱： □ 外用：糖皮质激素、补骨脂素、维生素 D_3 衍生物、免疫调节剂 □ 局部光疗或光化学疗法 □ 自体表皮或黑素细胞移植（稳定期） □ 系统用小剂量糖皮质激素：甲泼尼龙/泼尼龙，口服（必要时） □ 血常规、肝功能、肾功能、电解质、血糖、甲状腺相关抗体、抗体筛查或淋巴细胞亚群（有条件时） □ 中医中药 □ 告知注意事项	门诊医嘱： □ 调整局部光疗或光化学疗法 □ 系统用免疫调节剂（转移因子，胸腺肽等）（必要时） □ 系统用小剂量糖皮质激素：甲泼尼龙/泼尼龙，口服（必要时） □ 保胃药 □ 血常规、尿常规等 □ 外用：糖皮质激素、补骨脂素、维生素 D_3 衍生物（钙泊三醇，他卡西醇），免疫调节剂（如他克莫司或吡美莫司） □ 告诉注意事项	门诊医嘱： □ 调整局部光疗或光化学疗法 □ 调整系统用小剂量糖皮质激素：甲泼尼龙/泼尼龙，口服（必要时） □ 血常规、尿常规 □ 告诉注意事项
病情变异记录	□ 无　□ 有，原因： 1. 2.	□ 无　□ 有，原因： 1. 2.	□ 无　□ 有，原因： 1. 2.
医师签名			

日期	门诊 3 个月后随访	门诊 4 个月后随访	门诊 6 个月后随访
主要诊疗工作	□ 注意观察皮疹变化及时调整治疗方案 □ 防治药物的不良反应	□ 注意观察皮疹变化及时调整治疗方案 □ 防治药物的不良反应	□ 进行诊疗评估，及时调整治疗方案，确定患者是否可以停止某些治疗 □ 防治药物的不良反应
重点医嘱	门诊医嘱： □ 糖皮质激素：剂量调整或停药（必要时） □ 局部治疗：根据皮疹变化调整用药及光疗或光化学疗法 □ 复查血常规、肝功能、肾功能、电解质，尿常规、大便常规等	门诊医嘱： □ 糖皮质激素：剂量调整或停药（必要时） □ 局部治疗：根据皮疹变化调整用药 □ 自体表皮或黑素细胞移植（病情稳定至少 6 个月以上） □ 尿常规、大便常规等	门诊医嘱： □ 糖皮质激素：剂量调整（可停止） □ 局部治疗：根据皮疹变化调整用药 □ 局部光疗或光化学疗法（可酌情停止） □ 血常规、尿常规、大便常规等 □ 复查肝功能、肾功能、电解质（必要时）
病情变异记录	□ 无 □ 有，原因： 1. 2.	□ 无 □ 有，原因： 1. 2.	□ 无 □ 有，原因： 1. 2.
医师签名			

第二十一章

系统性硬化症临床路径释义

【医疗质量控制指标】

指标一、住院系统性硬化症患者的规范诊断率

指标二、住院系统性硬化症合并肺间质病变的肺功能、影像学检查率

指标三、住院系统性硬化症患者进行血清自身抗体的检查率

指标四、住院系统性硬化症患者发生急性肾危象的死亡率

指标五、住院系统性硬化症患者的健康宣教执行率

一、系统性硬化症编码

1. 原编码：

疾病名称及编码：系统性硬化症（ICD-10：M34.000）

2. 修改编码：

疾病名称及编码：系统性硬化症（ICD-10：M34）

二、临床路径检索方法

M34

三、国家医疗保障疾病诊断相关分组（CHS-DRG）

MDCI 肌肉、骨骼疾病及功能障碍

IT2 慢性炎症性肌肉骨骼结缔组织疾患

四、系统性硬化症临床路径标准住院流程

（一）适用对象

第一诊断为系统性硬化症（ICD-10：M34.000）。

> 释义
>
> ■ 本路径使用对象为第一诊断为系统性硬化症的患者。以皮肤变硬增厚为主要特征，常伴有心、肺、肾、胃肠道等内脏受累，结合皮肤组织病理及相关实验室检查可明确诊断。

（二）诊断依据

根据《临床诊疗指南·皮肤病与性病分册》（中华医学会编著，人民卫生出版社）、《临床技术操作规范·皮肤病与性病分册》（中华医学会编著，人民军医出版社）。

1. 系统性硬化症根据 Masi 等 1980 年制定的诊断标准。如符合下述 1 个主要标准或 2 个次要标准即可成立。

（1）主要标准：对称性手指及掌指关节或跖趾关节近端的皮肤增厚、绷紧或硬化。这种改变可波及整个肢体、面部、颈部和躯干。

（2）次要标准：①手指硬化：指上述皮损仅限于手指；②指端凹陷性瘢痕或指垫实质丧失；③双侧肺底纤维化。

2. CREST 综合征：皮肤钙质沉着、雷诺现象、食管受累、指（趾）硬化和毛细血管扩张。具备 4 个或 4 个以上症状即可诊断。如具备 3 个或 3 个以上症状，并有抗着丝点抗体阳性也可诊断。

释义

■ 系统性硬化症的诊断依据为对称性弥漫性水肿性皮肤硬化，结合皮肤组织病理检查示胶原纤维肿胀和纤维化。具备主要条件或 2 条及以上次要条件者，即可诊断。伴雷诺现象、多发性关节炎或关节痛、食管蠕动异常。实验室检查可见类风湿因子阳性，抗 Scl-70 抗体、抗着丝点抗体和抗核抗体阳性均有助于诊断。需与成人硬肿病、皮肌炎、混合结缔组织病和慢性移植物抗宿主病等疾病鉴别。特别是系统性硬化症早期的雷诺现象应与雷诺病鉴别。

■ 2013 年欧洲抗风湿联盟（ACR/EULAR）提出的系统性硬化症的分类标准结合了系统性硬化症典型的病理学特点和临床表现，主要从皮肤和肺纤维化、血管病变和自身抗体三方面对疾病进行早期分类（表 21-1），较 1980 年和 2001 年分类标准更完善，在内容上涵盖了 1980 年分类标准中的 4 个典型表现（近端掌指关节皮肤硬化、指端硬化、指端凹陷瘢痕和双肺基底部纤维化）和 2001 年分类标准中的雷诺现象、自身抗体、甲襞毛细血管病变和皮肤纤维化。2013 年分类标准还通过不同的权重分值细化和突出了不同的手指皮肤表现、指尖病变、肺病变、甲襞毛细血管病变和自身抗体在系统性硬化症分类中的价值。值得关注的是，一些系统性硬化症的特殊临床表现如钙质沉着、手指屈曲挛缩、肌腱和法氏囊摩擦、肾危象、食管扩张和吞咽困难等因发生率低而未被纳入分类标准，但它们仍是临床上系统性硬化症分类的重要参考指标。欧洲硬皮病临床试验和研究协助组（EULAR scleroderma trial and research group, EUSTAR）提出了早期硬皮病的概念和诊断标准：①雷诺现象；②手指肿胀；③抗核抗体阳性，应高度怀疑早期硬皮病的可能；应进行进一步监测，如果存在下列 2 项中的任何 1 项就可以确诊为早期硬皮病：①甲床毛细血管镜检查异常或②硬皮病特异性抗体，如抗着丝点抗体阳性或 Scl-70 抗体阳性。但早期硬皮病可能与未分化结缔组织病、混合性结缔组织病不易鉴别。

表 21-1　ACR/EULAR 2013 年系统性硬化症分类标准

项目	子项目	评分*
双手近端至掌指关节手指皮肤增厚（必要指标）	—	9
手指皮肤增厚（只计算较高分）	手指肿胀 手指指端硬化（掌指关节远端，但近侧指间关节近端）	2 4

续　表

项目	子项目	评分*
指尖病变（只计算较高分）	指尖溃疡 指尖凹陷性瘢痕	2 3
毛细血管扩张	—	2
甲襞毛细血管异常	—	2
肺动脉高压和/或肺间质病变（最高分为2）	肺动脉高压 肺间质病变	2 2
雷诺现象	—	3
系统性硬化症相关自身抗体（最高得分为3）	抗着丝点抗体 抗 Scl-70 抗体 抗 RNA 聚合酶Ⅲ抗体	3

注：*总分≥9即可诊断为系统性硬化症。

■ CREST 综合征是系统性硬皮病的一种亚型，可独立出现，亦可与伴随肢端型硬皮病。C（Calcinosis cutis，皮肤钙沉着）；R（Raynaud phenomenon，雷诺现象）；E（Esophageal disfunction，食管蠕动异常）；S（Sclerodactyly，指或趾硬化），T（Telangiectasia，毛细血管扩张）。有时可无食管蠕动异常，此时称 CRST 综合征。C多发生于关节伸侧，并可穿破皮肤排出白垩样物，易并发感染；RP 的发生率为100%；E 的临床和 X 线表现与系统性硬化症一致；S 局限在指（趾）；T 多发生于面、颈、上胸、背、四肢及手部。CREST 综合征多为良性病程，发展缓慢，较难控制。但极少数可发生肺纤维化、肺动脉高压和原发性胆汁性肝硬化。皮肤钙质沉着、雷诺现象、食管受累、指（趾）硬化和毛细血管扩张。具备 4 个或 4 个以上症状即可诊断。如具备 3 个或 3 个以上症状，并有抗着丝点抗体阳性也可诊断。

（三）治疗方案的选择

根据《临床诊疗指南·皮肤病与性病分册》（中华医学会编著，人民卫生出版社）、《临床技术操作规范·皮肤病与性病分册》（中华医学会编著，人民军医出版社）。

1. 支持疗法。
2. 药物治疗：常规用药及针对雷诺现象、反流性食管炎、心脏病变、肺部病变、肾脏病变的治疗用药。
3. 其他对症治疗。
4. 局部治疗。

释义

■ 目前系统性硬皮病尚无特效药物。治疗药物的选择主要依据硬皮病的类型、阶段、受累脏器的情况而定。并适时对疗效进行适当的评价。早期治疗的目的在于阻止新的皮肤和脏器受累，而晚期目的在于改善已有的症状。对处于病情进展期的系统性硬化症，以及伴关节、肌肉和肺部等器官受累者应谨慎使用糖皮质激素；一般先用泼尼松 30mg/d，渐减为维持量 5～10mg/d，能改善关节症状，减轻皮肤水肿和硬化及全身一般症状，对肺间质病变和心肌病变有一定的疗效。青霉胺对皮肤硬化有一定疗效。合理使用血管扩张剂和抗血管痉挛的药物可改善微循环。发生指部溃疡时需局部清创，加强创面护理。

■ 制订良好的计划，每日进行全身锻炼，针对受累关节进行被迫活动，按摩、保暖、防止创伤、避免受寒、禁止吸烟等都是必要的。

■ 针对皮肤硬化发病机制的治疗：

(1) 抑制自身免疫和炎症：①糖皮质激素对水肿期效果明显，硬化阶段效果欠佳，萎缩期无效。每日相当于泼尼松 10～30mg/d，连续数周，渐减至维持量 5～15mg/d 连续数月至 1~2 年，软化或萎缩后停用。对合并肌炎、急性肺间质病变和因慢性肺间质病变出现呼吸衰竭者可加至 1~2mg/(kg·d)，后者的肺病变还可加至更高剂量。②环磷酰胺对改善肺功能有效，是急性肺间质病变和因慢性肺间质病变出现呼吸衰竭治疗的首选药物之一。副作用有白细胞减少、继发感染、出血性膀胱炎和脱发等，远期副作用还有迟发性膀胱癌和对生殖系统的影响。

(2) 抑制纤维化：系统性硬皮病的特征是胶原的过度沉积，成纤维细胞增生活化，过多的胶原产生并沉积在细胞外基质，导致组织纤维化和激活免疫系统。所以，抑制纤维化是治疗的靶点之一。①D-青霉胺结缔组织形成抑制剂，从 0.125g/d 起用，每 2～4 周增加 0.125g/d，渐增至 0.5～1.0g/d，空腹时服。在刚开始的半年至 1 年内皮损仍有加重，但此之后开始好转，最先好转的部位是最后受累的区域。而后渐减至服维持量 0.25g/d。D-青霉胺还能降低远期肾损害，可能减轻肺间质纤维化。该药应用受到限制的原因主要是副作用多，如皮肤瘙痒、血小板和粒细胞减少、天疱疮、肾病综合征、红斑狼疮等。但如起始小剂量、逐渐加量的给药法能减少副作用的发生。严重的副作用一般在服药后 3～6 个月内发生。②秋水仙素也是结缔组织形成抑制剂，能阻断前胶原转化成胶原，并抑制胶原沉积。每日 0.5～1.5mg 口服。其不良反应发生率较 D-青霉胺少，但疗效存在争议。③酮替芬硬皮病时肥大细胞数量增多且呈脱颗粒状态，释放的介质能促进纤维组织形成。酮替芬能稳定肥大细胞膜，阻止颗粒释放。每日 2～4mg 分 2 次口服。④INF-γ 可激活巨噬细胞并有效的抑制胶原合成。可使肺功能和静止、运动状态下动脉血氧分压都增加，但尚无大样本的对照研究。85% 的患者用后有流感样症状、发热、寒战、头痛、肌痛、关节痛或乏力感，但使用 9～12 周后能自行耐受。白细胞减少和肝酶升高也可发生。

(3) 阻止血管病变药物：有前列环素类似物、内皮素 A/B 受体阻断剂混合物、磷酸二酯酶 V 型抑制剂、血管紧张素转换酶抑制剂等（参见"针对相关症状和受累脏器的治疗"），此类药物对皮肤硬化的疗效不确切。

(4) 其他：大剂量维生素 E 有辅助疗效。血管活性剂如双嘧达莫、阿司匹林、地巴唑、米诺地尔、尿激酶等对改善皮肤硬化可能有一定疗效。

■针对相关症状和受累脏器的治疗：

(1) 雷诺现象：避免受寒、穿着暖和与戒烟是最基本的措施。血管扩张剂如钙通道阻滞剂（如硝苯地平）、血管紧张素转换酶受体阻断剂被证明是有效的。交感神经切除术和微血管重构治疗受累的大血管对某些患者是成功的。①钙通道阻滞剂如硝苯地平，起始小剂量，耐受后 30mg/d，分 3 次服。如症状加重，有坏死倾向，可加用血管扩张剂。②前列环素类似物能够舒张血管、阻止血小板形成和凝集。应用最多的是前列地尔，能增加硬皮病患者的外周循环，肢端缺血症状改善。以上二药多联合应用，硝苯地平长期口服，前列腺素于症状严重时间歇使用。③盐酸哌唑嗪，为肾上腺素 α_1 受体阻断剂，首剂 0.5mg/d，睡前服，耐受后渐增至 5~15mg/d，分 3 次服。④酮色林，为 5-羟色胺 S2 受体拮抗剂，开始一次 20mg，每日 2 次，1 个月后必要时可一次 40mg，每日 2 次。⑤舌下含化硝酸甘油在症状严重时也可试用。手指坏疽部位可外用硝酸甘油贴膜。⑥因雷诺现象而即将坏死的指（趾）可经肱（股）动脉注入利血平或酚妥拉明。⑦局部缺血或创伤是溃疡、甲周皮肤裂隙和甲沟炎的常见原因。治疗雷诺现象的措施也可用来增加局部循环，可用血管舒张剂；怀疑感染，直接使用针对金黄色葡萄球菌的抗菌药物。如口服，较长时间使用（≥2 周）是必要的。其他措施如抬高患肢，溃疡处使用充气垫及局部使用抗菌药物软膏（莫匹罗星软膏、磺胺嘧啶银）。有溃疡出现时最好在指端加上小的塑料支架将病变周围固定。如有感染应静脉给予抗菌药物（口服疗效差）；溃疡处用双氧水浸泡，每日 2~3 次，并外用抗菌药物或有利于溃疡愈合的软膏。

(2) 钙沉积：如钙沉积数目少且表皮完整时可手术或激光去除。钙沉积周围组织常出现较重的无菌性炎症并伴低热，口服秋水仙素，1.0mg/d 连续 10 天，炎症反应可消失但钙沉积仍存。华法林类抗凝剂能干扰凝血和钙沉积共同途径的谷氨酸的 γ 羧基，1~2mg/d 口服，由于有出血风险，很少使用。如伴发感染常是由金葡菌引起。有使用碎石术，但缺乏对照研究。有使用倍他米松皮损内注射，每 2~4 周注射 1 次；口服阿仑膦酸钠片、口服 JAK 抑制剂（托法替尼）的报道。总之，缺乏有效方法。

(3) 关节痛和肌炎：关节痛可用非甾体抗炎药。但注意其加重胃食管反流症和减少肾血流量的潜在危险。如有肌炎时则应用中等剂量糖皮质激素，为减少激素用量可选甲氨蝶呤、环磷酰胺等细胞毒药物合用。

(4) 浆膜炎和心脏损害：胸膜炎和心包炎以及心肌炎必须用糖皮质激素治疗，泼尼松 15~30mg/d。如有冠状动脉痉挛需服钙通道阻滞剂。

(5) 肺间质病变：D-青霉胺、羟基氯喹可能对减轻肺间质纤维化有效。由于肺纤维化易患细菌性肺炎，接种流感和肺炎球菌疫苗能预防肺部感染。一旦出现支气管炎或肺炎应及时用抗菌药。至于是否需用激素治疗肺间质病变需根据影像学及肺功能受损情况而定。

(6) 肺动脉高压：单纯肺动脉高压，无显著的间质性纤维化静脉间歇性或连续性前列环素类似物、内皮素-1 拮抗剂（波生坦）、磷酸二酯酶 Ⅴ 型抑制剂（枸橼酸西地那非）是目前经常被选用的药物。同时需抗凝治疗。

(7) 消化道：因易并发干燥综合征，须保持口腔卫生，常服滋阴生津药，经常运动口腔。①食管：预防食管返流应于饭后保持直立体位，避免饱食和睡前进食，抬高床头；如返流症状明显可口服胃黏膜保护剂如硫糖铝或质子泵抑制剂。②小肠：对腹泻和脂肪泻可服用氨苄西林、四环素、甲硝唑等抗菌药物，2~3 周为一疗程，交替使用。一段时间后停用所有抗菌药物。最好是根据十二指肠液培养所得厌氧菌和需氧菌比例选用抗菌药物。还应补充钙和脂溶性维生素。如出现腹胀或间歇性无力回肠的假性肠梗阻时应行胃肠减压、吸氧、静脉给予抗菌药物治疗，不要手术。硬皮病患者有小肠受累时应避免钡剂检查，因易致致死性钡嵌塞。③结肠：因蠕动减弱而致的便秘应用软化大便来预防。

（8）肾：及时发现肾危象非常重要。早期系统性硬化症的患者每几天或每周测量血压，如收缩压增高≥30mmHg时应及时处理。血管紧张素转换酶抑制剂可有效阻止病程发展至透析阶段；即使进入透析阶段，但大多数患者在血管紧张素转换酶抑制剂维持下经过3~24个月的透析后有些患者可终止透析。透析治疗无效的终末期尿毒症患者只能行肾移植治疗。

■ 中药：原则通常为壮阳、通络活血、软坚。有疗效的中药包括丹参和积雪苷。将丹参注射液16~20ml（生药2.0g/ml）加入500ml的生理盐水中，每日1次，10次为1个疗程，连续或间歇2~3个疗程，对皮肤硬化症状特别是雷诺现象有显著疗效。积雪苷每日口服9片（每片6mg）。

■ 其他辅助治疗：给予患者高蛋白饮食和足量维生素，避免外伤和精神紧张，防止感染（感冒）。各种理疗和温泉浴、按摩等均有一定疗效。

■ 合并妊娠的治疗：硬皮病的受孕概率较正常人低，一旦妊娠可成功分娩，但发生胎儿宫内发育迟缓、低出生体重儿的概率较正常人高。妊娠不会加重病情，无须特殊处理。

■ 2016年EULAR更新了对系统性硬化症的推荐意见，并提出了系统性硬化症治疗的研究方向，治疗推荐上变化最大的部分是对系统性硬化症相关血管病变的治疗。同年，英国风湿病学会（BSR）和英国风湿病卫生专业人员（BHPR）也推出了治疗推荐，见表21-2。

表21-2　2016版EULAR和BSR/BHPR对系统性硬化症的治疗推荐

临床表现/其他	2016版EULAR/EUSTAR治疗推荐	2016版BSR/BHPR治疗推荐
雷诺现象	口服硝苯地平（CCBs）为一线治疗药物 病情严重者可给予静脉用前列腺素类似物（伊洛前列素等） 推荐使用PDE-5抑制剂 推荐使用氟西汀（SSRI）	患者教育（避寒、保暖、戒烟） CCBs和ARB SSRIs、α受体阻断剂、ACEI和他汀类药物 静脉用前列腺素类 PDE-5抑制剂 手指（手掌）交感神经切除术（伴或不伴肉毒杆菌注射）
肢端溃疡	静脉用前列腺素类似物（特别是伊洛前列腺素）治疗活动性肢端溃疡 CCBs治疗无效的多处肢端溃疡，可考虑使用波生坦治疗 可考虑使用PDE-5抑制剂	口服血管扩张剂、镇痛剂和治疗感染 静脉用前列腺素类 PDE-5抑制剂 ERAs 手指（手掌）交感神经切除术（伴或不伴肉毒杆菌注射）

续 表

临床表现/其他	2016 版 EULAR/EUSTAR 治疗推荐	2016 版 BSR/BHPR 治疗推荐
肺动脉高压	静脉前列腺素类似物 ERAs（波生坦、安利生坦、马西替坦） PDE-5 抑制剂（西地拉非、他达拉非） 可考虑使用利奥西呱	诊断基于右心导管插入术和心肺疾病调查 ERAs（波生坦、安利生坦、马西替坦） PDE-5 抑制剂（西地那非、他达拉非） 静脉前列腺素类似物 利奥西呱 如有必要，可使用利尿剂、氧气和抗凝剂进行支持治疗
皮肤受累	MTX 用于治疗早期皮肤病变 自体造血干细胞移植	1. MTX、MMF、CYC、口服糖皮质激素或利妥昔单抗 2. CYC、AZA 或 MMF 维持治疗 3. 保湿（尤其是羊毛脂产品），避免刺激性的洗浴用品 4. 抗组胺药 5. 皮肤遮瑕及激光治疗毛细血管扩张症
肺部病变	CYC 用于治疗肺间质病变 自体造血干细胞移植	1. CYC 2. MMF 3. CYC、AZA 或 MMF 用于维持治疗
肾危象	尽早使用 ACEI 治疗 使用糖皮质激素治疗，密切监测血压计肾功能	1. 危险因素识别与密切监测血压 2. ACEI 3. 其他难治性高血压的降压治疗
胃肠道	PPIs 促胃肠动力药物 交替使用抗菌药物	1. PPIs 2. 组胺 H_2 受体阻断剂 3. 促胃肠动力药物 4. 肠外营养（必要时） 5. 交替使用抗菌药物 6. 泻药和止泻药（必要时）

续　表

临床表现/ 其他	2016 版 EULAR/EUSTAR 治疗推荐	2016 版 BSR/BHPR 治疗推荐
心脏病变	无	收缩性心力衰竭： 1. 使用免疫抑制剂治疗 2. 考虑植入起搏器和/或除颤器 3. ACEI 和卡维地洛治疗 4. 慎用选择性 β 受体阻断剂治疗舒张性心力衰竭 5. 利尿剂（如螺内酯和呋塞米） 6. CCBs 钙化
皮肤钙化	无	1. 抗菌药物治疗伴发的感染 2. 药物：氢氧化铝、CCBs、双膦酸盐、秋水仙碱、IVIg、英夫利昔单抗、米诺环素、利妥昔单抗和华法林 3. 介入：类固醇激素注射、激光治疗和碎石术 4. 严重及难治性患者行外科手术治疗
肌肉骨骼病变	无	1. 免疫抑制剂治疗 2. 关节炎和肌炎治疗遵循标准方案
一般管理	无	1. 诊断、分型分组 2. 早期确诊疾病，全面评估器官受累情况，及时开始免疫抑制剂治疗（MTX、MMF 或 CYC） 3. 考虑对特定病例进行造血干细胞移植
非药物治疗	无	物理疗法、按摩理疗和其他提高运动能力的项目

注：SSRI：选择性血清素再摄取抑制剂；PDE-5 抑制剂：磷酸二酯酶 V 型抑制剂；CCBs：钙通道阻滞剂；ARB：血管紧张素 Ⅱ 受体阻断剂；ACEI：血管紧张换转化酶抑制剂；ERAs：内皮素受体阻断剂；MTX：甲氨蝶呤；MMF：霉酚酸酯；CYC：环磷酰胺；AZA：硫唑嘌呤；PPIs：质子泵抑制剂；IVIg：静脉注射免疫球蛋白。

（四）标准住院日 14~28 天

> **释义**
>
> ■ 系统性硬化症可侵犯内脏各器官，以关节、肺、食管多见，其他如心、肠道、胃、肾、肌肉、肝及外周神经等也可受累。处于病情进展期的系统性硬化症，以及伴肌肉和肺与心脏等器官受累者应使用糖皮质激素，出现内脏受累的患者除了原发病治疗还需对症治疗。肺动脉高压常为棘手问题，它是肺间质与支气管周围长期纤维化或肺间质小动脉内膜增生的结果。肺动脉高压常缓慢进展，除非到后期严重的不可逆病变出现，一般临床不易察觉。有些在病程中出现肾危象，即突然发生严重高血压、急进性肾衰竭。如不及时处理，常死于心力衰竭及尿毒症。

（五）进入路径标准

1. 第一诊断必须符合 ICD-10：M34.000 系统性硬化症疾病编码。
2. 当患者同时具有其他疾病诊断，但在住院期间不需要特殊处理也不影响第一诊断的临床路径流程实施时，可以进入路径。

> **释义**
>
> ■ 进入路径的患者需符合系统性硬化症诊断标准。
>
> ■ 入院后常规检查发现以往没有发现的疾病或既往有基础疾病（如高血压、冠状动脉粥样硬化性心脏病、糖尿病、肝肾功能不全、各种感染等），经系统评估后对系统性硬化症诊断治疗无特殊影响，仅需要药物维持治疗者，可进入路径。但可能会增加医疗费用，延长住院时间。

（六）入院第 1 天检查项目

1. 必需的检查项目：
（1）血常规、尿常规、大便常规及隐血。
（2）血液学检查：肝功能、肾功能、电解质、血糖、血脂、血清肌酶、抗核抗体、抗 ENA 抗体、抗双链 DNA 抗体、抗着丝点抗体、类风湿因子、免疫球蛋白、补体、抗心磷脂抗体、红细胞沉降率、抗链球菌溶血素 O、感染性疾病筛查（乙型肝炎、丙型肝炎、艾滋病、梅毒等）。
（3）胸部 X 线片。
（4）心电图。
（5）皮肤活组织病理学检查。
2. 根据患者病情可选择的检查项目：
（1）肺功能、肺 CT（建议条件允许者直接行该检查代替胸部 X 线片检查，或胸部 X 线片提示间质性肺炎者）。
（2）上消化道钡餐或全消化道钡餐，必要时行食管镜检查、超声心动图、肌电图、手/足/关节 X 线片。
（3）肿瘤相关筛查：肿瘤抗原及标志物，腹部超声（肝、胆、胰、脾、肾、后腹膜）。

> **释义**
>
> ■ 入院后完善必须检查项目以评价患者的一般情况，通过对患者各个器官的系统评价以全面了解患者的皮肤外器官受累状况。主管医师应认真分析检查结果，及时发现异常情况并采取相应处置。
>
> ■ 根据患者病情检查内生肌酐清除率（采集 24 小时尿液同时采集静脉血 2～3ml，检测血、尿肌酐浓度）判断肾小球损伤的早期重要指标。

（七）住院期间复查项目

1. 必须复查的检查项目：复查入院时必需检查项目中的（1）（2）全部项目。
2. 根据患者病情可选择的复查项目：入院已行的可选择的检查项目中显示阳性的项目，如
（1）痰液细菌培养及药敏试验。
（2）血气分析、肝功能。
（3）胸部影像学检查、心电图、心脏超声等。
（4）肿瘤抗原及标志物。

> **释义**
>
> ■ 住院期间需每周复查血常规、尿常规、便常规及隐血监测有无继发感染、消化道溃疡等情况发生；复查肝肾功能、电解质、血糖监测有无药物性肝损伤、类固醇性糖尿病、电解质紊乱；定期复查肺高分辨率 CT 和心超监测系统性硬化症患者的心肺受累程度；检查内生肌酐清除率判断肾小球损伤的程度。

（八）治疗方案与用药选择

1. 糖皮质激素：用于水肿期皮损以及伴有关节、肌肉和肺部等器官系统受累者。用药剂量及时间视病情而定。
2. 抗纤维化药物：可选用秋水仙碱、青霉胺、积雪苷片等，用药时间视病情而定。
3. 血管活性药物及改善血循环药物：
（1）血管扩张剂：如外用 1.2% 烟酸苄酯霜、1%～2% 三硝酸甘油软膏，口服如肼屈嗪、地巴唑、妥拉唑林、低分子右旋糖酐。
（2）增强纤维蛋白溶解：司坦唑醇。
（3）抗血小板凝固药物：如阿司匹林。
（4）其他抗血管痉挛的药物：前列腺环素、硝苯地平、盐酸哌唑嗪、雌三醇。用药时间视病情而定。
4. 非甾体抗炎药：可选用阿司匹林、吲哚美辛、布洛芬、双氯芬酸等，用于关节痛和肌痛。
5. 免疫抑制剂：可选用硫唑嘌呤、环磷酰胺、环孢素 A、麦考酚酸酯、他克莫司等，根据病情选择使用。
6. 中医中药：辨证施治。
7. 免疫调节类药物：根据病情选择甘草酸苷类、胸腺肽等。
8. 内脏受累的治疗：如反流性食管炎、心脏病变、肺部病变、肾脏病变等，给予相应的治疗并请相关科室会诊。
9. 局部治疗：积雪苷霜软膏、润肤剂、保暖、物理治疗等。血管病变明显甚至溃烂时可应

用多磺酸黏多糖、表皮生长因子。

10. 对症治疗：

（1）止酸、保护胃黏膜、降糖、降压药物等。

（2）抗菌药物按照《抗菌药物临床应用指导原则》（卫医发〔2004〕285 号）执行，根据血、分泌物和排泄物的微生物培养及药敏结果选用，用药时间视病情而定。

（3）支持疗法等。

11. 危重病情的抢救：出现危重病情，如呼吸循环功能、肝肾功能严重损害或衰竭等，应当立即给予相应的紧急处理并转入 ICU、CCU 等相应学科治疗。

> **释义**
>
> ■皮质激素适用于皮肤硬化的早期（水肿期、硬化期）、肌肉病变、浆膜炎及肺间质病变的炎症期有效。严重的肺病变时免疫抑制剂与激素联合应用可提高疗效，减少激素用量。治疗过程中需密切监测激素及免疫抑制剂可能出现的不良反应。
>
> ■血管扩张剂：外用 5% 咪喹莫特乳膏、维生素 D 类似物，其他血管扩张剂如钙通道阻滞剂（如硝苯地平）、血管紧张素转换酶抑制剂、血管紧张素转换酶受体阻断剂、氯沙坦和磷酸二酯酶 V 型抑制剂（如昔多芬）。
>
> ■加强对症支持治疗、纠正低蛋白血症、紫外线光疗、创面护理等均对治疗结果非常重要。

（九）出院标准

1. 临床症状好转。

2. 评价病情的各项检查均已完成并示病情好转。

3. 糖皮质激素可改为口服。

4. 没有需要住院处理的并发症。

> **释义**
>
> ■患者病情控制，症状有所改善，完成需要复查的检查项目未发现有需要住院处理的并发症即达到出院标准。

（十）变异及原因分析

1. 伴有其他系统严重受累，需进一步诊断及治疗或转至其他相应科室诊治。

2. 对常规治疗效果差，需延长住院时间。

3. 如发生呼吸衰竭，需行机械通气治疗，延长住院时间，增加住院费用。

> **释义**
>
> ■对治疗反应差；出现糖皮质激素、免疫抑制剂引起的并发症等情况均会延长患者住院时间，增加治疗费用。主管医师需在临床路径表单中分析并说明。

■出现急进型肺间质病变、进展性的肺动脉高压、严重心肌病变和急性肾危象或者因长期使用糖皮质激素和免疫抑制剂继发严重感染情况，会延长住院时间，增加治疗费用，并有转入其他路径可能。

五、系统性硬化症临床路径给药方案

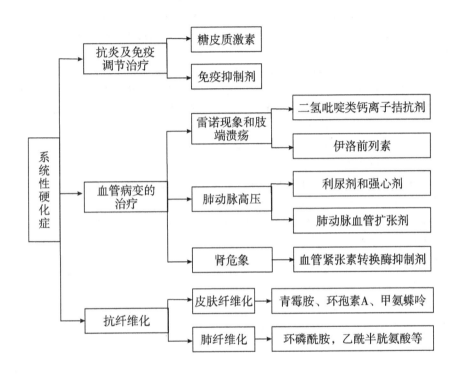

【药学提示】

1. 长期接受糖皮质激素治疗的患者，可能会导致严重的不良反应（高血压、糖尿病、高脂血症、骨质疏松症、感染、胃肠道溃疡及无菌性骨坏死等），甚至死亡。因此，应当定期随访患者，进行针对糖皮质激素不良反应的相关检查，并进行健康教育、采取适当的预防与治疗措施。

2. 肺动脉血管扩张剂的合理使用。钙离子拮抗剂：开始应用从小剂量开始，数周内增加到最大耐受剂量，然后维持应用。前列环素类药物：目前国内只有吸入性伊洛前列素上市，该药可选择性作用于肺血管，降低肺血管阻力，提高心排血量。半衰期为 20~25 分钟，起效迅速，但作用时间较短。每天吸入治疗次数为 6~9 次。每次剂量至少在 5~20μg。长期使用该药可降低肺动脉压力和肺血管阻力，提高运动耐量，改善生活质量。内皮素-1 受体阻断剂（波生坦）：可改善肺动脉高压患者的临床症状和血流动力学指标，提高运动耐量，改善生活质量和生存率。推荐用法是初始剂量 62.5mg，每日 2 次，连用 4 周，后续剂量 125mg，每日 2 次，维持治疗。

3. 中医药治疗系统性硬化症优势明显，以治疗系统性硬化症阳虚寒凝、阳虚血瘀、痰瘀阻络等证的主要方剂。

【注意事项】

系统性硬化症患者需要早期诊断，早期治疗。并注意防止疾病的复发。在治疗过程中，需进行原发病和并发症的治疗。

六、系统性硬化症患者护理规范

1. 心理护理：给予患者正确的心理疏导，尊重、理解患者，加强人性化服务，通过健康教育引导患者正确认识疾病，鼓励病友间相互交流。

2. 饮食护理：系统性硬化症会累及食管，患者出现腹胀腹痛、恶心、难以下咽等症状，护理时患者可取半卧位，头部上抬30°左右，多食流质食物，禁食辛辣刺激食物，进食时坚持少食多餐的重要原则，并确保吞咽前将其嚼碎。难以下咽的患者，可实施鼻饲来达到必需的营养支持，选用流质饮食。

3. 预防呼吸道感染：系统性硬化症患者呼吸肌受累或肺间质病变，肺动脉高压，而出现呼吸困难或呛咳。护理时需要使病房保持空气畅通，环境干净卫生，定期杀毒灭菌，每周至少2次，嘱咐患者注意保暖，加强口腔护理，医护人员做好手卫生，床旁备免洗消毒凝胶，落实消毒隔离措施，避免交叉感染。

4. 皮肤护理：告知患者温水泡手、泡脚，寒冷季节戴上手套，穿好棉袜等。指导患者加强皮肤护理，保持皮肤清洁、注意保暖，皮损部位可用温水清洗，禁用肥皂等刺激性物品。定期更换床单，穿棉质衣物，及时修剪指甲，避免抓挠，嘱患者避光。皮肤溃疡发生率高，注意观察皮损变化，及时采取有效保护创面的护理治疗。

5. 防跌倒和功能锻炼：通过跌倒风险评估及防范记录单进行跌倒风险管理可以降低跌倒发生率。同时指导患者做好功能锻炼，包括吞咽功能训练、中低强度肢体力量训练，改善患者生活质量指标。

七、系统性硬化症患者营养治疗规范

1. 所有患者入院后应常规进行营养筛查、营养状况评估和综合测定进行营养不良诊断。

2. 治疗过程中每周至少为患者评估1次，以便尽早发现患者出现营养风险并采取早期干预。

3. 营养治疗方式的选择：①为了降低感染风险，首选经口摄入，指导患者摄入高蛋白、高维生素食物；②根据胃肠功能状况尽早经口营养补充肠内营养制剂。如口服摄入不足目标量的60%时，推荐管饲肠内营养。肠内营养不能达到目标量60%时可选用肠外营养药物，以全合一的方式实施（应包含氨基酸、脂肪乳、葡萄糖、维生素、微量元素、电解质注射制剂等）。根据病情变化及营养耐受性选择或调整肠外肠内营养方案。

4. 患者的每日供给量推荐为每日25~30kcal/kg，如患者合并严重消耗，每日供给量推荐为每日30~35kcal/kg。

5. 患者可适当提高优质脂肪的供能比例；蛋白质供给量为每日1.0~1.5g/kg。

6. 对轻度吞咽困难者，无呛咳或呛咳较少时，可进食糊状食物或软食。吞咽重度困难者可留置胃管，鼻饲饮食。同时要注意患者在进食时采取坐位或半卧位，防止食物呛入气道，引起吸入性肺炎。必要时可将口服药研成粉末后再服用。

八、系统性硬化症患者健康宣教

1. 首先要注意休息，适当增加衣物，预防感冒。

2. 注意饮食调节，多饮水，食用高蛋白、高热量的食品增加抵抗力。

3. 保证充足的睡眠，进行适当的室内锻炼。

4. 避免去人群密集区域，减少接触各种病原的机会。

5. 配合医师对该病所累及的器官进行认真评价；评估脏器受累程度。

6. 肌力有所恢复后应逐步进行锻炼，以平地行走为主，切勿操之过急。

7. 皮肤损害重者要防寒保暖，外出时戴手套，穿棉袜。

8. 糖皮质激素和免疫抑制剂必须在医师的指导下应用，切勿自行增减药量或停药。定期门诊随访，调整药物剂量和类型。

九、推荐表单

（一）医师表单

系统性硬化症临床路径医师表单

适用对象：第一诊断为系统性硬化症（ICD-10：M34.000）

患者姓名：	性别： 年龄： 门诊号：	住院号：
住院日期： 年 月 日	出院日期： 年 月 日	标准住院日：14~28天

时间	住院第1天	住院第2天
主要诊疗工作	□ 询问病史及体格检查 □ 完成病历 □ 完成初步的病情评估 □ 签署告知及授权委托书、病危通知书、自费用品协议书（必要时） □ 请相关科室会诊 □ 基础治疗 □ 对症治疗	□ 上级医师查房 □ 根据检查结果完成病情评估并制订完善治疗计划 □ 患者或其家属签署接受糖皮质激素治疗知情同意书" □ 继续观察相关项目：血压、脉搏、体温等
重点医嘱	**长期医嘱：** □ 皮肤科护理常规 □ 饮食（根据病情） **临时医嘱：** □ 血常规、尿常规、大便常规及隐血 □ 肝功能、肾功能、电解质、血糖、血脂、血清肌酶谱、抗核抗体、抗ENA抗体、抗双链DNA抗体、抗着丝点抗体、类风湿因子、免疫球蛋白、红细胞沉降率、抗链球菌溶血素O、抗心磷脂抗体、肿瘤标志物、感染性疾病筛查、内生肌酐清除率等 □ X线胸片、心电图 □ 皮肤病理活检 □ 肺功能，肺高分辨率CT（必要时） □ 上消化道钡餐或全消化道钡餐（必要时） □ 超声心动图（必要时） □ 手、足、关节X线片（必要时） □ 选择行超声、CT、MRI检查 □ 糖皮质激素（视情况） □ 抗纤维化药物（视情况） □ 血管活性药（视情况） □ 非甾体抗炎药（视情况） □ 免疫调节类药物（视情况）	**长期医嘱：** □ 糖皮质激素（视情况） □ 抗纤维化药物（视情况） □ 血管活性药（视情况） □ 非甾体抗炎药（视情况） □ 免疫调节类药物（视情况） □ 保胃治疗 □ 支持治疗 □ 合并症治疗 **临时医嘱：** □ 选择行超声、CT、MRI、消化道钡餐或内镜（必要时）
病情变异记录	□ 无 □ 有，原因： 1. 2.	□ 无 □ 有，原因： 1. 2.
医师签名		

时间	住院第 3~7 天	住院第 8~13 天	住院第 14~28 天
主要诊疗工作	□ 继续观察相关项目：血压、脉搏、体温等。 □ 根据患者的病情变化和治疗反应及时调整治疗方案 □ 防治药物不良反应	□ 注意观察皮肤硬度、血压、体温等 □ 根据病情变化调整糖皮质激素的剂量 □ 根据痰液培养及药敏结果的变化调整抗菌药物用药（有肺部感染者） □ 观察和处理治疗药物的不良反应 □ 签署接受化疗知情同意书（使用免疫抑制剂者）	□ 上级医师诊疗评估，确定患者是否可以出院 □ 完成出院小结 □ 向患者及其家属交代出院后注意事项，预约复诊日期
重点医嘱	长期医嘱： □ 抗菌药物：根据痰液培养及药敏结果用药（有肺部感染者） □ 吸氧（有呼吸困难者） □ 机械通气（有呼吸衰竭者） 临时医嘱： □ 痰液细菌培养及药敏试验（有肺部感染者） □ 血气分析（有呼吸衰竭者） □ 复查大便常规及隐血、血常规、肝功能、肾功能、电解质、血糖、内生肌酐清除率	长期医嘱： □ 糖皮质激素：剂量调整 □ 免疫抑制剂（必要时） □ 抗菌药物（必要时） 临时医嘱： □ 复查血常规、尿常规、大便常规及隐血（必要时） □ 复查肝功能、肾功能、电解质、血糖（必要时） □ 复查痰液细菌培养及药敏试验（有肺部感染者） □ 复查 X 线胸片（必要时） □ 复查血气分析（必要时）	临时医嘱： □ 出院带药 □ 门诊随诊
病情变异记录	□ 无　□ 有，原因： 1. 2.	□ 无　□ 有，原因： 1. 2.	□ 无　□ 有，原因： 1. 2.
医师签名			

（二）护士表单

系统性硬化症临床路径护士表单

适用对象：第一诊断为系统性硬化症（ICD-10：M34.000）

患者姓名：		性别： 年龄： 门诊号：	住院号：
住院日期： 年 月 日		出院日期： 年 月 日	标准住院日：14~28 天

时间	住院第 1 天	住院第 2~5 天
健康宣教	□ 入院宣教 □ 介绍主管医师、护士 □ 介绍环境、设施 □ 介绍住院规范及注意事项 □ 饮食、活动指导（根据病情）	□ 宣教疾病知识 □ 注意保暖，避免受寒，以防感冒 □ 卧床患者，应勤翻身，及时咳出气管内痰液，以防肺部感染
护理处置	□ 核对患者，安排床单元 □ 建立入院护理病历 □ 卫生处置：剪指（趾）甲、沐浴，更换病号服 □ 协助患者完成相关检查及次日有关检查的准备	□ 协助医师完成辅助检查（皮肤活检等） □ 遵医嘱完成相关治疗
基础护理	□ 根据患者病情和生活自理能力确定护理级别 □ 晨晚间护理 □ 患者安全管理	□ 根据患者病情和生活自理能力确定护理级别 □ 晨晚间护理 □ 患者安全管理
专科护理	□ 入院护理评估（见评估表） □ 制定护理计划，填写护理记录单 □ 需要时，请家属陪伴 □ 心理护理	
重点医嘱	□ 详见医嘱执行单	□ 详见医嘱执行单
病情变异记录	□ 无 □ 有，原因： 1. 2.	□ 无 □ 有，原因： 1. 2.
护士签名		

时间	住院第 6~13 天	住院第 14~28 天
健康宣教	□ 宣教药物作用及频率 □ 饮食、活动指导 □ 疾病恢复期注意事项	□ 出院宣教 □ 复查时间 □ 服药方法 □ 活动休息 □ 指导饮食 □ 指导办理出院手续
护理处置	□ 遵医嘱完成相关治疗 □ 遵医嘱完成相关化验检查的复查	□ 办理出院手续 □ 书写出院小结
基础护理	□ 二级护理 □ 晨晚间护理 □ 患者安全管理	□ 二级护理 □ 晨晚间护理 □ 患者安全管理
专科护理	□ 病情观察 □ 遵医嘱予抗炎、抗感染治疗 □ 需要时，联系主管医师给予相关治疗及用药 □ 皮损护理 □ 心理护理	□ 病情观察 □ 生命体征 □ 皮损情况 □ 肌力、肌肉及关节胀痛情况 □ 心理状态及精神状态 □ 皮损护理 □ 心理护理
重点医嘱	□ 详见医嘱执行单	□ 详见医嘱执行单
病情变异记录	□ 无　□ 有，原因： 1. 2.	□ 无　□ 有，原因： 1. 2.
护士签名		

（三）患者表单

系统性硬化症临床路径患者表单

适用对象：第一诊断为系统性硬化症（ICD-10：M34.000）

患者姓名：	性别： 年龄： 门诊号：	住院号：
住院日期： 年 月 日	出院日期： 年 月 日	标准住院日：14~28 天

时间	住院第 1 天	住院第 2~5 天
医患配合	□ 接受入院宣教 □ 接受入院护理评估 □ 配合病史询问 □ 配合体格检查 □ 告知既往基础用药 □ 患者及家属与医师交流了解病情 □ 签署告知及授权委托书、接受糖皮质激素治疗知情同意书、病危通知书（重症者）	□ 配合医师日常查房 □ 观察皮疹变化 □ 配合完成各项入院常规及特殊检查 □ 如有需要，配合签署自费用品协议书、免疫抑制剂知情同意书等 □ 患者及家属与医师交流了解病情
护患配合	□ 配合测量体温 2 次，脉搏、呼吸、血压、体重 1 次 □ 配合完成入院护理评估（简单询问病史、过敏史、用药史） □ 接受入院宣教（环境介绍、病室规定、订餐制度、贵重物品保管等） □ 有任何不适请告知护士	□ 配合定时测量生命体征、每日询问排便 □ 配合检查意识、瞳孔、肢体活动、皮损情况、肌力、肌肉及关节胀痛情况等 □ 配合完成相关检查 □ 接受输液、服药、外用药等治疗 □ 接受进食、进水、排便等生活护理 □ 配合活动，预防皮肤压力伤 □ 注意活动安全，避免坠床或跌倒
饮食	□ 根据医嘱，普通饮食或流质或半流质饮食（视病情）	□ 根据医嘱，普通饮食或流质或半流质饮食（视病情）
排泄	□ 正常排尿便 □ 避免便秘	□ 正常排尿便 □ 避免便秘
活动	□ 病情允许情况下适当活动，避免劳累 □ 病情严重情况需绝对卧床休息	□ 根据医嘱，适当床边或下床活动

时间	住院第 6~13 天	住院第 14~28 天
医患配合	□ 配合医师日常查房 □ 观察皮疹变化 □ 如有不适症状发生及时与医护人员沟通 □ 患者及家属与医师交流了解病情	□ 接受出院前健康宣教 □ 学习出院注意事项 □ 了解复查程序 □ 办理出院手续 □ 获取出院诊断书 □ 获取出院带药
护患配合	□ 配合完成相关检查的复查 □ 配合检查肢体活动、皮损情况、肌力、肌肉及关节胀痛情况等 □ 配合饮食活动的指导	□ 接受出院宣教 □ 办理出院手续 □ 获取出院带药 □ 知道用药方法、作用、注意事项 □ 知道皮肤的日常护理 □ 知道复印病历方法
饮食	□ 根据医嘱，普通饮食或流质或半流质饮食（视病情）	□ 根据医嘱，普通饮食或流质或半流质饮食（视病情）
排泄	□ 正常排尿便 □ 避免便秘	□ 正常排尿便 □ 避免便秘
活动	□ 根据医嘱，适当床边或下床活动	□ 正常适度活动，避免疲劳

附：原表单（2010 年版）

系统性硬化症临床路径表单

适用对象：第一诊断为系统性硬化症（ICD-10：M34）

患者姓名：	性别：	年龄：	门诊号：	住院号：
住院日期： 年 月 日	出院日期： 年 月 日		标准住院日：14~28 天	

时间	住院第 1 天	住院第 2 天
主要诊疗工作	□ 询问病史及体格检查 □ 完成病历 □ 完成初步的病情评估 □ 签署告知及授权委托书、病危通知书、自费用品协议书、输血治疗同意书（必要时） □ 请相关科室会诊 □ 基础治疗 □ 对症治疗	□ 上级医师查房 □ 根据检查结果完成病情评估并制订完善治疗计划 □ 患者或其家属签署接受糖皮质激素治疗知情同意书 □ 继续观察相关项目：血压、脉搏、体温等
重点医嘱	长期医嘱： □ 皮肤科护理常规 □ 饮食（根据病情） 临时医嘱： □ 血常规、尿常规、大便常规及隐血 □ 肝功能、肾功能、电解质、血糖、血脂、血清肌酶谱、抗核抗体、抗 ENA 抗体、抗双链 DNA 抗体、抗着丝点抗体、类风湿因子、免疫球蛋白、红细胞沉降率、抗链球菌溶血素 O、感染性疾病筛查 □ X 线胸片、心电图 □ 皮肤病理活检 □ 抗心磷脂抗体 □ 肺功能，肺高分辨率 CT（必要时） □ 上消化道钡餐或全消化道钡餐（必要时） □ 超声心动图（必要时） □ 手、足、关节 X 线片（必要时） □ 肿瘤标志物 □ 选择行超声、CT、MRI 检查 □ 糖皮质激素（视情况） □ 抗纤维化药物（视情况） □ 血管活性药（视情况） □ 非甾体抗炎药（视情况） □ 积雪苷片（视情况） □ 免疫调节类药物（视情况）	长期医嘱： □ 糖皮质激素（视情况） □ 抗纤维化药物（视情况） □ 血管活性药（视情况） □ 非甾体抗炎药（视情况） □ 积雪苷片（视情况） □ 免疫调节类药物（视情况） □ 保胃治疗 □ 支持治疗 □ 合并症治疗 临时医嘱： □ 选择行超声、CT、MRI、消化道钡餐或内镜（必要时）

时间	住院第 1 天	住院第 2 天
主要 护理 工作	□ 进行疾病和安全宣教 □ 入院护理评估 □ 制订护理计划 □ 帮助患者完成辅助检查	□ 观察患者病情变化
病情 变异 记录	□ 无　□ 有，原因： 1. 2.	□ 无　□ 有，原因： 1. 2.
护士 签名		
医师 签名		

时间	住院第 2 天	住院第 8~13 天	住院第 14~28 天 （出院日）
主要诊疗工作	□ 继续观察相关项目：血压、脉搏、体温等 □ 根据患者的病情变化和治疗反应及时调整治疗方案 □ 防治药物不良反应	□ 注意观察皮肤硬度、血压、体温等 □ 根据病情变化调整糖皮质激素的剂量 □ 根据痰液培养及药敏的变化调整抗菌药物用药（有肺部感染者） □ 观察和处理治疗药物的不良反应 □ 签署接受化疗知情同意书（使用免疫抑制剂者）	□ 上级医师诊疗评估，确定患者是否可以出院 □ 完成出院小结 □ 向患者及其家属交代出院后注意事项，预约复诊日期
重点医嘱	**长期医嘱：** □ 抗菌药物：根据痰液培养及药敏结果用药（有肺部感染者） □ 吸氧（有呼吸困难者） □ 机械通气（有呼吸衰竭者） **临时医嘱：** □ 痰液细菌培养及药敏试验（有肺部感染者） □ 血气分析（有呼吸衰竭者） □ 复查大便常规及隐血、血常规、肝功能、肾功能、电解质、血糖	**长期医嘱：** □ 糖皮质激素：剂量调整 □ 免疫抑制剂（必要时） □ 抗菌药物（必要时） **临时医嘱：** □ 复查血常规、尿常规、大便常规及隐血 □ 复查肝功能、肾功能、电解质、血糖 □ 复查痰液细菌培养及药敏试验（有肺部感染者） □ X 线胸片 □ 复查血气分析（必要时）	**临时医嘱：** □ 出院带药 □ 门诊随诊
主要护理工作	□ 观察患者病情变化	□ 观察患者病情变化 □ 填写护理记录	□ 通知出院处 □ 帮助患者办理出院手续 □ 出院后疾病指导
病情变异记录	□ 无　□ 有，原因： 1. 2.	□ 无　□ 有，原因： 1. 2.	□ 无　□ 有，原因： 1. 2.
护士签名			
医师签名			

第二十二章

皮肌炎/多发性肌炎临床路径释义

【医疗质量控制指标】

指标一、住院皮肌炎/多肌炎患者规范诊断率

指标二、住院皮肌炎/多肌炎患者合并肿瘤的血清学、影像学检查率

指标三、住院皮肌炎/多肌炎患者合并肺间质病变的肺功能、影像学检查率

指标四、住院皮肌炎/多肌炎患者进行皮肤活检、肌肉活检的检查率

指标五、住院皮肌炎/多肌炎患者发生急进型肺间质病变的死亡率

指标六、住院皮肌炎/多肌炎患者的健康宣教执行率

一、皮肌炎/多发性肌炎编码

疾病名称及编码：皮肌炎/多发性肌炎（ICD-10：M33）

二、临床路径检索方法

M33

三、国家医疗保障疾病诊断相关分组（CHS-DRG）

MDCI 肌肉、骨骼疾病及功能障碍

IT2 慢性炎症性肌肉骨骼结缔组织疾患

四、皮肌炎/多发性肌炎临床路径标准住院流程

（一）适用对象

第一诊断为皮肌炎/多发性肌炎（ICD-10：M33）。

> 释义
>
> ■ 本路径适用对象为临床诊断为皮肌炎（dermatomyositis，DM）和多发性肌炎（polymyositis，PM）的患者，如伴发恶性肿瘤、其他结缔组织疾病或有心力衰竭、呼吸衰竭等并发症，需要进行多学科联合诊治或进入其他疾病诊治路径。

（二）诊断依据

根据《临床诊疗指南·皮肤病与性病分册》（中华医学会编著，人民卫生出版社，2006年），《临床技术操作规范·皮肤病与性病分册》（中华医学会编著，人民军医出版社，2006年），《多发性肌炎和皮肌炎诊治指南（草案）》（中华医学会风湿病学分会，中华风湿病学杂志，2004）。

1. 对称性近端肌无力、肌痛或压痛，伴或不伴吞咽困难。

2. 血清肌酶升高，特别是肌酸磷酸激酶升高。

3. 肌电图异常。

4. 肌活检异常。

5. 特征性的皮肤损害（上眼睑及眶周水肿性紫红斑、Gottron 征和/或 Gottron 丘疹等）。

符合 1~4 条中任何 3 条或以上可确诊多发性肌炎，同时有第 5 条者可诊断为皮肌炎。

【释义】

■ 病史和临床症状是诊断 DM/PM 的初步依据，多数患者表现为对称性近端肌无力，缓慢或迅速加重，重者可有肌肉自觉痛和压痛。最常受累的肌群为肩胛带肌、四肢近端肌群、颈部肌群和咽喉部肌群，出现相应症状如举手、下蹲、上台阶、抬头、呼吸困难及声音嘶哑。

■ 皮肌炎的皮损对诊断有提示作用。特征性皮肤损害如眶周水肿性淡紫红斑、Gottron 征和 Gottron 丘疹、披肩症、前胸 V 型红斑、皮肤异色症等也较常见。

■ 部分患者临床表现不典型，如肌酶、肌电图、肌活检支持 DM/PM 的诊断，亦可进入路径。肌电图示肌源性损害，有三联征改变：时限短、低波幅多相运动电位；纤颤电位、正弦波；插入性激惹和异常的高频放电。肌肉活检：肌纤维变性、坏死、细胞吞噬、再生、嗜碱变性，核膜变大，核仁明显，筋膜周围结构萎缩，纤维大小不一，伴炎性细胞浸润。血清肌酶升高如肌酸激酶、醛缩酶、谷丙转氨酶、谷草转氨酶和乳酸脱氢酶升高，特别是肌酸激酶升高。

■ 青少年/幼年皮肌炎（JDM）几乎都伴有皮损，不伴皮损的 PM 罕见。皮损程度与肌肉病变严重程度可不平行。20%~30% 幼年皮肌炎出现皮肤和肌组织的钙质沉着，可以伴随严重的局部肌萎缩。

■ DM/PM 诊断时需要与其他疾病鉴别，如感染性肌病、肌营养不良症、重症肌无力、横纹肌溶解症、药物性肌病和内分泌肌病（甲状腺功能亢进或减退症）等。

■ 目前存在的多个 DM/PM 的诊断标准，基本都包括典型皮损、肌酶水平、肌肉症状、肌电图、组织病理等要点，但各自分类却有所不同，有些标准还加入了肌肉 MRI、肌炎特异性自身抗体等指标，造成各标准的敏感性和特异性存在较大差异。如何选择合适的标准进行诊断或临床研究给临床医生带来了困扰。

（三）治疗方案的选择

根据《临床诊疗指南·皮肤病与性病分册》（中华医学会编著，人民卫生出版社，2006 年），《临床技术操作规范·皮肤病与性病分册》（中华医学会编著，人民军医出版社，2006 年），《多发性肌炎和皮肌炎诊治指南（草案）》（中华医学会风湿病学分会，中华风湿病学杂志，2004）。

1. 糖皮质激素。
2. 免疫抑制剂。
3. 大剂量静脉丙种球蛋白。
4. 支持疗法。
5. 皮疹的治疗。
6. 合并症的治疗。

【释义】

■ 本病确诊后即应开始综合性治疗，包括基本治疗和药物治疗，目的在于消除病因、缓解临床症状、防止和减少并发症的发生。

■ 基本治疗包括避光、休息，急性期卧床休息，进行肢体被动运动，避免肌肉萎缩，症状控制后进行适当锻炼，给以高热量、高蛋白饮食。

■ 药物治疗首选糖皮质激素，应早期、足量使用；病情严重或进展迅速的患者，可选用大剂量糖皮质激素治疗、静脉注射人免疫球蛋白或加用免疫抑制剂疗法，起效后根据病情缓慢减量，并维持治疗，注意各种治疗方法的适应证和不良反应。

■ DM/PM 仍是一个多以急性发病而慢性经过、病程冗长的难治性疾病。常规糖皮质激素或联合免疫抑制剂治疗是一种经验性的治疗方案，缺乏充分的循证医学证据。随着新药的研发和临床试验的开展，有学者开始尝试应用生物制剂如抗 CD20 单抗，抗 CD25 单抗，CTLA-4，IL-6 受体阻断剂等。但遗憾的是目前有关 DM/PM 治疗领域的研究仍局限于小样本和个例报道，缺乏令人信服的随机对照试验研究结论。因此，选择 DM/PM 理想的治疗方案仍是个挑战。

（四）标准住院日 14~28 天

释义

■ DM/PM 具有明显的异质性，包括发病原因、肌炎自身抗体和病程。治疗过程中患者临床症状的改善、肌力的恢复和血清肌酶的下降是糖皮质激素减量的依据，部分患者的病情缓解较慢，住院时间可能超过 1 个月，因此住院天数不是衡量进入路径的绝对标准。

（五）进入路径标准

1. 第一诊断必须符合 ICD-10：M33 皮肌炎/多发性肌炎疾病编码。

2. 当患者同时具有其他疾病诊断，但在住院期间不需要特殊处理也不影响第一诊断的临床路径流程实施时，可以进入路径。

释义

■ 本路径适用于第一诊断为皮肌炎或多发性肌炎的患者，同时需除外如伴发恶性肿瘤、其他结缔组织疾病或有心力衰竭、呼吸衰竭等并发症的患者需要多学科联合诊治或进入其他疾病诊治路径。

■ 入院后常规检查发现以往没有发现的疾病或既往有基础病（如高血压、冠状动脉粥样硬化性心脏病、糖尿病、肝肾功能不全等），经系统评估后对 DM/PM 诊断治疗无特殊影响，仅需要药物维持治疗者，可进入路径。但可能会增加医疗费用，延长住院时间。

（六）入院第 1 天

1. 必需的检查项目：

（1）血常规、尿常规、大便常规及隐血。

（2）血液学检查：肝功能、肾功能、电解质、血糖、血脂、血清肌酶谱、抗核抗体、抗ENA抗体、抗双链DNA抗体、类风湿因子、各种肌炎相关自身抗体、免疫球蛋白、补体、红细胞沉降率、抗链球菌溶血素O、感染性疾病筛查（乙型肝炎、丙型肝炎、艾滋病、梅毒与各种病毒抗体等）。

（3）24小时尿肌酸、24小时尿肌酐。

（4）肺高分辨率CT、心电图。

2. 根据病情选择：

（1）肌电图、皮肤与肌肉组织病理学检查。

（2）肌肉MRI、超声心动图、肺功能等。

（3）肿瘤相关筛查：血清肿瘤抗原及标志物，相关影像学检查如超声、CT、MRI检查，消化道钡餐内镜。必要时PET-CT检查。

（4）如有气促、干咳、肺影像学异常者行血气分析。

> **释义**
>
> ■血常规、尿常规、便常规是最基本的三大常规检查，每个进入路径的患者均需完成。
>
> ■肝功能、肾功能、电解质、血糖、心电图、X线胸片等主要是评估有无基础病，可能会影响到住院时间、费用以及治疗预后。
>
> ■血清肌酶谱、抗核抗体、抗ENA抗体、抗双链DNA抗体、类风湿因子、铁蛋白、免疫球蛋白、补体、红细胞沉降率、C反应蛋白、铁蛋白、肌电图、肌肉活检、肌肉MRI、超声心动图、肺功能、肺高分辨率CT，主要是评估病情。
>
> ■感染性疾病筛查和肿瘤相关筛查排除患者是否伴发感染和肿瘤。

（七）药物选择与使用时机

1. 糖皮质激素：泼尼松/甲基泼尼松龙等，用药时间视病情而定。

2. 免疫抑制剂：可选用甲氨蝶呤（methotrexate，MTX）、环磷酰胺（cyclophosphamide，CTX）、硫唑嘌呤（azathioprine，AZA）、环孢素（cyclosporine A，CsA）等，用药时间视病情而定。

3. 根据病情可选用大剂量静脉丙种球蛋白，用药时间为3~5天或视病情而定。

4. 针对皮疹可选择羟氯喹、沙利度胺及糖皮质激素、钙调磷酸酶抑制剂等外用制剂。

5. 根据病情选择用药：

（1）针对糖皮质激素不良反应的预防或治疗用药，如抑酸、保护胃黏膜、补充钾、钙制剂、控制血糖、降压等药物；是否使用根据患者病史、症状而定。

（2）抗菌药按照《抗菌药物临床应用指导原则》（卫医发〔2015〕43号）执行，根据血、分泌物和排泄物的微生物培养及药敏结果选用，用药时间视病情而定。

（3）支持疗法、对症治疗等。

6. 危重病情的抢救：

（1）吸氧、面罩加压呼吸、机械通气等。

（2）抗呼吸、循环衰竭药物等。

> **释义**
>
> ■ 不宜选用含卤素的糖皮质激素，如地塞米松、倍他米松、曲安西龙等，以免引起激素性肌病，加重病情。
>
> ■ DM/PM 患者一旦出现急进型肺间质病变引起呼吸衰竭，心肌病变引起心力衰竭或者伴有恶性肿瘤，需要联合多学科进行治疗。

（八）住院期间检查项目

1. 必须复查的检查项目：
（1）血常规、尿常规、大便常规及隐血。
（2）血清肌酶谱、肝功能、肾功能、电解质、血糖。
（3）24 小时尿肌酸、24 小时尿肌酐。
2. 根据病情或症状选择痰、血液病原学培养及药敏试验、血气分析、胸部影像学检查等。

> **释义**
>
> ■ 血常规、尿常规、大便常规是最基本的三大常规检查，隐血是观察糖皮质激素导致消化道溃疡的指标。
>
> ■ 血清肌酶谱、铁蛋白是病情监控指标，也是治疗方案调整的依据。
>
> ■ 肝功能、肾功能、电解质、血糖主要用以评估糖皮质激素等药物的不良反应。如糖皮质激素促进排钾，可引起低钾性肌无力，会影响对患者病情的判断。

（九）出院标准

1. 临床症状好转。
2. 血清肌酶恢复或接近正常。
3. 糖皮质激素可改为口服。
4. 没有需要住院处理的并发症。

> **释义**
>
> ■ 患者出院前应完成所有必须做的检查项目，观察临床症状减轻或消失，血清肌酶恢复或接近正常，糖皮质激素减量以及无明显药物相关不良反应。

（十）变异及原因分析

1. 伴有合并症如恶性肿瘤，或其他并发症，需进一步诊断及治疗或转至其他相应科室诊治。
2. 对常规治疗效果差，需延长住院时间。
3. 如发生呼吸衰竭，延长住院时间，增加住院费用。

> **释义**
>
> ■ 按标准治疗方案如患者肌无力缓解不明显或检查中发现其他严重基础疾病，需要调整药物治疗或继续其他基础疾病的治疗，则终止本路径。

■ 在治疗过程中出现消化道出血或心肺严重并发症危及生命，或发现伴发肿瘤时，需要转入其他相应路径。

■ 对于难治性或顽固性肌无力，治疗疗程长，治疗费用高者，亦需要退出本路径。

■ 因患者方面的主观原因导致执行路径出现变异，也需要医师在表单中予以说明。

五、皮肌炎/多发性肌炎临床路径给药方案

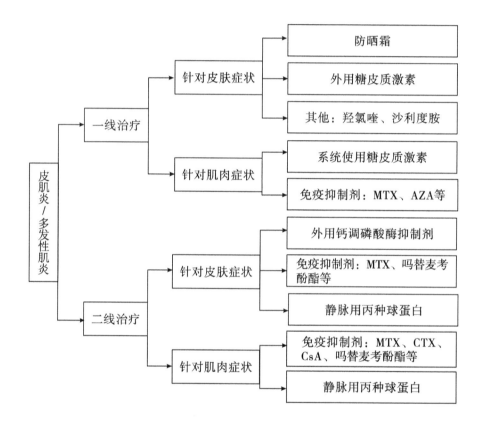

【用药选择】

1. 根据病情严重程度选择治疗方案。对于只有皮损而无肌肉损害的临床无肌病性皮肌炎患者，建议外用糖皮质激素，口服羟氯喹和沙利度胺。对于有肌肉症状的皮肌炎或多发性肌炎患者，建议系统使用糖皮质激素，可减轻肌肉炎症，缩短肌肉各种酶活性恢复正常的时间。剂量取决于疾病活动程度。急性期初始剂量为泼尼松每日 1~2mg/kg，待病情控制后逐渐减量。临床表现改善、肌力测定和血清肌酶水平下降评定疗效。减量过快或骤然停药，可致病情反复，肌酶升高。

2. 糖皮质激素治疗无效或者因并发症不能耐受大剂量的患者，加用 1~2 种免疫抑制剂，MTX、CTX、CsA、TAC 和 AZA 等。

3. 对于复发性和难治性的病例可考虑加用静脉注射人免疫球蛋白。常规治疗剂量为 0.4g/（kg·d），每月 3~5 天，连续 3~6 个月。患者对大剂量静脉免疫球蛋白治疗大多耐受性良

好。少数可有头痛、背痛、血压升高及腹部不适。有免疫球蛋白缺陷的患者应禁用静脉注射人免疫球蛋白。

【药学提示】

1. 长期大剂量接受系统糖皮质激素治疗的患者，可能会导致严重的不良反应（高血压、糖尿病、高脂血症、骨质疏松症、感染、胃肠道溃疡及无菌性骨坏死等）危及生命。肌无力也可由于糖皮质激素使用中的低钾血症或激素性肌炎所致。因此，应当定期随访患者，进行针对糖皮质激素不良反应的相关检查，并进行健康教育、采取适当的预防与治疗措施。

2. MTX 是一种叶酸还原酶抑制剂，可阻止表皮细胞增殖时 DNA 合成，抑制细胞核的有丝分裂。同时，可抑制体内被激活的淋巴细胞增殖、减弱 CD_8^+ 细胞的功能、抑制中性粒细胞的趋化。长期用药可引起肝脏广泛性纤维化和肝硬化，故在应用时需注意安全、严格选择适应证。肝肾功能异常、妊娠或哺乳、严重贫血、白细胞减少、活动性消化性溃疡、活动性感染、酗酒、免疫缺陷或其他严重疾病时不宜使用。治疗前及治疗期间应密切监测血、尿常规及肝肾功能。

3. CsA 主要作用于 T 细胞的选择性强效免疫抑制剂。主要不良反应有肾毒性、高血压、恶心、呕吐、乏力、肌颤及尿路刺激症状等。治疗前及治疗期间密切监测肾功能和血压。

4. CTX 是双功能烷化剂及细胞周期非特异性药物，可干扰 DNA 及 RNA 功能。CTX 治疗可能引起骨髓抑制和显著的免疫反应抑制。CTX 引起的骨髓抑制会导致白细胞减少，中性粒细胞减少，血小板减少和贫血。严重的免疫抑制可能导致感染危及生命。

【注意事项】

DM 是一组异质性疾病，临床表现多种多样且因人而异，治疗方案也应遵循个体化的原则。

六、皮肌炎/多发性肌炎患者护理规范

1. 心理护理：给予患者正确的心理疏导、尊重、理解患者，加强人性化服务，通过健康教育引导患者正确认识疾病，鼓励病友间相互交流。

2. 皮肤护理：DM 患者的皮损表现多种多样常伴有不同程度皮肤瘙痒。指导患者加强皮肤护理，保持皮肤清洁、注意保暖，皮损部位可用温水清洗，禁用肥皂等刺激性物品。定期更换床单，穿棉质衣物，及时修剪指甲，避免抓挠，嘱患者避光。皮肤溃疡发生率高，注意观察皮损变化，及时采取有效保护创面的护理治疗。

3. 密切观察病情变化：DM/PM 伴呼吸系统损害时，患者症状重，治疗时间延长，显著影响治疗效果，护理人员在治疗过程中应密切观察患者病情变化，依据患者自身症状实施针对性系统护理（如呼吸训练、营养指导），以便提高患者疗效，预防急性呼吸衰竭发生。

4. 防跌倒、肢体功能锻炼：DM/PM 患者肌肉病变严重，通过跌倒风险评估及防范记录单进行跌倒风险管理可以降低跌倒发生率。同时指导患者做好功能锻炼，包括吞咽功能训练、中低强度肢体力量训练，改善患者生活质量指标。

5. 预防肺部感染：DM/PM 患者因肌力差而长期卧床，肺间质病变发生率高，治疗上系统使用糖皮质激素或联合免疫抑制剂，容易继发肺部感染。加强口腔护理，医护人员做好手卫生，床旁备免洗消毒凝胶，落实消毒隔离措施，避免交叉感染。

6. 用药护理：DM/PM 治疗期间做好用药护理。系统使用糖皮质激素期间监测血压及血糖变化，及时发现糖皮质激素糖尿病引起的血糖升高及水钠潴留等发生。应用免疫抑制剂需要做好相关用药护理。应用 CTX 时大量饮水，保证尿量，观察尿液颜色，用药期间注意监测血常规，及时发现骨髓抑制情况。静脉输注过程中严密观察，穿刺部位有无红肿，避免药液外渗。他克莫司治疗注意其服药时间为空腹或在进食前 1 小时或进食后 2~3 小时服药，以提高药物吸收。输注免疫球蛋白是，速度宜慢，开始滴速为 40ml/h，若无不良反应，逐渐加快滴速。免疫球蛋白为异体蛋白，输注过程中应密切观察有无过敏反应等。

七、皮肌炎/多发性肌炎患者营养治疗规范

1. 所有患者入院后应常规进行营养筛查、营养状况评估和综合测定进行营养不良诊断。

2. 治疗过程中每周至少为患者评估1次，以便尽早发现患者出现营养风险并采取早期干预。

3. 营养治疗方式的选择：①为了降低感染风险，首选经口摄入，指导患者摄入高蛋白、高维生素食物；②根据胃肠功能状况尽早经口营养补充肠内营养制剂。如口服摄入不足目标量的60%时，推荐管饲肠内营养。肠内营养不能达到目标量60%时可选用肠外营养药物，以全合一的方式实施（应包含氨基酸、脂肪乳、葡萄糖、维生素、微量元素、电解质注射制剂等）。根据病情变化及营养耐受性选择或调整肠外肠内营养方案。

4. 患者的每日供给量推荐为每日25~30kcal/kg，如患者合并严重消耗，每日供给量推荐为每日30~35kcal/kg。

5. 患者可适当提高优质脂肪的供能比例；蛋白质供给量为每日1.0~1.5g/kg。

6. 对轻度吞咽困难者，无呛咳或呛咳较少时，可进食糊状食物或软食。吞咽重度困难者可留置胃管，鼻饲饮食。同时要注意患者在进食时采取坐位或半卧位，防止食物呛入气道，引起吸入性肺炎。必要时可将口服药研成粉末后再服用。

八、皮肌炎/多发性肌炎患者健康宣教

1. 首先要注意休息，适当增加衣物，预防感冒。

2. 注意饮食调节，多饮水，食用高蛋白、高热量的食品增加抵抗力。

3. 保证充足的睡眠，进行适当的室内锻炼。

4. 避免去人群密集区域，减少接触各种病原的机会。

5. 配合医师对该病所累及的器官进行认真评价；仔细寻找发病原因，特别是有无恶性肿瘤。

6. 肌力有所恢复后应逐步进行锻炼，以平地行走为主，切勿操之过急。

7. 皮肤损害重者要避免日光照射，外出时戴帽子或打伞、穿长袖衣服。

8. 糖皮质激素必须在医师的指导下应用，切勿自行增减药量或停药。定期门诊随访，调整药物剂量和类型。

九、推荐表单

(一) 医师表单

皮肌炎/多发性肌炎临床路径医师表单

适用对象：第一诊断为皮肌炎/多发性肌炎 （ICD-10：M33）

患者姓名：	性别：	年龄：	门诊号：	住院号：
住院日期： 年 月 日	出院日期： 年 月 日			标准住院日：14~28 天

时间	住院第 1 天	住院第 2 天	住院第 3~7 天
主要诊疗工作	□ 询问病史及体格检查 □ 完成病历 □ 完成初步的病情评估 □ 签署告知及授权委托书、病危通知书（必要时） □ 请相关科室会诊	□ 上级医师查房 □ 根据检查结果完成病情评估并制订治疗计划 □ 患者或其家属签署接受糖皮质激素治疗知情同意书	□ 观察肌力、血压、体温等 □ 根据患者的病情变化和治疗反应及时调整治疗方案 □ 防治药物的不良反应 □ 签署自费用品协议书、输血治疗同意书（使用丙种球蛋白疗法者）
重点医嘱	**长期医嘱：** □ 皮肤科护理常规 □ 饮食（根据病情） **临时医嘱：** □ 血常规、尿常规、大便常规及隐血 □ 肝功能、肾功能、电解质、血糖、血脂、血清肌酶谱、抗核抗体、抗 ENA 抗体、抗双链 DNA 抗体、类风湿因子、免疫球蛋白、红细胞沉降率、抗链球菌溶血素 O、感染性疾病筛查、甲状腺疾病筛查、皮肌炎抗体谱（若有条件检测时） □ 24 小时尿肌酸/尿肌酐 □ 肺高分辨率 CT、肺功能 □ 肌电图、肌肉 MRI □ 心电图、心动超声图 □ 肿瘤标志物，选择行超声、CT、MRI 检查，消化道钡餐或内镜（必要时）	**长期医嘱：** □ 免疫调节剂（视病情） □ 糖皮质激素（视病情） □ 免疫抑制剂（视病情） □ 丙种球蛋白（必要时） □ 保胃治疗（视病情） □ 支持治疗 □ 合并症治疗 **临时医嘱：** □ 选择行超声、CT、MRI、消化道钡餐或内镜（必要时） □ 皮肤活检、肌肉活检（必要时）	**长期医嘱：** □ 抗菌药物：根据痰液培养及药敏结果用药（有肺部感染者） □ 吸氧（有呼吸困难者） □ 机械通气（有呼吸衰竭者） **临时医嘱：** □ 痰液细菌培养及药敏试验（有肺部感染者） □ 血气分析（有呼吸衰竭者） □ 复查大便常规及隐血、肌酶谱、血常规、肝功能、肾功能、电解质、血糖、24 小时尿肌酸/尿肌酐（必要时）
病情变异记录	□ 无 □ 有，原因： 1. 2.	□ 无 □ 有，原因： 1. 2.	□ 无 □ 有，原因： 1. 2.
医师签名			

时间	住院第 8~13 天	住院第 14~28 天 （出院日）
主要诊疗工作	□ 注意观察肌力、血压、体温等 □ 根据病情变化调整糖皮质激素的剂量 □ 根据痰液培养及药敏的变化调整抗菌药物用药（有肺部感染者） □ 观察和处理治疗药物的不良反应 □ 签署接受化疗知情同意书（使用免疫抑制剂者）	□ 上级医师诊疗评估，确定患者是否可以出院 □ 完成出院小结 □ 向患者及其家属交代出院后注意事项，预约复诊日期
重点医嘱	**长期医嘱：** □ 糖皮质激素：剂量调整 □ 免疫抑制剂（必要时） □ 抗菌药物（必要时） **临时医嘱：** □ 复查血常规、尿常规、大便常规及隐血（必要时） □ 复查肌酶学、肝功能、肾功能、电解质、血糖 □ 复查 24 小时尿肌酸/尿肌酐 □ 复查痰液细菌培养及药敏试验（有肺部感染者） □ 胸部 CT（必要时） □ 复查血气分析（必要时）	**临时医嘱：** □ 出院带药 □ 门诊随诊
病情变异记录	□ 无　□ 有，原因： 1. 2.	□ 无　□ 有，原因： 1. 2.
医师签名		

（二）护士表单

皮肌炎/多发性肌炎临床路径护士表单

适用对象：第一诊断为皮肌炎/多发性肌炎（ICD-10：M33）

患者姓名：		性别： 年龄： 门诊号：		住院号：
住院日期： 年 月 日		出院日期： 年 月 日		标准住院日：14~28 天

时间	住院第 1 天	住院第 2 天	住院第 3~7 天
健康宣教	□ 入院宣教 □ 介绍主管医师、护士 □ 介绍环境、设施 □ 介绍住院规范及注意事项 □ 饮食、活动指导（根据病情）	□ 宣教疾病知识 □ 注意保暖，避免受寒，以防感冒 □ 卧床患者，应勤翻身，及时咳出气管内痰液，以防肺部感染	□ 告知疾病发展过程中可能出现情况的及应对方式 □ 告知患者药物作用、频率及不良反应 □ 给予患者及家属心理支持 □ 再次明确探视陪伴须知
护理处置	□ 核对患者，安排床单元 □ 建立入院护理病历 □ 卫生处置：剪指（趾）甲、沐浴，更换病号服 □ 协助患者完成相关检查及次日有关检查的准备	□ 协助医师完成辅助检查（肌电图、肌活检等） □ 遵医嘱完成相关治疗	□ 遵医嘱完成相关治疗 □ 遵医嘱完成相关实验室检查的复查
基础护理	□ 根据患者病情和生活自理能力确定护理级别 □ 晨晚间护理 □ 患者安全管理	□ 根据患者病情和生活自理能力确定护理级别 □ 晨晚间护理 □ 患者安全管理	□ 根据患者病情和生活自理 □ 能力确定护理级别 □ 晨晚间护理 □ 患者安全管理
专科护理	□ 入院护理评估（见评估表） □ 制订护理计划，填写护理记录单 □ 需要时，请家属陪伴 □ 心理护理	□ 观察患者病情变化：生命体征，皮损消退情况，有无新发皮疹，肌力、肌肉及关节胀痛情况，心理状态及精神状态 □ 遵医嘱予大剂量糖皮质激素、丙种球蛋白、抗菌药物等的抗炎、抗感染治疗 □ 遵医嘱完成相关检查 □ 皮损护理 　遵医嘱外用外用药 □ 心理护理	□ 病情观察 　同住院第 2 天 　糖皮质类固醇激素等药物不良反应，如感染、血压升高、血糖升高、贫血等 □ 遵医嘱予抗炎、抗感染治疗 □ 皮损护理 □ 遵医嘱外用外用药 □ 心理护理
重点医嘱	□ 详见医嘱执行单	□ 详见医嘱执行单	□ 详见医嘱执行单
病情变异记录	□ 无　□ 有，原因： 1. 2.	□ 无　□ 有，原因： 1. 2.	□ 无　□ 有，原因： 1. 2.
护士签名			

时间	住院第8~13天	住院第14~28天
健康宣教	□ 宣教药物作用及频率 □ 饮食、活动指导 □ 疾病恢复期注意事项	□ 出院宣教 　复查时间 　服药方法 　活动休息 　指导饮食 　指导办理出院手续
护理处置	□ 遵医嘱完成相关治疗 □ 遵医嘱完成相关实验室检查的复查	□ 办理出院手续 □ 书写出院小结
基础护理	□ 二级护理 　晨晚间护理 　患者安全管理	□ 二级护理 　晨晚间护理 　患者安全管理
专科护理	□ 病情观察 　同住院第3~7天 　糖皮质激素等药物不良反应，如感染、血压升高、血糖升高、贫血等 □ 遵医嘱予抗炎、抗感染治疗 □ 需要时，联系主管医师给予相关治疗及用药 □ 皮损护理 　同住院第3~7天 □ 心理护理	□ 病情观察 　生命体征 　皮损情况 　肌力、肌肉及关节胀痛情况 　心理状态及精神状态 □ 心理护理
重点医嘱	□ 详见医嘱执行单	□ 详见医嘱执行单
病情变异记录	□ 无　□ 有，原因： 1. 2.	□ 无　□ 有，原因： 1. 2.
护士签名		

（三）患者表单

皮肌炎/多发性肌炎临床路径患者表单

适用对象：第一诊断为皮肌炎/多发性肌炎（ICD-10：M33）

患者姓名：	性别：　年龄：　门诊号：	住院号：
住院日期：　　年　月　日	出院日期：　　年　月　日	标准住院日：14~28 天

时间	住院第 1 天	住院第 2 天	住院第 3~7 天
医患配合	□ 配合详细询问病史、过敏史、用药史 □ 接受体格检查 □ 患者或其家属签署告知及授权委托书、接受糖皮质激素治疗知情同意书 □ 重症患者应与其家属签署病危通知书 □ 有任何不适请告知医师	□ 配合完善相关检查 □ 患者及家属与医师交流了解病情 □ 了解检查结果和病情评估 □ 了解并接受治疗计划 □ 签署自费药品协议书 □ 签署特殊治疗知情同意书（使用免疫抑制剂者）（使用丙种球蛋白者）	□ 患者及家属与医师交流了解患者心率、呼吸、血压、体温等生命体征情况 □ 了解患者病情变化，注意观察皮损颜色、肌力、肌痛 □ 了解并接受治疗方案的变化 □ 了解药物尤其是大剂量糖皮质激素的不良反应 □ 有任何不适请告知医师
护患配合	□ 配合测量体温 2 次、脉搏、呼吸、血压、体重 1 次 □ 配合完成入院护理评估（简单询问病史、过敏史、用药史） □ 接受入院宣教（环境介绍、病室规定、订餐制度、贵重物品保管等） □ 有任何不适请告知护士	□ 配合定时测量生命体征、每日询问排便 □ 配合检查意识、瞳孔、肢体活动、皮损情况、肌力、肌肉及关节胀痛情况等 □ 配合完成相关检查 □ 接受输液、服药、外用外用药等治疗 □ 接受进食、进水、排便等生活护理 □ 配合活动，预防皮肤压力伤 □ 注意活动安全，避免坠床或跌倒	□ 配合观察 生命体征、肢体活动、皮损情况、肌力、肌肉及关节胀痛情况等 糖皮质激素等药物不良反应：如感染、血压升高、血糖升高、贫血等 心理状态及精神状态 □ 配合皮损的护理 正确使用外用药 □ 配合执行探视及陪伴制度
饮食	□ 根据医嘱，正常饮食	□ 根据医嘱，正常饮食	□ 根据医嘱，正常饮食
排泄	□ 正常排尿便 □ 避免便秘	□ 正常排尿便 □ 避免便秘	□ 正常排尿便 □ 避免便秘
活动	□ 病情允许情况下适当活动，避免劳累 □ 病情严重情况需绝对卧床休息	□ 根据医嘱，适当床边或下床活动	□ 根据医嘱，适当床边或下床活动

时间	住院第 8~13 天	住院第 14~28 天
医患配合	□ 配合观察皮损颜色、肌力、肌痛等病情变化及药物不良反应 □ 配合复查肝肾功能，血清肌酶谱等 □ 了解并接受治疗方案的变化	□ 出院前康复宣教 □ 学习出院注意事项 □ 了解门诊复查程序 □ 办理出院手续 □ 获取出院诊断书 □ 获取出院带药
护患配合	□ 配合完成相关检查的复查 □ 配合检查肢体活动、皮损情况、肌力、肌肉及关节胀痛情况等 □ 配合饮食活动的指导	□ 接受出院宣教 □ 办理出院手续 □ 获取出院带药 □ 知道用药方法、作用、注意事项 □ 知道皮肤的日常护理 □ 知道复印病历方法
饮食	□ 根据医嘱，正常饮食	□ 根据医嘱，正常饮食
排泄	□ 正常排尿便 □ 避免便秘	□ 正常排尿便 □ 避免便秘
活动	□ 根据医嘱，适当床边或下床活动	□ 正常适度活动，避免疲劳

附：原表单（2019 年版）

皮肌炎/多发性肌炎临床路径表单

适用对象：第一诊断为皮肌炎/多发性肌炎（ICD-10：M33）

患者姓名：	性别：	年龄：	门诊号：	住院号：
住院日期：　年　月　日	出院日期：　年　月　日		标准住院日：14~28 天	

时间	住院第 1 天	住院第 2 天	住院第 3~7 天
主要诊疗工作	□ 询问病史及体格检查 □ 完成病历 □ 完成初步的病情评估 □ 签署告知及授权委托书、病危通知书（必要时） □ 请相关科室会诊	□ 上级医师查房 □ 根据检查结果完成病情评估并制订治疗计划 □ 患者或其家属签署接受糖皮质激素治疗知情同意书	□ 观察肌力、血压、体温等 □ 根据患者的病情变化和治疗反应及时调整治疗方案 □ 防治药物的不良反应 □ 签署自费用品协议书、输血治疗同意书（使用丙种球蛋白疗法者）
重点医嘱	长期医嘱： □ 皮肤科护理常规 □ 饮食（根据病情） 临时医嘱： □ 血常规、尿常规、大便常规及隐血 □ 肝功能、肾功能、电解质、血糖、血脂、血清肌酶谱、抗核抗体、抗 ENA 抗体、抗双链 DNA 抗体、类风湿因子、免疫球蛋白、红细胞沉降率、抗链球菌溶血素 O、感染性疾病筛查、皮肌炎抗体谱（若有条件检测时） □ 24 小时尿肌酸/尿肌酐 □ 肺高分辨率 CT、肺功能 □ 肌电图、肌肉 MRI □ 心电图、心动超声图 □ 肿瘤标志物，选择行超声、CT、MRI 检查，消化道钡餐或内镜（必要时）	长期医嘱： □ 免疫调节剂（视病情） □ 糖皮质激素（视病情） □ 免疫抑制剂（视病情） □ 丙种球蛋白（必要时） □ 保胃治疗 □ 支持治疗 □ 合并症治疗 临时医嘱： □ 选择行超声、CT、MRI、消化道钡餐或内镜（必要时） □ 皮肤活检、肌肉活检（必要时）	长期医嘱： □ 抗菌药物：根据痰液培养及药敏结果用药（有肺部感染者） □ 吸氧（有呼吸困难者） □ 机械通气（有呼吸衰竭者） 临时医嘱： □ 痰液细菌培养及药敏试验（有肺部感染者） □ 血气分析（有呼吸衰竭者） □ 复查便常规及隐血、肌酶谱、血常规、肝功能、肾功能、电解质、血糖、24 小时尿肌酸/尿肌酐
主要护理工作	□ 进行疾病和安全宣教 □ 入院护理评估 □ 制订护理计划 □ 帮助患者完成辅助检查	□ 观察患者病情变化	□ 观察患者病情变化
病情变异记录	□ 无　□ 有，原因： 1. 2.	□ 无　□ 有，原因： 1. 2.	□ 无　□ 有，原因： 1. 2.
护士签名			
医师签名			

时间	住院第 8~13 天	住院第 14~28 天 （出院日）
主要诊疗工作	□ 注意观察肌力、血压、体温等 □ 根据病情变化调整糖皮质激素的剂量 □ 根据痰液培养及药敏结果的变化调整抗菌药物用药（有肺部感染者） □ 观察和处理治疗药物的不良反应 □ 签署接受化疗知情同意书（使用免疫抑制剂者）	□ 上级医师诊疗评估，确定患者是否可以出院 □ 完成出院小结 □ 向患者及其家属交代出院后注意事项，预约复诊日期
重点医嘱	**长期医嘱：** □ 糖皮质激素：剂量调整 □ 免疫抑制剂（必要时） □ 抗菌药物（必要时） **临时医嘱：** □ 复查血常规、尿常规、大便常规及隐血 □ 复查肌酶学、肝功能、肾功能、电解质、血糖 □ 复查 24 小时尿肌酸/尿肌酐 □ 复查痰液细菌培养及药敏试验（有肺部感染者） □ X 线胸片 □ 复查血气分析（必要时）	**临时医嘱：** □ 出院带药 □ 门诊随诊
主要护理工作	□ 观察患者病情变化 □ 填写护理记录	□ 通知出院处 □ 帮助患者办理出院手续 □ 出院后疾病指导
病情变异记录	□ 无 □ 有，原因： 1. 2.	□ 无 □ 有，原因： 1. 2.
护士签名		
医师签名		

第二十三章

寻常型天疱疮临床路径释义

【医疗质量控制指标】

指标一、寻常型天疱疮患者每天水疱、糜烂发生记录率

指标二、使用药物规范服用率

指标三、在院寻常型天疱疮患者药物严重不良反应发生率

指标四、寻常型天疱疮患者肿瘤共患病筛查率

指标五、在院寻常型天疱疮患者血清抗体滴度检测率

指标六、在院寻常型天疱疮患者疾病控制率

指标七、寻常型天疱疮患者在院死亡率

一、寻常型天疱疮编码

疾病名称及编码：寻常型天疱疮（ICD-10：L10.0）

二、临床路径检索方法

L10.0

三、国家医疗保障疾病诊断相关分组（CHS-DRG）

MDCJ 皮肤、皮下组织及乳腺疾病及功能障碍

JS1 重大皮肤疾患

四、寻常型天疱疮临床路径标准住院流程

（一）适用对象

第一诊断为寻常型天疱疮（ICD-10：L10.0）。

> 释义
>
> ■ 本路径适用于第一诊断为寻常型天疱疮的患者。寻常型天疱疮皮疹具特征性，结合组织病理及免疫诊断结果可明确诊断。

（二）诊断依据

根据《临床诊疗指南·皮肤病与性病分册》（中华医学会编著，人民卫生出版社，2006 年），《临床技术操作规范·皮肤病与性病分册》（中华医学会编著，人民军医出版社，2006 年）。

1. 外观正常的皮肤发生松弛性水疱和大疱，尼科利斯基征阳性。

2. 常伴发口腔黏膜损害。

3. 组织病理：伴有棘层松解的表皮内水疱。

4. 直接免疫荧光：IgG 沉积于表皮细胞间。

5. 血清间接免疫荧光：天疱疮抗体阳性。

> **释义**
>
> ■ 寻常型天疱疮的诊断依据典型的临床表现结合特征性的组织病理及免疫诊断指标，需与落叶型天疱疮、副肿瘤性天疱疮、大疱性类天疱疮、疱疹样皮炎、重症多形红斑、线状 IgA 大疱性皮肤病、大疱性红斑狼疮等疾病鉴别，早期损害仅限于口腔黏膜时缺乏典型皮肤表现诊断困难，需与渗出性多形红斑、阿弗他口腔炎、扁平苔藓、白塞综合征等鉴别。

（三）治疗方案的选择

根据《临床诊疗指南·皮肤病与性病分册》（中华医学会编著，人民卫生出版社，2006 年），《临床技术操作规范·皮肤病与性病分册》（中华医学会编著，人民军医出版社，2006 年）。
1. 糖皮质激素为首选药物。
2. 免疫抑制剂。
3. 大剂量静脉丙种球蛋白。
4. 血浆交换疗法。
5. 抗菌药物。
6. 支持疗法。
7. 创面处理。

> **释义**
>
> ■ 糖皮质激素为首选药物，主管医师要掌握激素治疗个体化原则，确定好激素首剂量，做到早期、足量、足疗程使用，并适时应用免疫抑制剂，加强支持治疗，处理创面预防感染，争取尽早尽快控制病情。
>
> ■ 为预防和治疗创面的细菌感染、缓解创面的疼痛与不适，可使用抗菌药物复方多黏菌素 B 软膏局部涂抹。

（四）标准住院日 21~28 天

> **释义**
>
> ■ 激素首剂量应用 1 周后皮损未控制，需增加剂量 1/2 左右，并联合应用免疫抑制剂治疗（或其他治疗），病情控制后继续用药 2 周左右开始减量。激素减量后观察病情无反复、无须住院处理的药物不良反应则可出院继续治疗。治疗顺利的寻常型天疱疮标准住院时间为 21~28 天。

（五）进入路径标准

1. 第一诊断必须符合 ICD-10：L10.0 寻常型天疱疮疾病编码。
2. 当患者同时具有其他疾病诊断，但在住院期间不需要特殊处理也不影响第一诊断的临床路径流程实施时，可以进入路径。

释义

■ 进入路径的患者需符合寻常型天疱疮诊断标准。

■ 入院后常规检查发现以往没有发现的疾病或既往有基础病（如高血压、冠状动脉粥样硬化性心脏病、糖尿病、肝肾功能不全等），经系统评估后对天疱疮诊断治疗无特殊影响，仅需要药物维持治疗者，可进入路径。但可能会增加医疗费用，延长住院时间。

（六）入院第 1 天

1. 必需的检查项目：

（1）血常规、尿常规、大便常规及隐血。

（2）肝功能、肾功能、电解质、血糖、血脂、免疫球蛋白、感染性疾病筛查（乙型肝炎、丙型肝炎、梅毒、艾滋病等）。

（3）皮肤组织病理学检查及直接免疫荧光法、血清间接免疫荧光法检测天疱疮抗体及滴度。

（4）创面细菌培养及药敏试验。

（5）X 线胸片、心电图。

（6）血清天疱疮、类天疱疮相关自身抗体检查。

2. 根据患者病情选择

肿瘤筛查：肿瘤抗原全套、超声、内镜及其他影像学检查如 CT 或 MRI（胸腔、腹腔、盆腔、后腹膜等）。

释义

■ 入院后完善必须检查项目以评价患者的一般情况，其中三大常规可以了解血、尿、便的基本情况；肝肾功能、血糖、血脂、电解质和凝血功能可以判断有无基础疾病；心电图和 X 线胸片等可评价心脏、肺部基础疾病；创面细菌培养及药敏试验判断有无糜烂面继发感染。主管医师应认真分析检查结果，及时发现异常情况并采取相应处置。

■ 皮肤组织病理检查及直接免疫荧光法、酶联免疫吸附试验法检测天疱疮抗体，若未在门诊全部完成，入院后尽快完善。

■ 如患者一般情况差，治疗抵抗，皮损特点提示副肿瘤性天疱疮可能，需完善肿瘤筛查予以鉴别。

（七）药物选择与使用时机

1. 糖皮质激素：为首选药物，可选择泼尼松、甲泼尼龙等，用药时间视病情而定。

2. 免疫抑制剂：选择硫唑嘌呤、环磷酰胺、甲氨蝶呤、吗替麦考酚酯及环孢素等，用药时间视病情而定。

3. 大剂量静脉丙种球蛋白，用药时间为 3~5 天。必要时 2 周后可重复使用 1 次。

4. 血浆交换疗法。

5. 皮肤护理与治疗：抗菌药物溶液和/或霜剂、软膏、糖皮质激素制剂等，用药时间视病情而定。

6. 选择用药：

（1）针对糖皮质激素不良反应的辅助用药，如抑酸、保护胃黏膜、补充钾、钙制剂、控制血糖、降压等药物；是否使用根据患者病史、症状而定。

（2）抗菌药：按照《抗菌药物临床应用指导原则》（卫医发〔2015〕43号）执行，根据创面或血液培养及药敏结果选用，用药时间视病情而定。

（3）抗真菌药物：根据病原学检查结果而定，用药时间视病情而定。

7. 支持治疗，注意纠正低蛋白血症、保持水电解质和酸碱平衡。

> **释义**
>
> ■ 糖皮质激素为治疗本病一线药物，早期根据病情选用合适的首剂量对治疗十分重要；皮疹控制后，激素减量速度不可过快，否则易引起复发。免疫抑制剂与激素联合应用可提高疗效，减少激素用量。治疗过程中需密切监测激素及免疫抑制剂可能出现的不良反应。
>
> ■ 对于中重度患者，如有使用糖皮质激素和免疫抑制剂的禁忌，或使用过程中出现较大副作用，或患者对使用激素存在顾虑，利妥昔单抗是很好的选择。
>
> ■ 常规治疗疗效差，血清天疱疮抗体高，患者一般情况差，合并严重感染等情况，可考虑予大剂量静脉用丙种球蛋白或血浆置换治疗。
>
> ■ 加强对症支持治疗、纠正低蛋白血症、糖皮质激素辅助用药、创面护理等均对治疗效果非常重要。

（八）住院期间检查项目

1. 必须复查的检查项目：

（1）血常规、尿常规、大便常规及隐血。

（2）肝功能、肾功能、电解质、血糖、血清间接免疫荧光查天疱疮抗体滴度。

（3）创面细菌培养及药敏试验。

2. 根据患者病情选择：痰液细菌培养及药敏试验（继发肺部感染者）、痰液/便真菌涂片及培养（肺部/肠道二重感染者）。

> **释义**
>
> ■ 住院期间需每周复查血常规、尿常规、大便常规及隐血监测有无继发感染、消化道溃疡等情况发生；复查肝功能、肾功能、血糖、电解质监测有无药物性肝损伤、类固醇性糖尿病、电解质紊乱；定期复查自身抗体滴度监测了解天疱疮活动程度。

（九）出院标准

1. 皮疹控制：无新发水疱、糜烂面干燥收敛。

2. 糖皮质激素已改为口服。

3. 没有需要住院处理的并发症。

> **释义**
>
> ■ 患者皮疹控制，激素减量可改为口服，完成需要复查的检查项目未发现有需要住院处理的并发症即达到出院标准。

（十）变异及原因分析

1. 对常规治疗效果差，需适当延长住院时间。

2. 继发严重感染者（如败血症等）。

3. 出现应用糖皮质激素、免疫抑制剂引起的并发症，需要进行相关的治疗。

4. 伴恶性肿瘤等其他相关疾病，转至其他相应科室诊治。

释义

■ 对治疗反应差、激素减量复发；出现激素、免疫抑制剂引起的并发症等情况均会延长患者住院时间，增加治疗费用。主管医师需在临床路径表单中分析并说明。

■ 广泛水疱形成且接受大剂量糖皮质激素及免疫抑制剂的患者，发生继发感染的危险性增大，出现继发严重感染情况，会延长住院时间，增加治疗费用，并有转入其他路径可能。

■ 发现伴发恶性肿瘤等其他相关疾病，则转入其他临床路径。

五、寻常型天疱疮临床路径给药方案

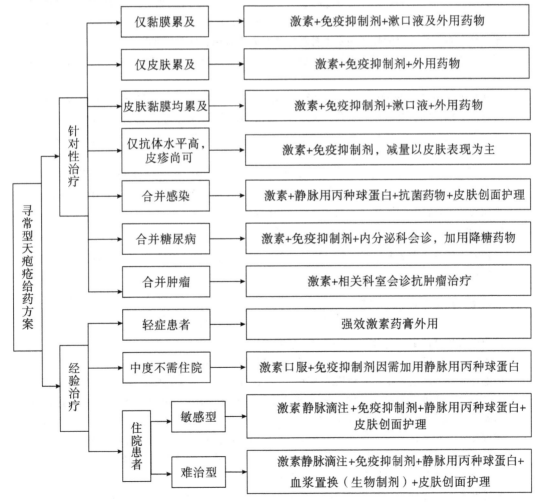

【用药选择】

1. 尽早加用激素及免疫抑制剂治疗。轻症患者可选用强效激素药膏外用，如卤米松；口服激素一般选择醋酸泼尼松，静脉用激素通常首选甲泼尼龙，均根据患者皮损严重程度（并参考体重）决定用药剂量；免疫抑制剂首选硫唑嘌呤，需定期监测患者血常规与肝功能。

2. 对激素及免疫抑制剂治疗抵抗的患者，可加用静脉用丙种球蛋白，或采用血浆置换治疗；对常规治疗不敏感，或者对常规治疗有禁忌或出现严重不良作用，或者对激素和免疫抑制剂有顾虑的患者，生物制剂抗 CD20 利妥昔单抗是较好的选择。

3. 合并感染的患者需行痰液细菌培养及药敏试验、真菌涂片及培养等，选择敏感抗菌药物进行治疗；皮肤糜烂严重的患者加强皮肤护理，创面加用抗菌药物，如莫匹罗星等；皮损累及口腔黏膜者，需加用漱口液。

【药学提示】

1. 长期大剂量接受系统糖皮质激素治疗的患者，可能会导致严重的不良反应（高血压、糖尿病、高脂血症、骨质疏松症、感染、胃肠道溃疡及无菌性骨坏死等），甚至死亡。因此，应当定期随访患者，进行针对糖皮质激素不良反应的相关检查，并进行健康教育、采取适当的预防与治疗措施。

2. 硫唑嘌呤的代谢受到硫代嘌呤甲基转移酶（thiopurine methyltransferase，TPMT）活性水平的影响。TPMT 活性降低与硫唑嘌呤诱发的骨髓抑制风险增加相关。在进行硫唑嘌呤治疗前，检测 TPMT 基因型和/或 TPMT 酶活性可能有助于预防骨髓抑制发生。但这种方并非完全可靠。在使用硫唑嘌呤期间发生骨髓抑制的大多数患者并没有 TPMT 基因突变。在开始硫唑嘌呤治疗后，所有患者应每隔 1 周进行 1 次血常规及肝功能检查，持续 8 周，此后每 3 个月至少检查 1 次。

3. 通常患者对大剂量静脉用丙种球蛋白治疗的耐受性良好。不良反应通常为轻到中度的不良事件，如头痛，背痛，血压升高及腹部不适。无菌性脑膜炎是静脉用丙种球蛋白治疗的一种严重不良反应，一旦发生要立即终止治疗。在 IgA 缺乏的患者中，全身性过敏反应是静脉用丙种球蛋白治疗的一个潜在风险。

4. 利妥昔单抗常见的急性不良反应为输注反应和过敏反应，长期不良反应主要为感染。应用中需检测外周血中淋巴细胞、免疫球蛋白的水平。若患者携带 HBV，需要在治疗前和治疗期间与感染科医师共同制定乙型肝炎治疗和检测方案。

【注意事项】

寻常型天疱疮患者需要早期诊断，早期治疗。并注意防止疾病的复发。在治疗过程中，需进行针对皮疹的局部治疗。

六、寻常型天疱疮患者护理规范

1. 常规护理：加强患者治疗期间的卫生情况，室内定时通风换气，定期对地面、医疗用物、室内空气进行消毒；嘱患者一定按照医嘱完成治疗。

2. 黏膜部位护理：生理盐水对口腔黏膜部位进行轻柔擦洗，嘱患者加强漱口；对肛周和会阴部黏膜局部用生理盐水或利凡诺溶液进行擦拭并湿敷，后予以凡士林纱布覆盖和包裹。

3. 皮肤创面的护理和换药：协助患者清洁皮肤，抽弃完整水疱疱液；对于糜烂面进行创面培养后选择适当的溶液进行湿敷，后用油纱布进行覆盖；使用石蜡油、复方鱼肝油软膏等软化痂皮使其脱落；如头皮有皮损，剃去头发，用生理盐水、自来水冲洗后，使用生理盐水+地塞米松的混合液进行湿敷。皮损处涂药时，先将药物在手掌预热 3~5 秒后，以打圈的方式进行皮肤按摩，帮助药膏吸收；注意周围正常皮肤的清洁和保湿。

4. 心理护理：给予患者更多的关心、爱护和鼓励，消除其内心恐惧、不安和焦虑感，促进患者保持积极乐观的心态，建立战胜疾病的信心。

5. 认真做好护理记录，观察记录患者生命体征、输入量、血糖等；观察记录皮疹情况，对皮损情况（红斑、水疱、糜烂面等）进行动态观察；观察患者用药可能出现的相关不良反应。

七、寻常型天疱疮患者营养治疗规范

1. 易消化、高蛋白、低盐、低糖、低脂饮食。

2. 建议补充多种维生素和多种微量元素（特别是维生素 D）。

3. 多饮水，少食辛辣，忌饮酒。

八、寻常型天疱疮患者健康宣教

1. 让患者充分认识疾病：告知患者寻常型天疱疮的临床特点、病程、预后、复发迹象、治疗以及治疗过程中可能出现的副作用等；定期随访，遵医嘱增减药物；观察记录红斑、水疱、糜烂发生的情况；定期复查血常规、尿常规、肝功能、肾功能、电解质等。

2. 生活健康指导：注意休息，避免疲劳，注意保暖，预防感冒；保持皮肤清洁；避免进食冷、热、硬等刺激性食物；注意口腔卫生，鼓励使用软毛牙刷刷牙；穿轻柔衣物。

3. 避免加重因素：避免富含硫醇、异硫氰酸酯、酚和单宁成分的饮食；避免诱发或加重天疱疮的药物；避免紫外线的照射和不必要的外伤。

九、推荐表单

（一）医师表单

寻常型天疱疮临床路径医师表单

适用对象：第一诊断为寻常型天疱疮（ICD-10：L10.0）

患者姓名：	性别：	年龄：	门诊号：	住院号：
住院日期： 年 月 日	出院日期： 年 月 日			标准住院日：21~28 天

时间	住院第 1 天	住院第 2~6 天
主要诊疗工作	□ 询问病史及体格检查 □ 完成入院病历及首次病程记录 □ 完成初步的病情评估和治疗方案 □ 与患者及家属沟通交流，充分交代病情 □ 签署告知及授权委托书、接受糖皮质激素治疗知情同意书、病危通知书（重症者）	□ 上级医师查房 □ 汇总检查结果，完成病情评估并制订治疗计划 □ 签署自费用品协议书（必要时）、输血治疗同意书（必要时）、免疫抑制剂知情同意书（必要时） □ "利妥昔单抗治疗知情同意书"（必要时） □ 观察皮疹变化（水疱、糜烂面） □ 请相关科室会诊（必要时）
重点医嘱	**长期医嘱：** □ 皮肤科护理常规 □ 饮食 □ 支持治疗（必要时） □ 局部治疗、口腔护理（有黏膜损害者） **临时医嘱：** □ 血常规、尿常规、大便常规加隐血 □ 肝功能、肾功能、电解质、血糖、血脂、免疫球蛋白、感染性疾病筛查 □ 皮肤病理活检及直接免疫荧光 □ 天疱疮抗体及滴度 □ X 线胸片、心电图、超声 □ 创面细菌培养及药敏试验 □ 肿瘤抗原及标志物、内镜、CT 或 MRI（必要时）	**长期医嘱：** □ 糖皮质激素 □ 补钾、补钙、保护胃粘膜 □ 免疫抑制剂（必要时） □ 丙种球蛋白（必要时） □ 利妥昔单抗（必要时） □ 血浆交换疗法（必要时） □ 抗菌药物（必要时） **临时医嘱：** □ 白蛋白/血浆（必要时）
病情变异记录	□ 无 □ 有，原因： 1. 2.	□ 无 □ 有，原因： 1. 2.
医师签名		

时间	住院第 7~14 天	住院第 15~28 天（出院日）
主要诊疗工作	□ 上级医师查房 □ 密切观察治疗反应，及时调整治疗方案（激素剂量、免疫抑制剂、利妥昔单抗、丙种球蛋白、血浆置换） □ 监测生命体征、血糖、肺部体征等 □ 观察并处理治疗药物的不良反应	□ 观察疗效，观察和处理药物的不良反应 □ 上级医师评估患者可否出院 □ 向患者及其家属交代出院后用药及注意事项，预约门诊复诊 □ 开具出院证明书 □ 完成出院记录
重点医嘱	长期医嘱： □ 糖皮质激素调整剂量 □ 补钾、补钙、保护胃粘膜 □ 调整免疫抑制剂（必要时） □ 停用/调整抗菌药物（根据病情） □ 局部治疗 临时医嘱： □ 复查血常规、尿常规、大便常规加隐血、肝功能、肾功能、电解质、血糖 □ 复查 X 线胸片 □ 血清间接免疫荧光或酶联免疫吸附试验检查天疱疮抗体滴度 □ 复查创面细菌培养及药敏试验	长期医嘱： □ 糖皮质激素调整剂量 □ 补钾、补钙、保护胃粘膜 □ 免疫抑制剂（必要时） □ 局部治疗 临时医嘱： □ 复查血常规、尿常规、大便常规加隐血、肝功能、肾功能、电解质、血糖 □ 血清间接免疫荧光或酶联免疫吸附试验检查天疱疮抗体滴度 □ 复查 X 线胸片 □ 出院注意事项 □ 出院带药
病情变异记录	□ 无　□ 有，原因： 1. 2.	□ 无　□ 有，原因： 1. 2.
医师签名		

（二）护士表单

寻常型天疱疮临床路径护士表单

适用对象：第一诊断为寻常型天疱疮（ICD-10：L10.0）

患者姓名：	性别： 年龄： 门诊号：	住院号：
住院日期： 年 月 日	出院日期： 年 月 日	标准住院日：21~28 天

时间	住院第 1 天	住院第 2~6 天
健康宣教	□ 入院宣教（环境、设施、人员） □ 进行疾病和安全宣教	□ 提供有关天疱疮护理知识 □ 指导患者完成各项检查及会诊 □ 确保患者遵医嘱完成治疗
护理处置	□ 入院护理评估 □ 制订护理计划，填写护理记录 □ 静脉取血（当天或次日晨取血）	□ 注意患者用药情况，尤其是药物副作用。嘱其一定要遵医嘱完成用药 □ 继续认真观察和处理药物的不良反应，发现不良反应应及时请医生或转相关科室处理
基础护理	□ 监测体温、血压、血糖 □ 危重患者心电监护并记录 24 小时出入量	□ 监测体温、血压、血糖 □ 危重患者心电监护并记录 24 小时出入量 □ 应用免疫抑制剂的患者监测其血常规及肝功能
专科护理	□ 观察皮疹变化（水疱、糜烂面） □ 皮肤科局部上药 □ 口腔黏膜护理	□ 观察皮疹变化（水疱、糜烂面） □ 皮肤科局部上药 □ 口腔黏膜护理
重点医嘱	□ 详见医嘱执行单	□ 详见医嘱执行单
病情变异记录	□ 无 □ 有，原因： 1. 2.	□ 无 □ 有，原因： 1. 2.
护士签名		

时间	住院第 7~14 天	住院第 15~28 天（出院日）
健康宣教	□ 提供有关天疱疮护理知识 □ 指导患者完成各项检查及会诊 □ 确保患者遵医嘱完成治疗	□ 提供有关天疱疮护理知识 □ 指导患者完成各项检查及会诊 □ 确保患者定期随访，遵医嘱增减用药 □ 向患者交代出院注意事项及复查日期 □ 指导患者办理出院手续 □ 通知住院处 □ 出院健康宣教
护理处置	□ 注意患者用药情况，尤其是药物不良反应。嘱其一定要遵医嘱完成用药 □ 继续认真观察和处理药物的不良反应，发现不良反应及时请医生或转相关科室处理	□ 注意患者用药情况，尤其是药物不良反应。嘱其一定要遵医嘱完成用药 □ 继续认真观察和处理药物的不良反应，发现不良反应及时请医生或转相关科室处理
基础护理	□ 监测体温、血压、血糖 □ 危重患者心电监护并记录 24 小时出入量 □ 应用免疫抑制剂的患者监测其血常规及肝功能	□ 监测体温、血压、血糖 □ 危重患者心电监护并记录 24 小时出入量 □ 应用免疫抑制剂的患者监测其血常规及肝功能
专科护理	□ 观察皮疹变化（水疱、糜烂面） □ 皮肤科局部上药 □ 口腔黏膜护理	□ 观察皮疹变化（水疱、糜烂面） □ 皮肤科局部上药 □ 口腔黏膜护理
重点医嘱	□ 详见医嘱执行单	□ 详见医嘱执行单
病情变异记录	□ 无　□ 有，原因： 1. 2.	□ 无　□ 有，原因： 1. 2.
护士签名		

（三）患者表单

寻常型天疱疮临床路径患者表单

适用对象：第一诊断为寻常型天疱疮（ICD-10：L10.0）

患者姓名：		性别： 年龄： 门诊号：	住院号：
住院日期： 年 月 日		出院日期： 年 月 日	标准住院日：21~28 天

时间	住院第 1 天	住院第 2~6 天
医患配合	□ 配合病史询问 □ 配合体格检查 □ 告知既往基础用药 □ 患者及家属与医师交流了解病情 □ 签署告知及授权委托书、接受糖皮质激素治疗知情同意书、病危通知书（重症者）	□ 配合医师日常查房 □ 观察皮疹变化（水疱、糜烂面） □ 配合完成各项入院常规及特殊检查 □ 如有需要，配合签署自费用品协议书、输血治疗同意书、免疫抑制剂知情同意书、利妥昔单抗治疗知情同意书等 □ 患者及家属与医师交流了解病情
护患配合	□ 接受入院宣教 □ 接受入院护理评估 □ 配合测量体温、脉搏、呼吸、血压、体重等 □ 配合完成治疗前护理评估单（简单询问病史、过敏史、用药史） □ 有任何不适告知护士	□ 配合测量体温、脉搏、呼吸、血压等情况 □ 观察皮疹变化（水疱、糜烂面） □ 接受相关检查宣教，正确留取标本，配合检查 □ 有任何不适告知护士 □ 接受疾病及用药等相关知识指导
饮食	□ 多饮水，少食辛辣，忌饮酒等	□ 多饮水，少食辛辣，忌饮酒等
排泄	□ 保持大便通畅	□ 保持大便通畅
活动	□ 适中	□ 适中

时间	住院第 7~14 天	住院第 15~28 天 （出院日）
医患配合	□ 配合医师日常查房 □ 观察皮疹变化（水疱、糜烂面） □ 配合完成各项入院常规及特殊检查 □ 如有需要，配合签署自费用品协议书、输血治疗同意书、免疫抑制剂知情同意书、利妥昔单抗治疗知情同意书等 □ 患者及家属与医师交流了解病情	□ 配合医师日常查房 □ 观察皮疹变化（水疱，糜烂面） □ 患者及家属与医师交流了解病情 □ 学习出院注意事项 □ 了解复查程序 □ 办理出院手续 □ 获取出院诊断书 □ 获取出院带药
护患配合	□ 配合测量体温、脉搏、呼吸、血压等情况 □ 观察皮疹变化（水疱、糜烂面） □ 接受相关检查宣教，正确留取标本，配合检查 □ 有任何不适告知护士 □ 接受疾病及用药等相关知识指导	□ 配合测量体温、脉搏、呼吸、血压等情况 □ 观察皮疹变化（水疱，糜烂面） □ 接受相关检查宣教，正确留取标本，配合检查 □ 有任何不适告知护士 □ 接受疾病及用药等相关知识指导 □ 接受出院前健康宣教
饮食	□ 多饮水，少食辛辣，忌饮酒等	□ 多饮水，少食辛辣，忌饮酒等
排泄	□ 保持大便通畅	□ 保持大便通畅
活动	□ 适中	□ 适中

附：原表单（2019 年版）

寻常型天疱疮临床路径表单

适用对象：第一诊断为寻常型天疱疮（ICD-10：L10.0）

患者姓名：		性别：	年龄：	门诊号：	住院号：
住院日期： 年 月 日		出院日期： 年 月 日			标准住院日：21~28 天

时间	住院第 1 天	住院第 2~6 天
主要诊疗工作	□ 询问病史及体格检查 □ 完成病历 □ 签署告知及授权委托书、接受糖皮质激素治疗知情同意书、病危通知书（重症者）	□ 上级医师查房，完善诊疗计划和抢救措施 □ 根据辅助检查的结果，完成病情评估并制订治疗计划 □ 签署自费用品协议书、输血治疗同意书（必要时） □ 观察生命体征及皮疹变化 □ 患者或其家属签署接受化疗知情同意书、生物制剂治疗知情同意书（必要时） □ 请相关科室会诊（必要时）
重点医嘱	长期医嘱： □ 皮肤科护理常规 □ 饮食：视情况 □ 支持治疗（必要时） □ 局部治疗、口腔护理（有黏膜损害者） 临时医嘱： □ 血常规、尿常规、大便常规 □ 肝功能、肾功能、电解质、血糖、血脂、免疫球蛋白、感染性疾病筛查 □ 皮肤病理活检及直接免疫荧光 □ 天疱疮抗体及滴度 □ X 线胸片、心电图 □ 必要时肿瘤抗原及标志物、超声、内镜、CT 或 MRI	长期医嘱： □ 糖皮质激素 □ 保护胃黏膜 □ 免疫抑制剂（必要时） □ 利妥昔单抗（必要时） □ 丙种球蛋白（必要时） □ 血浆交换疗法（必要时） □ 抗菌药物（必要时） 临时医嘱： □ 白蛋白/血浆（必要时）
主要护理工作	□ 进行疾病和安全宣教 □ 入院护理评估 □ 创面及腔口护理 □ 制订护理计划记录 □ 指导患者到相关科室进行检查	□ 观察患者病情变化住院护理评估 □ 创面及腔口护理，观察有无新发水疱、糜烂面有无好转伴感染 □ 遵医嘱记录 24 小时出入液量 □ 特殊药物指导
病情变异记录	□ 无 □ 有，原因： 1. 2.	□ 无 □ 有，原因： 1. 2.
护士签名		
医师签名		

时间	住院第 7~14 天	住院第 15~28 天 （出院日）
主要诊疗工作	□ 上级医师查房 □ 注意观察生命体征及皮疹变化，及时调整治疗方案 □ 观察并处理治疗药物的不良反应	□ 观察疗效，观察和处理药物的不良反应 □ 上级医师评估患者可否出院 □ 完成出院小结 □ 向患者及其家属交代出院后注意事项，预约复诊日期
重点医嘱	**长期医嘱：** □ 糖皮质激素调整剂量 □ 调整免疫抑制剂（必要时） □ 停用/调整抗菌药物（根据病情） □ 局部治疗 **临时医嘱：** □ 复查血常规、尿常规、大便常规、肝功能、肾功能、电解质、血糖 □ 血清间接免疫荧光查天疱疮抗体滴度 □ 复查创面细菌培养及药敏试验	**临时医嘱：** □ 出院带药
主要护理工作	□ 观察患者病情变化创面及腔口护理，观察有无新发水疱、糜烂面有无好转伴感染遵医嘱记录 24 小时出入液量 □ 特殊药物指导	□ 指导患者办理出院手续 □ 出院后疾病指导 □ 居家皮肤护理指导 □ 特殊药物指导
病情变异记录	□ 无　□ 有，原因： 1. 2.	□ 无　□ 有，原因： 1. 2.
护士签名		
医师签名		

第二十四章

基底细胞癌临床路径释义

【医疗质量控制指标】

指标一、基底细胞癌术后并发症发生率

指标二、基底细胞癌术后病理明确率

指标三、基底细胞癌不完全切除率

指标四、基底细胞癌术后随访率

指标五、基底细胞癌局部复发率

指标六、基底细胞癌术前影像学评估率

指标七、基底细胞癌规范诊断率

一、基底细胞癌编码

1. 原编码：

疾病名称及编码：基底细胞癌（ICD-10：M80900/3 C44.-）

2. 修改编码：

疾病名称及编码：基底细胞癌（ICD-10：C44.- M80900/3）

多中心性基底细胞癌（ICD-10：C44.-M80910/3）

硬斑性基底细胞癌（ICD-10：C44.-M80920/3）

纤维上皮性基底细胞癌（ICD-10：C44.-M80930/3）

二、临床路径检索方法

C44.-伴（M80900/3/M80910/3/M80920/3/M80930/3）

三、国家医疗保障疾病诊断相关分组（CHS-DRG）

MDCJ 皮肤、皮下组织及乳腺疾病及功能障碍

JR2 皮肤、皮下组织的恶性肿瘤

四、基底细胞癌临床路径标准住院流程

（一）适用对象

第一诊断为基底细胞癌（ICD-10：M80900/3 C44.-）。

> **释义**
>
> ■ 本路径使用对象为第一诊断为皮肤基底细胞癌的患者。皮肤基底细胞癌皮疹具有特征性，结合组织病理可明确诊断。

（二）诊断依据

根据《临床诊疗指南·皮肤病与性病分册》（中华医学会编著，人民卫生出版社）

1. 皮损为肤色、棕色、褐黑色小结节、斑片、斑块或是中央有溃疡的肿块，周围有珍珠状

隆起边缘。

2. 好发于中老年人暴露部位，发展慢，转移少。

3. 组织病理：瘤细胞在瘤团块周边排列成栅栏状，中央无一定排列方式。其细胞具有特征性，细胞核大，呈卵圆形或长形，细胞质极少。单个细胞的胞质很难确定，因此瘤细胞的核似埋在合浆团块中。无细胞间桥。瘤细胞核相当一致，大小和染色强度无差别，核丝分裂象无或少见。

> **释义**
>
> ■ 皮肤基底细胞癌的诊断依据典型的临床表现和特征性的组织病理。典型的临床表现为珍珠状隆起边缘的圆形斑片或斑块，伴表面糜烂、结痂或溃疡。在组织病理上其表现分为未分化型（实体性、色素性、浅表性、硬化性）和分化型（角化性、囊性和腺样）。需与老年性皮脂腺增生、角化棘皮瘤、鳞癌、黑素瘤、湿疹、鲍恩病等鉴别。

（三）治疗方案的选择

根据《临床诊疗指南·皮肤病与性病分册》（中华医学会编著，人民卫生出版社）外科扩大切除手术是首选，手术切除后可直接缝合、植皮或皮瓣修复。

> **释义**
>
> ■ 手术切除为首选治疗方式，但同时需要考虑到瘤体的大小、发病部位等具体情况而采取放疗、化疗等不同的治疗手段。

（四）标准住院日 10~15 天

无基础疾病、无手术并发症者，术前准备 1~3 天，单纯扩大切除、皮瓣修复者术后 7 天内出院，全厚植皮术后 12 天内出院。

> **释义**
>
> ■ 住院期间应注意伤口的愈合情况，是否有渗血、渗液，皮瓣的成活情况等。四肢远端因愈合较慢，可适当延长住院时间。

（五）进入路径标准

1. 第一诊断必须符合基底细胞癌疾病编码。

2. 评估肿瘤需要住院接受治疗者可以进入路径。

3. 当患者同时具有其他疾病诊断，但在住院期间不需要特殊处理也不影响第一诊断的临床路径流程实施时，可以进入路径。

> **释义**
>
> ■ 进入路径的患者需符合皮肤基底细胞癌的诊断标准。
>
> ■ 伴有皮损局部皮肤感染、肿瘤转移等并发症的患者不进入本路径。

　　■如患者同时具有其他疾病诊断，如高血压、糖尿病等，如果其他疾病病情稳定，在住院期间不需要特殊处理仅需药物维持治疗的患者可进入路径，但可能会增加医疗费用，延长住院时间。

（六）住院手术前准备（手术前评估）≤3 天

1. 所必需的检查项目：

（1）血常规、尿常规、大便常规。

（2）肝功能、肾功能、电解质、血糖、血型、凝血功能、血脂、感染性疾病筛查（乙型肝炎、丙型肝炎、艾滋病、梅毒等）、细菌培养与药敏试验。

（3）超声、X 线胸片、心电图。

2. 根据患者病理情况，必要时行免疫组化检查等。

> 释义

　　■入院后完善必须检查项目以评价患者的一般情况，通过对患者各个器官的系统性评价以全面了解患者的皮肤外器官状况。应认真分析检查结果，以便及时发现异常情况并采取相应处置。

　　■如出现溃疡、糜烂及脓性分泌物应行创面细菌培养及药敏试验，根据药敏结果选择外用或系统应用抗菌药物；如伴有周边大片软组织红肿疼痛及发热还应该进行血液细菌培养和药敏试验。

（七）预防性抗菌药物选择与使用时机

按照《抗菌药物临床应用指导原则（2015 年版）》（国卫办医发〔2015〕43 号）合理选用抗菌药物。

> 释义

　　■基底细胞癌手术前应根据规定严格合理预防性选用抗菌药物，降低术后感染等并发症的发生率。

（八）手术日为入院 4 天内

1. 麻醉方式：根据病情选择局部麻醉、椎管内麻醉或全身麻醉。

2. 手术：见治疗方案的选择。

3. 术中用药：止血药。

4. 输血：视术中情况而定。

5. 标本送病理检查：再次确诊及监测肿瘤边缘和基底是否切净。

> **释义**
>
> ■ 根据患者的年龄、皮损大小及发生部位选择麻醉方式。若手术范围大，涉及大血管，应术前做好输血准备。术后病检是检测是否切除干净的重要依据。

（九）术后恢复期间的主要监测项目、检查和药物

1. 抗菌药物：按照《抗菌药物临床应用指导原则（2015年版）》（国卫办医发〔2015〕43号）合理选用抗菌药物。
2. 促进伤口愈合药物。
3. 改善循环药物。
4. 辅助抗肿瘤治疗药物。
5. 伤口换药。

> **释义**
>
> ■ 术后可使用表皮生长因子、前列地尔等药物促进伤口的生长和愈合。对于特殊部位的肿瘤，受到手术部位及患者美观要求的影响，不能彻底切除，影响手术效果。所以，可以辅助使用5-氨基酮戊酸光动力治疗、咪喹莫特等治疗。

（十）出院标准

1. 术后病理报告与术前相同且肿瘤已切净。
2. 术后伤口愈合良好。
3. 无须住院处理的并发症。

> **释义**
>
> ■ 出院标准以患者病理报告肿瘤切除干净为评判标准，包括术后伤口愈合良好，无感染等并发症。

（十一）变异及原因分析

1. 如果病理报告提示其他病，则按其他病方案处理。
2. 如果病理报告肿瘤尚有残留，则宜立即再次手术扩大切除。若不能耐受手术或者无法彻底手术时，建议放射治疗、光动力疗法，或者请肿瘤专科会诊肿瘤综合治疗。

> **释义**
>
> ■ 变异是指入选临床路径的患者未达到预期的医疗目标，治疗过程中发生的并发症或患者原有基础疾病加重以及出现新的与基底细胞癌无关的症状、器官病变等。因药物治疗而出现的药物不良反应。比如患者手术过程当中患者血压升高、手术因部位等因素需二次手术等。出现以上变异时主管医师应对变异原因进行分析，并在表单中明确说明。

五、基底细胞癌临床路径给药方案

【用药选择】

1. 咪喹莫特：是一种免疫反应调节剂。咪喹莫特软膏用于成人，外用，每周 5 次，连续使用 6 周。

2. 5-氟尿嘧啶：5% 5-氟尿嘧啶被 FDA 推荐用于基底细胞癌的治疗。每日 2 次，外用，使用 2~4 周。但是目前缺乏长期应用 5-氟尿嘧啶的随访数据。

3. Hedgehog 抑制剂：维莫德吉（Vismodegib）和索尼德吉（Sonidegib）得到了 FDA 的批准，两者都是适用于不适合手术或放疗的晚期基底细胞癌患者的治疗。维莫德吉的批准口服剂量为 150mg/d，索尼德吉批准口服剂量为 200mg/d。

【药学提示】

1. Hedgehog 抑制剂常见不良反应为肌肉痉挛、味觉改变、脱发、疲劳和体重减轻。可见于大多数患者，并导致大约 30% 的患者停止治疗。暂无治疗相关死亡的报告。

2. Hedgehog 抑制剂治疗产生的一些低等级的毒性可以引起长期治疗期间的不适。目前没有标准的改善策略，因此可能会造成治疗中断。

六、基底细胞癌患者护理规范

1. 建立良好的医患关系，增强患者治疗信心，消除紧张、恐惧心理，使其积极配合医护工作，从而提高患者依从性。

2. 严密观察手术或光动力治疗过程中患者病情变化，并采取相应措施。

3. 鼻腔部基底细胞癌患者术后注意保持呼吸通畅，观察鼻腔通气状况，注意呼吸节律，监测血氧饱和度，每日做雾化吸入，湿化气道，防止分泌物堵塞鼻道。

4. 指导患者术后进行皮肤护理和生活中的注意事项。

七、基底细胞癌患者营养治疗规范

1. 均衡饮食，多吃蔬菜，多饮水。多进食热量、蛋白质、维生素及粗纤维含量高的食物。

2. 忌食辛辣、刺激性食物，如烟、酒。

八、基底细胞癌患者健康宣教

1. 规律生活，充足睡眠。保持轻松、愉悦的心情。

2. 可以根据具体病情进行适量运动。避免长时间进行户外运动。

3. 远离电离辐射，避免长时间日晒。必须外出时使用物理、化学措施防晒。

4. 多进食热量、蛋白质、维生素及粗纤维含量高的食物，忌食辛辣、刺激性食物。

5. 术后色素沉着及瘢痕多在术后 3~6 个月减轻。恢复期间正确清洁皮肤，合理选择和使用护肤品。

九、推荐表单

（一）医师表单

基底细胞癌临床路径医师表单

适用对象：第一诊断为基底细胞癌（ICD-10M80900/3 C44.-）

| 患者姓名： | 性别： | 年龄： | 门诊号： | 住院号： |
| 住院日期：　年　月　日 | 出院日期：　年　月　日 | | | 标准住院日：9~14天 |

时间	住院第1天	住院第1~3天（术前日）	住院第2~4天（手术日）
主要诊疗工作	□ 询问病史及体格检查 □ 完成病历书写 □ 上级医师查房与术前评估 □ 初步确定手术方式和日期	□ 上级医师查房 □ 完成术前准备与术前评估 □ 根据检查结果等，进行术前讨论，确定手术方案 □ 完成必要的相关科室会诊 □ 签署手术知情同意书、自费用品协议书、酌情签署输血同意书 □ 向患者及家属交代围术期注意事项	□ 手术 □ 术者完成手术记录 □ 住院医师完成术后病程 □ 上级医师查房 □ 向患者及家属交代病情及术后注意事项
重点医嘱	**长期医嘱：** □ 皮肤外科护理常规 □ 二级护理 □ 普通饮食 **临时医嘱：** □ 血常规、尿常规、大便常规 □ 肝功能、肾功能、血糖、电解质、凝血功能、感染性疾病筛查（乙型肝炎、丙型肝炎、梅毒、艾滋病等） □ X线胸片、心电图 □ 相应区域淋巴结超声检查 □ 酌情CT和/或MRI或超声	**长期医嘱：** □ 皮肤外科护理常规 □ 二级护理 □ 普通饮食 □ 患者既往基础用药 **临时医嘱：** □ 术前医嘱 □ 术前禁食、禁水（根据麻醉方式） □ 备皮 □ 其他特殊医嘱	**长期医嘱：** □ 皮肤外科术后护理常规 □ 一级护理 □ 普通饮食（禁饮食3~6小时后） □ 抗菌药物 □ 促进伤口愈合药物 □ 酌情使用改善循环药物、抗肿瘤药物 □ 术后镇痛 □ 其他特殊医嘱 **临时医嘱：** □ 酌情心电监护 □ 酌情吸氧 □ 其他特殊医嘱
病情变异记录	□无 □有，原因： 1. 2.	□无 □有，原因： 1. 2.	□无 □有，原因： 1. 2.
医师签名			

时间	术后第1~3天	术后第4~11天	术后第5~12天 （出院日）
主要诊疗工作	□ 上级医师查房，完成上级医师查房记录 □ 术后换药，复查血常规观察术区敷料外观情况	□ 上级医师查房，完成上级医师查房记录 □ 术后换药 □ 改护理等级、停止抗感染、抗肿瘤治疗	□ 上级医生查房，进行手术及伤口评估 □ 完成出院小结 □ 向患者交代出院后注意事项，预约复诊日期
重点医嘱	**长期医嘱：** □ 皮肤外科术后护理常规 □ 一级护理 □ 术后饮食 □ 患者既往疾病基础用药 **临时医嘱：** □ 术后换药	**长期医嘱：** □ 皮肤外科术后护理常规 □ 二级护理 □ 术后饮食 □ 患者既往疾病基础用药 **临时医嘱：** □ 术后换药	**长期医嘱：** □ 皮肤外科术后护理常规 □ 二级护理 □ 术后饮食 □ 患者既往疾病基础用药 **临时医嘱：** □ 出院带药
病情变异记录	□ 无　□ 有，原因： 1. 2.	□ 无　□ 有，原因： 1. 2.	□ 无　□ 有，原因： 1. 2.
医师签名			

（二）护士表单

基底细胞癌临床路径护士表单

适用对象：第一诊断为基底细胞癌（ICD-10M80900/3 C44.-）

患者姓名：	性别：　　年龄：　　门诊号：	住院号：
住院日期：　　年　月　日	出院日期：　　年　月　日	标准住院日：9~14 天

时间	住院第 1 天	住院第 1~3 天 （术前日）	住院第 2~4 天 （手术日）
健康宣教	□ 入院宣教（环境、设施、人员） □ 进行疾病和安全宣教	□ 提供有关基底细胞癌的护理知识 □ 指导患者完成各项检查及会诊 □ 术前心理护理 □ 确保患者遵医嘱完成治疗	□ 提供有关基底细胞癌的护理知识 □ 术中心理护理 □ 确保患者遵医嘱完成治疗
护理处置	□ 入院护理评估 □ 制订护理计划，填写护理记录 □ 静脉取血（当天或次日晨取血）	□ 宣教、备皮等术前准备 □ 手术前物品准备 □ 手术前心理护理	□ 观察患者病情变化 □ 做好迎接术后患者的相关准备
基础护理	□ 监测生命体征及血糖	□ 监测生命体征及血糖	□ 监测生命体征及血糖
专科护理	□ 观察皮疹变化（坏死、溃疡面）	□ 观察皮疹变化（坏死、溃疡面）	□ 观察患者病情变化 □ 做好迎接术后患者的相关准备
重点医嘱	□ 详见医嘱执行单	□ 详见医嘱执行单	□ 详见医嘱执行单
病情变异记录	□ 无　□ 有，原因： 1. 2.	□ 无　□ 有，原因： 1. 2.	□ 无　□ 有，原因： 1. 2.
护士签名			

时间	术后第 1~3 天	术后第 4~11 天	术后第 5~12 天 （出院日）
健康宣教	□ 提供有关基底细胞癌的护理知识 □ 术后心理护理 □ 确保患者遵医嘱完成治疗	□ 提供有关基底细胞癌的护理知识 □ 术后心理护理 □ 确保患者遵医嘱完成治疗	□ 提供有关基底细胞癌护理知识 □ 指导及确保患者定期随访 □ 向患者交代出院注意事项及复查日期 □ 指导患者办理出院手续 □ 通知住院处 □ 出院健康宣教
护理处置	□ 术后一级护理 □ 观察术区敷料有无渗血渗液等	□ 术后二级护理 □ 观察术区敷料有无渗血渗液等	□ 提供有关基底细胞癌护理知识 □ 指导及确保患者定期随访 □ 向患者交代出院注意事项及复查日期 □ 指导患者办理出院手续 □ 通知住院处 □ 出院健康宣教
基础护理	□ 监测生命体征及血糖	□ 监测生命体征及血糖	□ 监测生命体征及血糖
专科护理	□ 术后一级护理 □ 观察术区敷料有无渗血渗液等	□ 术后二级护理 □ 观察术区敷料有无渗血渗液等	□ 提供有关基底细胞癌护理知识 □ 指导及确保患者定期随访 □ 向患者交代出院注意事项及复查日期 □ 指导患者办理出院手续 □ 通知住院处 □ 出院健康宣教
重点医嘱	□ 详见医嘱执行单	□ 详见医嘱执行单	□ 详见医嘱执行单
病情变异记录	□ 无　□ 有，原因： 1. 2.	□ 无　□ 有，原因： 1. 2.	□ 无　□ 有，原因： 1. 2.
护士签名			

（三）患者表单

基底细胞癌临床路径患者表单

适用对象：第一诊断为基底细胞癌（ICD-10M80900/3 C44.-）

患者姓名：		性别：　年龄：　门诊号：	住院号：
住院日期：　　年　月　日		出院日期：　　年　月　日	标准住院日：9~14 天

时间	住院第 1 天	住院第 1~3 天 （术前日）	住院第 2~4 天 （手术日）
医患配合	□ 配合病史询问 □ 配合体格检查 □ 告知既往基础用药 □ 患者及家属与医师交流了解病情 □ 签署告知及授权委托书	□ 配合医师日常查房 □ 观察皮疹变化（坏死、溃疡面） □ 配合完成各项入院常规及特殊检查 □ 配合签署相关手术同意书等 □ 患者及家属与医师交流了解病情	□ 配合医师查房及手术
护患配合	□ 接受入院宣教 □ 接受入院护理评估 □ 配合测量体温、脉搏、呼吸、血压、体重等 □ 配合完成治疗前护理评估单（简单询问病史、过敏史、用药史） □ 有任何不适告知护士	□ 配合测量体温、脉搏、呼吸、血压等情况 □ 观察皮疹变化（坏死、溃疡面） □ 接受相关检查宣教，正确留取标本，配合检查 □ 有任何不适告知护士 □ 接受疾病、手术及用药等相关知识指导	□ 配合测量体温、脉搏、呼吸、血压等情况 □ 观察患者病情变化 □ 配合迎接手术患者返回病房 □ 有任何不适告知护士 □ 接受疾病、手术用药等相关知识指导
饮食	□ 多饮水，少食辛辣，忌饮酒等	□ 多饮水，少食辛辣，忌饮酒等	□ 多饮水，少食辛辣，忌饮酒等
排泄	□ 保持排便通畅	□ 保持排便通畅	□ 保持排便通畅
活动	□ 适量	□ 适量	□ 适量

时间	术后第 1~3 天	术后第 4~11 天	术后第 5~12 天 （出院日）
医患配合	□ 配合医师查房 □ 配合医师检查伤口情况及换药	□ 配合医师查房 □ 配合医师检查伤口情况及换药	□ 配合医师日常查房 □ 观察伤口变化 □ 患者及家属与医师交流了解病情 □ 学习出院注意事项 □ 了解复查程序 □ 办理出院手续 □ 获取出院诊断书 　获取出院带药
护患配合	□ 配合测量体温、脉搏、呼吸、血压等 □ 观察术区敷料有无渗血渗液等 □ 有任何不适告知护士	□ 配合测量体温、脉搏、呼吸、血压等 □ 观察术区敷料有无渗血渗液等 □ 有任何不适告知护士	□ 了解基底细胞癌护理知识 □ 了解出院注意事项及复查日期 □ 指导患者办理出院手续
饮食	□ 多饮水，少食辛辣，忌饮酒等	□ 多饮水，少食辛辣，忌饮酒等	□ 多饮水，少食辛辣，忌饮酒等
排泄	□ 保持排便通畅	□ 保持排便通畅	□ 保持排便通畅
活动	□ 适量	□ 适量	□ 适量

附：原表单（2016 年版）

基底细胞癌临床路径表单

适用对象：第一诊断为基底细胞癌（ICD-10M80900/3 C44.-）

患者姓名：	性别： 年龄： 门诊号：	住院号：
住院日期： 年 月 日	出院日期： 年 月 日	标准住院日：9~14 天

时间	住院第 1 天	住院第 1~3 天（术前日）	住院第 2~4 天（手术日）
主要诊疗工作	□ 询问病史及体格检查 □ 完成病历书写 □ 上级医师查房与术前评估 □ 初步确定手术方式和日期	□ 上级医师查房 □ 完成术前准备与术前评估 □ 根据检查结果等，进行术前讨论，确定手术方案 □ 完成必要的相关科室会诊 □ 签署手术知情同意书、自费用品协议书、酌情签署输血同意书 □ 向患者及家属交代围术期注意事项	□ 手术 □ 术者完成手术记录 □ 住院医师完成术后病程 □ 上级医师查房 □ 向患者及家属交代病情及术后注意事项
重点医嘱	**长期医嘱：** □ 皮肤外科护理常规 □ 二级护理 □ 普通饮食 **临时医嘱：** □ 血常规、尿常规、大便常规 □ 肝功能、肾功能、血糖、电解质、凝血功能、感染性疾病筛查（乙型肝炎、丙型肝炎、梅毒、艾滋病等） □ X 线胸片、心电图 □ 相应区域淋巴结超声检查 □ 酌情 CT 和/或 MRI 或超声	**长期医嘱：** □ 皮肤外科护理常规 □ 二级护理 □ 普通饮食 □ 患者既往基础用药 **临时医嘱：** □ 术前医嘱 □ 术前禁食、禁水（根据麻醉方式） □ 备皮 □ 其他特殊医嘱	**长期医嘱：** □ 皮肤外科术后护理常规 □ 一级护理 □ 普通饮食（禁饮食 3~6 小时后） □ 抗菌药物 □ 促进伤口愈合药物 □ 酌情使用改善循环药物、抗肿瘤药物 □ 术后镇痛 □ 其他特殊医嘱 **临时医嘱：** □ 酌情心电监护 □ 酌情吸氧 □ 其他特殊医嘱
主要护理工作	□ 介绍病房环境、设施和设备 □ 入院护理评估	□ 宣教、备皮等术前准备 □ 手术前物品准备 □ 手术前心理护理	□ 观察患者病情变化 □ 术后心理与生活护理
病情变异记录	□ 无 □ 有，原因： 1. 2.	□ 无 □ 有，原因： 1. 2.	□ 无 □ 有，原因： 1. 2.
护士签名			
医师签名			

时间	术后第 1~3 天	术后第 4~11 天	术后第 5~12 天（出院日）
主要诊疗工作	□ 上级医师查房，完成上级医师查房记录 □ 术后换药，复查血常规观察术区敷料外观情况	□ 上级医师查房，完成上级医师查房记录 □ 术后换药 □ 改护理等级、停止抗感染、抗肿瘤治疗	□ 上级医生查房，进行手术及伤口评估 □ 完成出院小结 □ 向患者交代出院后注意事项，预约复诊日期
重点医嘱	长期医嘱： □ 皮肤外科术后护理常规 □ 一级护理 □ 术后饮食 □ 患者既往疾病基础用药 临时医嘱： □ 术后换药	长期医嘱： □ 皮肤外科术后护理常规 □ 二级护理 □ 术后饮食 □ 患者既往疾病基础用药 临时医嘱： □ 术后换药	长期医嘱： □ 皮肤外科术后护理常规 □ 二级护理 □ 术后饮食 □ 患者既往疾病基础用药 临时医嘱： □ 出院带药
主要护理工作	□ 术后一级护理 □ 观察术区敷料有无渗血渗液等	□ 术后二级护理 □ 观察术区敷料有无渗血渗液等	□ 出院宣教
病情变异记录	□ 无　□ 有，原因： 1. 2.	□ 无　□ 有，原因： 1. 2.	□ 无　□ 有，原因： 1. 2.
护士签名			
医师签名			

第二十五章

恶性黑色素瘤内科治疗临床路径释义

【医疗质量控制指标】

指标一、黑色素瘤高危人群的筛查率

指标二、黑色素瘤患者规范诊断率

指标三、黑色素瘤患者健康宣教执行率

指标四、黑色素瘤术后并发症发生率

指标五、黑色素瘤患者死亡率

指标六、黑色素瘤术前影像学评估率

指标七、黑色素瘤相关基因检测率

指标八、黑色素瘤淋巴结转移率

指标九、黑色素瘤外科治疗治愈率

指标十、黑色素瘤术后病理明确率

一、恶性黑色素瘤内科治疗编码

疾病名称及编码：恶性黑色素瘤（ICD-10：C43 M8720/3）

转移性黑色素瘤（ICD-10：M8720/6）

二、临床路径检索方法

（C43 M8720/3）/M8720/6

三、国家医疗保障疾病诊断相关分组（CHS-DRG）

MDCJ 皮肤、皮下组织及乳腺疾病及功能障碍

JR2 皮肤、皮下组织的恶性肿瘤

四、恶性黑色素瘤内科治疗临床路径标准住院流程

（一）适用对象

第一诊断为：

1. 恶性黑色素瘤Ⅱ~Ⅲ期，需行术后辅助治疗的患者。

2. 无手术指征的ⅢB、Ⅳ期恶性黑色素瘤患者。

3. 复发或转移的恶性黑色素瘤患者。

> **释义**
>
> ■ 本路径适用对象为侵袭性恶性黑素瘤患者。不包括原位癌、Ⅰ期经单纯手术治疗可痊愈的患者。

（二）诊断依据

根据《NCCN 黑色素瘤指南（2015）》以及 2013 版卫生部《中国黑色素瘤诊治指南》。

1. 高危因素：不典型（发育不良）痣或黑色素瘤家族史、光导致色素沉着的皮肤、不容易晒黑皮肤、红色头发人种、强的间断日光暴露、日晒伤、多发黑色素细胞痣等。

2. 临床症状：皮肤恶性黑素瘤的临床症状，包括皮损的非对称性、不规则的边缘、颜色不均一、皮损直径超过 5mm 或短期内皮损增大迅速，皮损早期出现增生隆起，可总结为 ABCDE 法则。此外皮损可出现卫星灶、出血、瘙痒、压痛、溃疡及区域淋巴结和远处器官转移等症状。

3. 辅助检查：必查项目包括区域淋巴结超声（颈部、腋窝、腹股沟、腘窝等）、胸部（X 线或 CT）和腹部（超声、CT 或 MRI），根据临床症状或经济情况可行全身骨扫描及头颅检查（CT 或 MRI）。对于发生于下腹部皮肤、下肢或会阴部黑素瘤，要注意行盆腔影像学检查（超声、CT 或 MRI）。有条件者，可做 PET-CT 全身扫描，PET-CT 全身扫描尤其适用于未确定原发灶患者、查找亚临床转移灶及 Ⅲ/Ⅳ 期患者。

4. 组织病理学诊断阳性为确诊标准。

> **释义**
>
> ■ 对于不对称、不规则的边缘、颜色不均一、直径超过 5mm 或短期内增大迅速的皮损应该及时行皮肤活检。诊断主要依据组织病理，必要时可行免疫组化（S100，HMB45，Melan-A，P16 和波形蛋白）和荧光原位杂交检测确诊，同时结合查体和影像学检查进行临床分期。

（三）标准住院日 ≤20 天

（四）进入路径标准

1. 第一诊断必须符合恶性黑色素瘤疾病编码，有明确病理细胞学诊断。

2. 符合化疗适应证、无化疗禁忌证。

3. 当患者合并其他疾病，但住院期间不需要特殊处理也不影响第一诊断的临床路径流程实施时，可以进入路径。

> **释义**
>
> ■ 进入路径的患者需符合恶性黑素瘤诊断标准。
>
> ■ 恶性黑色素瘤 ⅡB~Ⅲ 期患者术后需要辅助治疗、无手术指征的 ⅢB、Ⅳ 期恶性黑色素瘤患者以及复发或转移的恶性黑色素瘤患者可进入路径。
>
> ■ 入院后常规检查发现以往没有发现的疾病或既往有基础疾病（如高血压、冠状动脉粥样硬化性心脏病、糖尿病、肝肾功能不全、各种感染等），经系统评估后对恶性黑素瘤诊断及化疗无特殊影响，可进入路径。但可能会增加医疗费用，延长住院时间。

（五）明确诊断及入院常规检查需 ≤7 天

1. 必需的检查项目：

（1）血常规、尿常规、大便常规。

（2）肝功能、肾功能、电解质、血糖、感染性疾病四项、凝血功能、乳酸脱氢酶。

（3）区域淋巴结超声（颈部、腋窝、腹股沟、腘窝等）、胸部（X 线或 CT）和腹部（超声、

CT 或 MRI）。对于发生于下腹部皮肤、下肢或会阴部黑素瘤，要注意行盆腔影像学检查（超声、CT 或 MRI）。心电图。

（4）细胞学检查、病理检查。

2. 根据情况可选择的检查项目：

（1）超声心动图。

（2）根据临床症状或经济情况可行全身骨扫描及头颅检查（CT 或 MRI）。经济情况好的患者可以行 PET-CT 检查，尤其适用于未确定原发灶患者、查找亚临床转移灶及Ⅲ/Ⅳ期患者。

（3）对于原发于下腹部皮肤、下肢或会阴部的黑色素瘤，要注意行盆腔影像学检查（超声、CT 或 MRI），了解髂血管旁淋巴结情况。

（4）合并其他疾病的相关检查。

> **释义**
>
> ■ 入院后完善必须检查项目以评价患者的一般情况，通过对患者各个器官的系统评价以全面了解患者身体状况。如是手术后患者注意伤口有无感染。主管医师应认真分析检查结果，及时发现异常情况并采取相应处置。皮肤组织病理检查及免疫组化若未在门诊完成，入院后尽快完善。

（六）化疗前准备

1. 进行皮层脑电图或卡诺夫斯凯计分。

2. 评估心脏、肝功能、肾功能、骨髓功能等。

3. 无化疗禁忌。

4. 患者、监护人或被授权人签署相关同意书。

（七）内科治疗方案

根据《NCCN 黑色素瘤指南（2015）》以及 2013 版卫生部《中国黑色素瘤诊治指南》。

（1）恶性黑色素瘤ⅡB ～Ⅲ期，高剂量干扰素免疫治疗方案：α-2b 干扰素 $20×10^6 IU/m^2$ 第 1~5天×4 周，$10×10^6 IU/m^2$ 每周 3 次 ×48 周治疗，1 年。

（2）无手术指征的ⅢB、Ⅳ期恶性黑色素瘤，复发或转移的恶性黑色素瘤患者：

1）化疗药物：

a. 达卡巴嗪（DTIC）

b. 替莫唑胺（TMZ）

c. 铂类抗肿瘤药物：顺铂

d. 紫杉烷类：紫杉醇、紫杉萜、白蛋白结合型紫杉醇

e. 亚硝基脲类

2）个体化靶向治疗：

a. Kit 抑制剂：伊马替尼

b. BRAF^{V600}抑制剂

c. MEK 抑制剂

d. 联合靶向治疗

3）免疫治疗/免疫靶向治疗：

a. CTLA-4 单克隆抗体

b. PD-1 单克隆抗体

c. CTLA-4 单克隆抗体联合 PD-1 单克隆抗体

d. IL-2

4）抗血管生成靶向治疗：

a. 重组人血管内皮抑制素注射液

b. 贝伐单抗（Bevacizumab）

> **释义**
>
> ■ 黑素瘤早期治疗以扩大切除为主，扩切范围根据 T 分期而定。术后辅助化疗推荐 1 年高剂量 α-2b 干扰素治疗，主要适应人群为 ⅡB 期以上（含 ⅡB 期）的高危术后患者，治疗剂量为 $20\times10^6 IU/m^2$ 第 1~5 天×4 周（诱导期）和 $10\times10^6 IU/m^2$ 每周 3 次×48 周（维持期）。我国患者也可推荐采用改良方案：α-2b 干扰素 $15\times10^6 IU/m^2$ 第 1~5 天×4 周（诱导期）和 $9\times10^9 IU/m^2$ 每周 3 次×48 周（维持期）。对于转移性黑素瘤，目前推荐的一线治疗为达卡巴嗪、替莫唑胺或达卡巴嗪/替莫唑胺单药为主的联合治疗。达卡巴嗪常规剂量为 $200\sim250mg/(m^2\cdot d)$，3 周 1 次。替莫唑胺 $250mg/(m^2\cdot d)$，连续 5 天，重复 4 周。二线治疗一般推荐紫杉醇联合卡铂或白蛋白结合型紫杉醇方案。近来，个体化靶向治疗和免疫治疗取得了突破性进展并取得较好的疗效。BRAF 和 C-KIT 抑制剂分别作为存在恶性黑素瘤相关基因突变 BRAF 基因 V600E 突变患者和 KIT 基因突变患者的推荐治疗。PD-1 单克隆抗体、CTLA-4 单克隆抗体或 CTLA-4 单克隆抗体联合 PD-1 单克隆抗体可用于不可切除或转移性黑色素瘤患者。

（八）化疗后必须复查的检查项目

1. 化疗期间定期复查血常规，建议每周复查 1 次。根据具体化疗方案及血象变化，复查时间间隔可酌情增减。

2. 每周评估血生化、肝功能、肾功能。

（九）化疗中及化疗后治疗

化疗期间脏器功能损伤的相应防治：止吐、保肝、水化、碱化、抑酸剂、营养心肌、营养神经、补充维生素、提高免疫力药物等。如患者合并骨转移，可给予二膦酸盐药物治疗，如帕米膦酸二钠、唑来膦酸等。

> **释义**
>
> ■ 化疗期间及化疗后注意支持对症治疗，预防及缓解化疗药物不良反应。

（十）出院标准

1. 患者一般情况良好，体温正常。

2. 没有需要住院处理的严重不良反应或并发症。

> **释义**
>
> ■ 完成需要复查的检查项目未发现有需要住院处理的并发症即达到出院标准。

（十一）变异及原因分析

1. 治疗前、中、后有感染、贫血、出血及其他合并症者，需进行相关的诊断和治疗，可能延长住院时间并致费用增加。

2. 化疗后出现骨髓抑制，需要对症处理，导致治疗时间延长、费用增加。

3. 75岁以上的恶性黑素瘤患者根据个体化情况具体实施。

4. 高级职称医师认可的变异原因分析。

5. 其他患者方面的原因等。

> **释义**
>
> ■ 出现化疗引起的并发症等情况均会延长患者住院时间，增加治疗费用。主管医师需在临床路径表单中分析并说明。化疗抵抗、年老患者会延长住院时间、根据具体情况制订治疗方案。

五、恶性黑色素瘤临床路径给药方案

【用药选择】

1. α-2b干扰素。高剂量干扰素免疫治疗方案推荐用于恶性黑色素瘤ⅡB～Ⅲ期。α-2b干扰素 $20×10^6 IU/m^2$ 每1~5天×4周，$10×10^6 IU/m^2$ 每周3次×48周治疗，共治疗1年。我国患者也可推荐采用改良方案：α-2b干扰素 $15×10^6 IU/m^2$ 第1~5天×4周（诱导期）和 $9×10^6 IU/m^2$ 每周3次×48周（维持期）。

2. 无手术指征的ⅢB、Ⅳ期恶性黑色素瘤，复发或转移的恶性黑色素瘤患者：

（1）化疗药物：

a. 达卡巴嗪（DTIC）。常规剂量为200~250mg/（m^2·d），3周1次。

b. 替莫唑胺（TMZ）。250mg/（m^2·d），连续5天，重复4周。

c. 铂类抗肿瘤药物：顺铂。

d. 紫杉烷类：紫杉醇、紫杉萜、白蛋白结合型紫杉醇。二线治疗一般推荐紫杉醇联合卡铂或白蛋白结合型紫杉醇方案。

e. 亚硝基脲类

（2）个体化靶向治疗：

a. Kit抑制剂：伊马替尼。作为KIT基因突变患者的推荐治疗。

b. BRAF^{V600}抑制剂。作为存在恶性黑素瘤相关基因突变BRAF基因V600E突变患者的推荐治疗。维莫非尼是唯一获得中国食品药品监督管理局批准治疗晚期BRAF-V600E突变的黑色素瘤的分子靶向药物。常规推荐用法为960mg，口服，每日2次。

c. MEK抑制剂

d. 联合靶向治疗。达拉非尼（Dabrafenib）联合曲美替尼（Trametinib）方案：达拉非尼（150mg，每日2次），曲美替尼（2mg，每日1次），治疗1年。

（3）免疫治疗/免疫靶向治疗：

a. CTLA-4单克隆抗体。2015年10月美国FDA批准CTLA-4单抗伊匹木单抗（Ipilimumab）用于Ⅲ期黑色素瘤术后的辅助治疗。10mg/kg每3周1次，序贯10mg/kg每12周1次治疗3年。

b. PD-1单克隆抗体。2017年12月，美国FDA批准纳武利尤单抗（Nivolumab）作为ⅢB、

ⅢC 或者Ⅳ期完全切除的皮肤黑色素瘤患者术后的单药辅助治疗。3mg/kg 每 2 周 1 次，治疗 1 年。2017 年 6 月，FDA 接受了帕博利珠单抗（Pembrolizumab）的补充生物制剂许可申请，用于高风险Ⅲ期黑色素瘤手术完全切除患者的辅助治疗，目标日期 2019 年 2 月 16 号之前批复。帕博利珠单抗的单药方案：200mg 或 2mg/kg 每 3 周 1 次，治疗 1 年。

c. CTLA-4 单克隆抗体联合 PD-1 单克隆抗体。

d. IL-2

4）抗血管生成靶向治疗：

a. 重组人血管内皮抑制素注射液

b. 贝伐单抗（Bevacizumab）

c. 阿昔替尼

【药学提示】

1. 维莫非尼应用时需注意对肝功能的影响。最常见的不良反应为光过敏、肌肉关节疼痛、腹泻、手足综合征、皮疹以及高血压等。

2. 目前获得美国 FDA 批准的免疫治疗药物包括 PD-1 抗体/CTLA-4 抗体和 IL-2。上述药物能显著延长晚期皮肤黑色素瘤患者的生存时间。需要注意的是，中国黑色素瘤患者以肢端型和黏膜型为主，上述治疗的价值有待进一步研究。

六、恶性黑色素瘤患者护理规范

1. 手术前详细讲解疾病的临床症状和治疗方法，争取患者积极配合治疗。

2. 碘伏浸泡肿瘤周围的皮肤，每日 1 次，时间为 15 分钟。保持皮肤清洁干燥，防止感染。

3. 术前完善肝功能、肾功能、电解质、血常规、尿常规、胸 CT 和超声等各项检查。备皮，术前 1 天沐浴，注意保暖，根据手术要求决定饮食要求。

4. 术后护理：①麻醉后护理，严密观察生命体征，必要时吸氧、心电监护。②正确连接各种引流管，注意固定，导管保持通畅。③如患者蛛网膜下腔麻醉或者全身麻醉，患者生命体征平稳后。予每 2 小时翻身 1 次，以防止压疮的发生，大多数患者生命体征平稳后可少量的进水进食。④口腔护理，术后第 1 天开始定时刷牙或用益口含漱液漱口，防止口腔感染。⑤注意保暖，防止意外损伤，防止坠床。⑥下肢恶性黑色素瘤患者，术后患肢下垫枕头，抬高20°~30°，利于腿部血液回流，有利于减轻肿胀。卧床 6 小时后协助翻身，保持体位舒适。⑦部分上肢区域淋巴结清扫术的患者应注意避免在患侧上肢输液，测血压，防止静脉炎或静脉网流受阻，诱发或造成淋巴水肿。⑧根据医嘱正确使用止痛药。合理使用抗菌药物，防止伤口感染。

七、恶性黑色素瘤患者营养治疗规范

1. 蛛网膜下腔麻醉或全身麻醉的患者，禁食期间需从静脉给予全部营养要素，补充蛋白质、脂肪、氨基酸、微量元素和电解质。

2. 术后可以进普通饮食的患者，鼓励患者以低脂肪、高热量、易消化、清淡可口为原则，多吃蔬菜水果，定时定量，少量多餐荤素搭配。

八、恶性黑色素瘤患者健康宣教

1. 皮肤黑色素瘤的高危人群主要包括严重的日光晒伤史，皮肤癌病史，肢端皮肤有色素痣、慢性炎症，及其不恰当的处理。建议高危人群定期自查，必要时到专科医院就诊，不要自行随意处理。

2. 尽量减少日晒时间，外出注意物理、化学防晒。

3. 保护好手术后的伤口，确保创面敷料无菌、干燥。

4. 黑素瘤患者饮食低脂肪、高热量、易消化、清淡可口，多吃蔬菜水果，定时定量，少量多餐，荤素搭配。

5. 术后遵医嘱定期随访。每年至少行 1 次皮肤检查。

6. 掌握简易的皮肤和淋巴结自检方法。

7. 对于同时存在 3 个及以上侵袭性黑色素瘤，或者侵袭性黑色素瘤、胰腺癌和/或星型细胞瘤同时发生的个人或家庭，可以考虑行遗传咨询，检测相关基因突变。

九、推荐表单

（一）医师表单

恶性黑素瘤内科治疗临床路径医师表单

适用对象：第一诊断为黑素瘤 [ICD-10：（C43 M8720/3）/M8720/6]

患者姓名：	性别： 年龄： 门诊号：	住院号：
住院日期： 年 月 日	出院日期： 年 月 日	标准住院日：≤15天

日期	住院第1天	住院第2~4天	住院第3~8天（化疗日）	住院第9~15天（出院日）
主要诊疗工作	□ 询问病史及体格检查 □ 交代病情 □ 书写病历 □ 开具化验单	□ 上级医师查房 □ 完成化疗前准备 □ 根据体检、彩超、穿刺病理结果等，行病例讨论，确定化疗方案 □ 完成必要的相关科室会诊 □ 住院医师完成上级医师查房记录等病历书写 □ 签署化疗知情同意书、自费用品协议书、输血同意书 □ 向患者及家属交代化疗注意事项 □ 上级医师查房与评估 □ 初步确定化疗方案	□ 化疗 □ 住院医师完成病程记录 □ 上级医师查房 □ 向患者及家属交代病情及化疗后注意事项	□ 完成出院记录、病案首页、出院证明等书写 □ 向患者交代出院后的注意事项，重点交代复诊时间及发生紧急情况时处理方法
重点医嘱	长期医嘱： □ 内科二级护理常规 □ 饮食：◎普通饮食 ◎糖尿病饮食 ◎其他 临时医嘱： □ 血常规、尿常规、便常规 □ 凝血功能、肝功能、肾功能、电解质、 □ 胸部CT、心电图 □ 超声心动图、骨扫描（视患者情况而定）	长期医嘱： □ 患者既往基础用药 □ 抗菌药物（必要时） □ 补液治疗（水化、碱化） □ 其他医嘱（化疗期间一级护理） 临时医嘱： □ 化疗 □ 重要脏器保护 □ 止吐 □ 其他特殊医嘱		出院医嘱： □ 出院带药
病情变异记录	□无 □有，原因： 1. 2.	□无 □有，原因： 1. 2.	□无 □有，原因： 1. 2.	□无 □有，原因： 1. 2.
医师签名				

（二）护士表单

恶性黑素瘤内科治疗临床路径护士表单

适用对象：第一诊断为黑素瘤 ［ICD-10：（C43 M8720/3）/M8720/6］

患者姓名：	性别：	年龄：	门诊号：	住院号：
住院日期：　　年　月　日	出院日期：　　年　月　日			标准住院日：≤15 天

日期	住院第 1 天	住院第 2~4 天	住院第 3~8 天（化疗日）	住院第 9~15 天（出院日）
健康宣教	□ 入院宣教（环境、设施、人员） □ 进行疾病和安全宣教	□ 提供有关恶性黑素瘤的护理知识 □ 指导患者完成各项检查及会诊 □ 化疗前心理护理 □ 确保患者遵医嘱完成治疗	□ 提供有关恶性黑素瘤的护理知识 □ 化疗中化疗知识的宣教 □ 心理护理 □ 确保患者遵医嘱完成治疗	□ 提供有关黑素瘤护理知识 □ 指导及确保患者定期随访，遵医嘱增减用药 □ 向患者交代出院注意事项及复查日期 □ 指导患者办理出院手续 □ 通知住院处 □ 出院健康宣教
护理处置	□ 入院护理评估 □ 制订护理计划，填写护理记录 □ 静脉取血（当天或次日晨取血）	□ 注意患者用药情况，尤其是药物不良反应。嘱其一定要遵医嘱完成用药 □ 认真观察和处理药物的毒不良反应，发现不良反应及时请医生或转相关科室处理		
基础护理	□ 监测生命体征及血糖 □ 危重患者心电监护并记录 24 小时出入量	□ 监测生命体征及血糖 □ 危重患者心电监护并记录 24 小时出入量	□ 监测生命体征及血糖 □ 危重患者心电监护并记录 24 小时出入量	□ 监测生命体征及血糖 □ 危重患者心电监护并记录 24 小时出入量
专科护理	□ 观察皮疹变化（坏死、溃疡面） □ 皮肤科局部上药	□ 观察皮疹变化（坏死、溃疡面） □ 皮肤科局部上药	□ 观察皮疹变化（坏死、溃疡面） □ 皮肤科局部上药	□ 观察皮疹变化（坏死、溃疡面） □ 皮肤科局部上药
重点医嘱	□ 详见医嘱执行单	□ 详见医嘱执行单	□ 详见医嘱执行单	□ 详见医嘱执行单
病情变异记录	□无 □有，原因： 1. 2.	□无 □有，原因： 1. 2.	□无 □有，原因： 1. 2.	□无 □有，原因： 1. 2.
护士签名				

（三）患者表单

恶性黑素瘤内科治疗临床路径患者表单

适用对象：第一诊断为黑素瘤［ICD-10：（C43 M8720/3）/M8720/6］

| 患者姓名： | | 性别： | 年龄： | 门诊号： | 住院号： |

| 住院日期： 年 月 日 | 出院日期： 年 月 日 | 标准住院日：≤15 天 |

日期	住院第 1 天	住院第 2~4 天	住院第 3~8 天（化疗日）	住院第 9~15 天（出院日）
医患配合	□ 配合病史询问 □ 配合体格检查 □ 告知既往基础用药 □ 患者及家属与医师交流了解病情 □ 签署告知及授权委托书、病危通知书（重症者）	□ 配合医师日常查房 □ 观察皮疹变化（坏死、溃疡面） □ 配合完成各项入院常规及特殊检查 □ 如有需要，配合签署相关同意书等 □ 患者及家属与医师交流了解病情	□ 配合医师日常查房 □ 观察皮疹变化（坏死、溃疡面） □ 配合完成各项入院常规及特殊检查 □ 如有需要，配合签署相关同意书等 □ 患者及家属与医师交流了解病情	□ 配合医师日常查房 □ 观察皮疹变化（坏死，溃疡面） □ 患者及家属与医师交流了解病情 □ 学习出院注意事项 □ 了解复查程序 □ 办理出院手续 □ 获取出院诊断书 　获取出院带药
护患配合	□ 接受入院宣教 □ 接受入院护理评估 □ 配合测量体温、脉搏、呼吸、血压、体重等 □ 配合完成治疗前护理评估单（简单询问病史、过敏史、用药史） □ 有任何不适告知护士	□ 配合测量体温、脉搏、呼吸、血压等情况 □ 观察皮疹变化（坏死、溃疡面） □ 接受相关检查宣教，正确留取标本，配合检查 □ 有任何不适告知护士 □ 接受疾病及用药等相关知识指导	□ 配合测量体温、脉搏、呼吸、血压等情况 □ 观察皮疹变化（坏死、溃疡面） □ 接受相关检查宣教，正确留取标本，配合检查 □ 有任何不适告知护士 □ 接受疾病及用药等相关知识指导	□ 配合测量体温、脉搏、呼吸、血压等情况 □ 观察皮疹变化（坏死、溃疡面） □ 接受相关检查宣教，正确留取标本，配合检查 □ 有任何不适告知护士 □ 接受疾病及用药等相关知识指导 □ 接受出院前健康指导
饮食	□ 多饮水，少食辛辣，忌饮酒等	□ 多饮水，少食辛辣，忌饮酒等	□ 多饮水，少食辛辣，忌饮酒等	□ 多饮水，少食辛辣，忌饮酒等
排泄	□ 保持排便通畅	□ 保持排便通畅	□ 保持排便通畅	□ 保持排便通畅
活动	□ 适量	□ 适量	□ 适量	□ 适量

附：原表单（2016 年版）

原发性黑素瘤内科治疗临床路径表单

适用对象：第一诊断为黑素瘤

| 患者姓名： | 性别： 年龄： 门诊号： | 住院号： |
| 住院日期： 年 月 日 | 出院日期： 年 月 日 | 标准住院日：≤15 天 |

日期	住院第 1 天	住院第 2~4 天	住院第 3~8 天（化疗日）	住院第 9~15 天（出院日）
主要诊疗工作	□ 询问病史及体格检查 □ 交代病情 □ 书写病历 □ 开具检查单	□ 上级医师查房 □ 完成化疗前准备 □ 根据体检、彩超、穿刺病理结果等，行病例讨论，确定化疗方案 □ 完成必要的相关科室会诊 □ 住院医师完成上级医师查房记录等病历书写 □ 签署化疗知情同意书、自费用品协议书、输血同意书 □ 向患者及家属交代化疗注意事项 □ 上级医师查房与评估 □ 初步确定化疗方案	□ 化疗 □ 住院医师完成病程记录 □ 上级医师查房 □ 向患者及家属交代病情及化疗后注意事项	□ 完成出院记录、病案首页、出院证明等书写 □ 向患者交代出院后的注意事项，重点交代复诊时间及发生紧急情况时处理方法
重点医嘱	长期医嘱： □ 内科二级护理常规 □ 饮食：◎普通饮食◎糖尿病饮食◎其他 临时医嘱： □ 血常规、尿常规、大便常规 □ 凝血功能、肝功能、肾功能、电解质、 □ 胸部 CT、心电图 □ 超声心动图、骨扫描（视患者情况而定）	长期医嘱： □ 患者既往基础用药 □ 抗菌药物（必要时） □ 补液治疗（水化、碱化） □ 其他医嘱（化疗期间一级护理） 临时医嘱： □ 化疗 □ 重要脏器保护 □ 止吐 □ 其他特殊医嘱		出院医嘱： □ 出院带药
主要护理工作	□ 入院介绍 □ 入院评估 □ 指导患者进行相关辅助检查	□ 化疗前准备 □ 宣教 □ 心理护理	□ 观察患者病情变化 □ 定时巡视病房	□ 协助患者办理出院手续 □ 出院指导，重点出院后用药方法

续　表

日期	住院第 1 天	住院第 2~4 天	住院第 3~8 天 （化疗日）	住院第 9~15 天 （出院日）
病情 变异 记录	□无 □有，原因： 1. 2.	□无 □有，原因： 1. 2.	□无 □有，原因： 1. 2.	□无 □有，原因： 1. 2.
护士 签名				
医师 签名				

参考文献

［1］ AMAGAI M, IKEDA S, SHIMIZU H, et al. A randomized double-blind trial of intravenous immu-noglobulin for pemphigus ［J］. J Am Acad Dermatol, 2009, 60（4）: 595-603.

［2］ AMARIA RN, MENZIES AM, BURTON EM, et al. Neoadjuvant systemic therapy in melanoma: recommendations of the International Neoadjuvant Melanoma Consortium ［J］. Lancet Oncol, 2019, 20（7）: e378-e389.

［3］ ARMSTRONG AW, READ C. Pathophysiology, Clinical Presentation, and Treatment of Psoriasis: AReview ［J］. JAMA, 2020, 323（19）: 1945-1960.

［4］ BENOLDI D, MIRIZZI S, ZUCCHI A J, et al. Prevention of post-herpetic neuralgia. Evaluation of treatment with oral prednisone, oral acyclovir, and radiotherapy ［J］. Int J Dermatol, 1991, 30（4）: 288.

［5］ BOHAN A, PETER JB. Polymyositis and dermatomyositis（parts 1 and 2）［J］. NEngl J Med, 1975, 292（8）: 344-347, 403-407.

［6］ COHEN JI, BRUNELL PA, STRAUS SE, et al. Recent advances in varicella-zoster virusinfection ［J］. Ann Intern Med, 1999, 130（11）: 922.

［7］ DEDEE F M, SANDRA P, PASCAL J, et al. Diagnosis and management of pemphigus: Recom-mendations of an international panel of experts ［J］. J Am Acad Dermatol, 2020, 82（3）: 575.

［8］ DENTON CP, HUGHES M, GAK N, et al. BSR and BHPR guideline for the treatment of systemic sclerosis ［J］. Rheumatology（oxford）, 2016, 55（10）: 1906-1010.

［9］ DWORKIN RH, BARBANO RL, TYRING SK, et al. A randomized, placebo-controlled trial of oxycodone and of gabapentin for acute pain in herpes zoster ［J］. Pain, 2009, 142（3）: 209-217.

［10］ DWORKIN RH, JOHNSON RW, BREUER J, et al. Recommendations for the management of herpes zoster ［J］. Clin Infect Dis, 2007, 44 Suppl 1: S1.

［11］ ESMANN V, GEIL JP, KROON SJ, et al. Prednisolone does not prevent post-herpetic neuralgia ［J］. Lancet, 1987, 2（8551）: 126.

［12］ GUDU T, GOSSEC L. Quality of life in psoriatic arthritis ［J］. Expert Rev Clin Immunol, 2018, 14（5）: 405-417.

［13］ HAK AE, de PAEPE B, de BLEECKER JL, et al. Dermatomyositis and polymyositis: new treat-ment targets on the horizon ［J］. Neth J Med, 2011, 69（10）: 410-421.

［14］ HARPER JC. Use of Oral contraceptives for management of acne vulgaris: practical considerations in real world practice ［J］. Dermatol Clin, 2016, 34（2）: 159-165.

［15］ HE L, ZHANG D, ZHOU M, et al. Corticosteroids for preventing postherpetic neuralgia ［J］. Cochrane Database Syst Rev, 2008（1）: CD005582.

［16］ KOSMADAKI M, KATSAMBAS A. Topical treatments for acne ［J］. Clin Dermatol, 2017, 35（2）: 173-178.

［17］ KOWAL-BIELECKA O, FRANSEN J, AVOUAC J, et al. Update of EULAR recommendations for the treatment of systemic sclerosis ［J］. Ann Rheum Dis, 2017, 76（8）: 1327-1339.

［18］ LAYTON AM. Top ten list of clinical pearls in the treatment of acne vulgaris ［J］. Dermatol

Clin, 2016, 34（2）: 147-157.

［19］ LUNDBERG IE, TJARNLUND A, BOTTAI M, et al. 2017 European League Against Rheumatism/American College of Rheumatology Classification Criteria for Adult and Juvenile Idiopathic Inflammatory Myopathies and Their Major Subgroups［J］. Arthritis Rheumatol, 2017, 69（12）: 2271-2282.

［20］ MAHMOOD F, COATES LC, HELLIWELL PS. Current concepts and unmet needs in psoriatic arthritis［J］. Clin Rheumatol, 2018, 37（2）: 297-305.

［21］ MCARDLE A, PENNINGTON S, FITZGERALD O. Clinical Features of Psoriatic Arthritis: a Comprehensive Review of Unmet Clinical Needs［J］. Clin Rev Allergy Immunol, 2018, 55（3）: 271-294.

［22］ MILLER GG, DUMMER JS. Herpes simplex and varicella zoster viruses: forgotten but notgone［J］. Am J Transplant, 2007, 7（4）: 741.

［23］ NCCN Clinical Practice Guidelines in Oncology: Basal Cell Skin Cancer（2020. V1）（2019-11-24）. https://www.nccn.org.

［24］ PELLAR R E, POPE J E. Evidence-based management of systemic sclerosis: navigating recommendations and guidelines［J］. Semin Arthritis Rheum, 2017, 46（6）: 767-774.

［25］ PERIS K, FARGNOLI MC, GARBE C, et al. Diagnosis and treatment of basal cell carcinoma: European consensus-based interdisciplinary guidelines［J］. Eur J Cancer, 2019, 118: 10-34.

［26］ POWELL RJ, LEECH SC, TILL S, et al. BSACI guideline for the management of chronic urticaria and angioedema［J］. Clin Exp Allergy, 2015, 45（3）: 547-565.

［27］ RITCHLIN CT, COLBERT RA, GLADMAN DD. Psoriatic Arthritis［J］. N Engl J Med, 2017, 376（10）: 957-970.

［28］ Sontheimer RD. The management of dermatomyositis: current treatment options［J］. Expert Opin Pharmacother, 2004, 5（5）: 1083-1099.

［29］ TYRING S, BARBARASH RA, NAHLIK JE, et al. Famciclovir for the treatment of acute herpes zoster: effects on acute disease and postherpetic neuralgia. A randomized, double-blind, placebo-controlled trial. Collaborative Famciclovir Herpes Zoster Study Group［J］. Ann Intern Med, 1995, 123（2）: 89.

［30］ TYRING SK, BEUTNER KR, TUCKER BA, et al. Antiviral therapy for herpes zoster: randomized, controlled clinical trial of valacyclovir and famciclovir therapy in immunocompetent patients 50 years and older［J］. Arch Fam Med, 2000, 9（9）: 863-869.

［31］ Van den BOSCH F, COATES L. Clinical management of psoriatic arthritis［J］. Lancet, 2018, 391（10136）: 2285-2294.

［32］ van den HOOGEN F, KHANNA D, FRANSEN J, et al. 2013 classification criteria for systemic sclerosis: an American college of rheumatology/European league against rheumatism collaborative initiative［J］. Ann Rheum Dis, 2013, 72（11）: 1747-1755.

［33］ WHITLEY RJ, WEISS H, GNANN JW Jr, et al. Acyclovir with and without prednisone for the treatment of herpes zoster. A randomized, placebo-controlled trial. The National Institute of Allergy and Infectious Diseases Collaborative Antiviral Study Group［J］. Ann Intern Med, 1996, 125（5）: 376.

［34］ WOOD MJ, JOHNSON RW, McKENDRICK MW, et al. A randomized trial of acyclovir for 7 days or 21 days with and without prednisolone for treatment of acute herpes zoster［J］. N Engl J Med, 1994, 330（13）: 896.

［35］ WOOD MJ, KAY R, DWORKIN RH, et al. Oral acyclovir therapy accelerates pain resolution in patients with herpes zoster: a meta-analysis of placebo-controlled trials［J］. Clin Infect Dis,

1996，22（2）：341.

[36] World health organization. Global Report on Psoriasis［R］. Geneva：WHO，2016.

[37] ZUBERBIER T，ABERER W，ASERO R，et al. The EAACI/GA（2）LEN/EDF/WAO Guideline for the definition，classification，diagnosis，and management of urticaria：the 2013 revision and update［J］. Allergy，2014，69（7）：868-887.

[38] 2015 年美国疾病控制中心性传播疾病诊断和治疗指南［J］. 中国全科医学，2015，18（26-29）.

[39] 陈三静，高迎霞. 23 例特应性皮炎中重度病人的护理［J］. 全科护理，2018，16（26）：3282-3283.

[40] 崔爽，王涛，张春燕. 抗 MDA5 抗体阳性皮肌炎患者的护理［J］. 护理学杂志，2019，34（21）：36-38.

[41] 代强，孙充洲，王帅道，等. 皮肤恶性黑色素瘤的治疗进展［J］. 医学综述，2020，26（15）：2982-2985，2991.

[42] 韩铭明. 加强心理护理对带状疱疹后遗神经痛患者的影响［J］. 河南中医，2018，38（3）：484-486.

[43] 寇慧玲，王元元，唐文. 医护一体化对老年基底细胞癌患者治疗效果的影响［J］. 护理实践与研究，2016，13（23）：96-98.

[44] 乐文蔚，费敏，沈歆霓. 整体护理在硬皮病治疗中的应用［J］. 临床医药文献杂志，2016，3（28）：5652-5654.

[45] 李艳阳，王强，李铁男. 薄芝糖肽治疗合并慢性肾功能不全代偿期的带状疱疹疗效观察［J］. 中国中西医结合皮肤性病学杂志，2010，9（6）：382-382.

[46] 林静. 恶性黑色素瘤手术的护理实践［J］. 医药前沿，2019，9（28）：169-170.

[47] 皮肤和肢端恶性黑色素瘤的外科治疗规范中国专家共识 1.0［J］. 中华肿瘤杂志，2020，42（2）：81-93.

[48] 孙武燕. 舒适护理在带状疱疹护理中的实施效果分析［J］. 皮肤病与性病，2020，42（4）：593-594.

[49] 田晶，马琳. 特应性皮炎的基础护理［J］. 中国医学文摘（皮肤科学），2016（2）：195-200.

[50] 王侠生，廖康煌. 杨国亮皮肤病学［M］. 上海：上海科学技术文献出版社，2005.

[51] 王侠生，徐金华，张学军. 现代皮肤病学［M］. 2 版. 上海：上海大学出版社，2020.

[52] 杨雪，邹和建. 硬皮病治疗研究进展及治疗指南演变［J］. 药学进展，2019，43（4）：261-268.

[53] 杨雪圆，闫小宁，蔡宛灵. 中药治疗硬皮病用药规律的文献分析［J］. 风湿病与关节炎，2019，8（4）：31-34.

[54] 医政医管局. 抗菌药物临床应用指导原则（2015 年版）［EB/OL］. 国卫办医发〔2015〕43 号（2015-07-24）. http://www.nhc.gov.cn/ewebeditor/uploadfile/2015/09/20150928170007470.pdf.

[55] 张建宏，范建中，彭楠. 紫外线治疗带状疱疹的临床观察［J］. 中国康复，2005，20（2）：87-88.

[56] 赵辨. 中国临床皮肤病学［M］. 2 版. 南京：江苏科学技术出版社，2017.

[57] 郑志忠. 难治性风湿病［M］. 上海：上海科学技术出版社，2007.

[58] 中国痤疮治疗指南专家组. 中国痤疮治疗指南（2019）［J］. 临床皮肤科杂志，2019，48（9）：583-588.

[59] 中国疾病预防控制中心性病控制中心，中华医学会皮肤性病学分会，中国医师协会皮肤科医师分会. 性传播疾病临床诊疗与防治指南［M］. 上海：上海科学技术出版社，2014

[60] 中国临床肿瘤学会指南工作委员会. 中国临床肿瘤学会（CSCO）黑色素瘤诊疗指南 2019［M］. 北京：人民卫生出版社，2019.

［61］中国医疗保健国际交流促进会皮肤科分会. 寻常型天疱疮诊断和治疗专家建议（2020）［J］. 中华皮肤科杂志，2020，53（1）：1.

［62］中国医师协会皮肤科医师分会过敏性疾病专业委员会. 斑贴试验临床应用专家共识（2020修订版）［J］. 中华皮肤科杂志，2020，53（4）：239-243.

［63］中国中西医结合学会皮肤性病专业委员会色素病学组. 白癜风诊疗专家共识（2014版）［J］. 中华皮肤科杂志，2014，47（1）：69.

［64］中华医学会. 临床技术操作规范·皮肤病与性病分册［M］. 北京：人民军医出版社，2006.

［65］中华医学会. 临床诊疗指南·皮肤病与性病分册［M］. 北京：人民卫生出版社，2006.

［66］中华医学会儿科学分会免疫学组. 幼年皮肌炎诊治建议（讨论稿）［C］. 2011年全国儿科风湿性疾病诊治专题研讨会论文汇编，西安.

［67］中华医学会风湿病学分会. 多发性肌炎和皮肌炎诊断及治疗指南［J］. 中华风湿病学杂志，2010，14（12）：828.831.

［68］中华医学会风湿病学分会. 系统性硬化病诊断及治疗指南［J］. 中华风湿病学杂志，2011，15（4）：256-259.

［69］中华医学会皮肤性病学分会，中国医师协会皮肤科医师分会，中国中西医结合学会皮肤性病专业委员会. 中国银屑病生物治疗专家共识（2019）［J］. 中华皮肤科杂志，2019，52（12）：863-871.

［70］中华医学会皮肤性病学分会，中国中西医结合学会皮肤性病专业委员会，中国医师协会皮肤科医师分会. 中国甲真菌病诊疗指南（2015年版）［J］. 中国真菌学杂志，2015，10（2）：118-125.

［71］中华医学会皮肤性病学分会免疫学组，特应性皮炎协作研究中心. 中国特应性皮炎诊疗指南（2020版）［J］. 中华皮肤科杂志，2020，53（2）：81-88.

［72］中华医学会皮肤性病学分会免疫学组. 中国湿疹诊疗指南（2011版）［J］. 中华皮肤科杂志，2011，44（1）：5-6.

［73］中华医学会皮肤性病学分会免疫学组. 中国荨麻疹诊疗指南（2014版）［J］. 中华皮肤科杂志，2014，47（7）：514-516.

［74］中华医学会皮肤性病学分会荨麻疹研究中心. 中国荨麻疹诊疗指南（2018版）［J］. 中华皮肤科杂志，2019，52（1）：1-5.

［75］中华医学会皮肤性病学分会银屑病专业委员会. 中国银屑病诊疗指南（2018完整版）［J］. 中华皮肤科杂志，2019，52（10）：667-710.

［76］中华中医药学会皮肤科分会. 泛发性脓疱型银屑病中药治疗专家共识（2019）［J］. 中国中西医结合皮肤性病学杂志，2019，18（2）：177-179.

［77］中华中医药学会皮肤科分会. 湿疹（湿疮）中医诊疗专家共识（2016年）［J］. 中国中西医结合皮肤性病学杂志，2018，17（2）：89-91.

［78］周沛华，刘梦. 红蓝光配合药物治疗带状疱疹42例疗效观察［J］. 皮肤病与性病，2016，38（3）：234.

附录 1

寻常型银屑病临床路径病案质量监控表单

1. 进入临床路径标准

疾病诊断：第一诊断为寻常型银屑病（ICD-10：L40.001）。

2. 病案质量监控表

监控项目＼监控重点＼住院时间		评估要点		监控内容	分数	减分理由	备注
首页		主要诊断名称及编码		寻常型银屑病（ICD-10：L40.001）	5□ 4□ 3□ 1□ 0□		
		其他诊断名称及编码		无遗漏，编码准确			
		其他项目		内容完整、准确、无遗漏	5□ 4□ 3□ 1□ 0□		
住院第1天	入院记录	现病史	主要症状	是否描述主要症状，如： 1. 初起为红色丘疹或斑丘疹，以后逐渐扩大或相互融合，形成边界清楚的斑片，表面覆盖银白色鳞屑，轻轻刮除鳞屑后显露光滑的薄膜，再刮后可出现多个细小出血点 2. 鳞屑，薄膜和点状出血是该病的三大临床特征 3. 可发生于身体的任何部位，呈对称性分布，好发于膝、肘关节伸侧和头部 4. 有少数患者的指（趾）甲呈点状（顶针状）凹陷	5□ 4□ 3□ 1□ 0□		入院24小时内完成
			病情演变过程	是否描述疾病演变过程，如： 1. 发病范围扩大 2. 瘙痒加重	5□ 4□ 3□ 1□ 0□		

续　表

住院时间　监控项目　监控重点		评估要点	监控内容	分数	减分理由	备注
		其他伴随症状	是否记录伴随症状，如： 1. 关节疼痛 2. 瘙痒 3. 发热等	5□ 4□ 3□ 1□ 0□		
		院外诊疗过程	是否记录诊断、治疗情况，如： 1. 辅助检查 2. 临床治疗，用药情况，治疗周期	5□ 4□ 3□ 1□ 0□		
		既往史个人史家族史	是否按照病历书写规范记录，并重点记录与疾病相关内容： 1. 既往史：有无疾病史、用药史、输血史、肿瘤史 2. 家族中有无类似病史者	5□ 4□ 3□ 1□ 0□		
		体格检查	是否按照病历书写规范记录，并记录重要体征，无遗漏，如： 1. 发病皮肤部位 2. 发病皮肤性状 3. 是否红肿等	5□ 4□ 3□ 1□ 0□		
		辅助检查	是否记录住院前辅助检查结果	5□ 4□ 3□ 1□ 0□		
	首次病程记录	病例特点	是否简明扼要，重点突出，无遗漏： 1. 好发部位：头皮、四肢伸侧，常呈对称性发生 2. 皮疹特点：银白色鳞屑，薄膜现象及点状出血 3. 特殊的病理改变，病程慢性，多为夏轻冬重，反复发作而易诊断 4. 银屑病甲改变（指、趾）甲呈顶针样点状凹陷，或失去光泽、变形、肥厚、剥脱等	5□ 4□ 3□ 1□ 0□		入院8小时内完成
		初步诊断	第一诊断为寻常型银屑病（ICD-10：L40.001）	5□ 4□ 3□ 1□ 0□		

监控项目　监控重点　住院时间	评估要点	监控内容	分数	减分理由	备注
	诊断依据	根据《临床诊疗指南·皮肤病与性病分册》（中华医学会编著，人民卫生出版社）、《临床技术操作规范·皮肤病与性病分册》（中华医学会编著，人民军医出版社）、《中国银屑病治疗指南》（中华皮肤科学分会银屑病学组，2008 年） 1. 原发损害为粟粒至绿豆大小淡红色丘疹，上覆多层银白色鳞屑，刮除后可见薄膜和点状出血现象。病程中皮损形态可有点滴状到钱币状再到地图状演变。边界清，常伴程度不等的瘙痒 2. 皮损好发于头皮和四肢伸侧。头发上损害常致毛发成簇状外观，但不伴脱发 3. 少数病例可累及睑缘、口唇、颊黏膜、龟头及包皮 4. 甲板常呈点状凹陷，亦可变黄、增厚及指甲剥离 5. 一般为冬重夏轻，常反复发作	5□ 4□ 3□ 1□ 0□		
	鉴别诊断	是否记录，分析： 1. 脂溢性皮炎 2. 玫瑰糠疹 3. 扁平苔藓 4. 毛发红糠疹 5. 副银屑病			
	诊疗计划	是否全面并具有个性化： 根据《临床诊疗指南·皮肤病与性病分册》（中华医学会编著，人民卫生出版社）、《临床技术操作规范·皮肤病与性病分册》（中华医学会编著，人民军医出版社）、《中国银屑病治疗指南》（中华皮肤科学分会银屑病学组，2008 年） 1. 外用药物治疗 2. 物理治疗 3. 系统药物治疗 （1）维 A 酸类药物 （2）免疫抑制剂 （3）生物制剂 （4）抗感染药物 （5）免疫调节剂 （6）中药 4. 联合治疗 5. 序贯疗法 6. 其他：健康教育和心理治疗等	5□ 4□ 3□ 1□ 0□		

续　表

住院时间 / 监控项目 / 监控重点		评估要点	监控内容	分数	减分理由	备注
	病程记录	上级医师查房记录	是否有重点内容并结合本病例： 1. 补充病史和查体 2. 初步病情评估，诊断分析 3. 治疗方案分析，提出诊疗意见 4. 提示需要观察和注意的内容	5□ 4□ 3□ 1□ 0□		入院48小时内完成
		住院医师查房记录	是否记录、分析全面： 1. 病史及主要症状体征 2. 具体治疗措施 3. 上级医师查房意见的执行情况	5□ 4□ 3□ 1□ 0□		
住院第2天	病程记录	住院医师查房记录	是否记录： 1. 根据检查结果分析病情 2. 向家属交代病情	5□ 4□ 3□ 1□ 0□		
		上级医师查房记录	是否记录： 1. 病情评估和确定诊断分析 2. 制订治疗方案	5□ 4□ 3□ 1□ 0□		
住院第3~10天	病程记录	住院医师查房记录	是否记录、分析全面： 1. 根据病情的变化和治疗反应及时调整治疗方案 2. 调整治疗方案的分析 3. 观察并处理治疗药物的不良反应	5□ 4□ 3□ 1□ 0□		
		上级医师查房记录	是否记录： 1. 根据病情的变化和治疗反应及时调整治疗方案 2. 调整治疗方案的分析 3. 观察并处理治疗药物的不良反应	5□ 4□ 3□ 1□ 0□		

续　表

监控项目 住院时间	监控重点 评估要点		监控内容	分数	减分理由	备注
住院第 10~21 天（出 院日）	病程记录	住院医师查房记录	是否记录、分析全面： 1. 一般情况 2. 目前的治疗情况，药物的使用情况 3. 病情评估及疗效评估 4. 符合出院标准 5. 出院后的治疗方案及出院后注意事项	5□ 4□ 3□ 1□ 0□		
		上级医师查房记录	是否记录、分析： 1. 疗效评估，预期目标完成情况 2. 判断是否符合出院标准 3. 确定是否出院 4. 出院后治疗方案	5□ 4□ 3□ 1□ 0□		
	出院记录		是否记录，分析： 1. 住院治疗经过及出院前情况 2. 出院注意事项 3. 出院带药：名称、用量、服用方法 3. 门诊随诊时间			住院 医师 书写
	特殊检查、特殊治疗同意书的医学文书		内容包括自然项目（另页书写时）、特殊检查、特殊治疗项目名称、目的、可能出现的并发症及风险、患者或家属签署是否同意检查或治疗、患者签名、医师签名等	5□ 4□ 3□ 1□ 0□		
	病危（重）通知书		自然项目（另页书写时）、目前诊断、病情危重情况，患方签名、医师签名并填写日期	5□ 4□ 3□ 1□ 0□		
医嘱	长期医嘱	住院第 1 天	1. 皮肤科护理常规 2. 饮食（根据病情） 3. 局部外用药物治疗 4. 物理治疗（必要时） 5. 免疫调节剂（必要时） 6. 中成药（必要时）	5□ 4□ 3□ 1□ 0□		
		住院第 2 天	1. 局部外用药物治疗（视病情） 2. 维 A 酸（视病情） 3. 免疫抑制剂（视病情） 4. 生物制剂治疗（视病情） 5. 保肝治疗（视病情） 6. 降脂治疗（视病情） 7. 支持治疗 8. 合并症治疗			

续　表

住院时间	监控项目 / 监控重点	评估要点	监控内容	分数	减分理由	备注
		住院第 3 ~ 10 天	抗菌药物：根据咽拭子培养及药敏结果用药（有上呼吸道感染者）			
		住院第 10~ 21 天	1. 出院带药 2. 门诊随诊			
	临时医嘱	住院第 1 天	1. 血常规、尿常规、大便常规 2. 肝功能、肾功能、电解质、血糖、血脂、抗核抗体、类风湿因子、免疫球蛋白、红细胞沉降率、抗链球菌溶血素 O、C 反应蛋白、感染性疾病筛查 3. X 线胸片、心电图			
		住院第 2 天	相关科室会诊（必要时）			
		住院第 3 ~ 10 天	复查大便常规、血常规、肝功能、肾功能、电解质、血脂			
		住院第 10~ 21 天	1. 出院带药 2. 门诊随诊			
一般书写规范		各项内容	完整、准确、清晰、签字	5□ 4□ 3□ 1□ 0□		
变异情况		变异条件及原因	1. 对常规治疗效果差，需延长住院时间 2. 伴有其他基础疾病或并发症，需进一步诊断及治疗或转至其他相应科室诊治，延长住院时间，增加住院费用 3. 微小变异：因为医院检验项目的及时性，不能按照要求完成检查；因为节假日不能按照要求完成检查；患者不愿配合完成相应检查，短期不愿按照要求出院随诊 4. 重大变异：因基础疾病需要进一步诊断和治疗；因各种原因需要其他治疗措施；医院与患者或家属发生医疗纠纷，患者要求离院或转院；不愿按照要求出院随诊而导致入院时间明显延长	5□ 4□ 3□ 1□ 0□		

附录2

制定/修订《临床路径释义》的基本方法与程序

曾宪涛　蔡广研　陈香美　陈新石　葛立宏　高润霖　顾　晋　韩德民
贺大林　胡盛寿　黄晓军　霍　勇　李单青　林丽开　母义明　钱家鸣
任学群　申昆玲　石远凯　孙　琳　田　伟　王　杉　王行环　王宁利
王拥军　邢小平　徐英春　鱼　锋　张力伟　郑　捷　郎景和

中华人民共和国国家卫生和计划生育委员会采纳的临床路径（Clinical pathway）定义为针对某一疾病建立的一套标准化治疗模式与诊疗程序，以循证医学证据和指南为指导来促进治疗和疾病管理的方法，最终起到规范医疗行为，减少变异，降低成本，提高质量的作用。世界卫生组织（WHO）指出临床路径也应当是在循证医学方法指导下研发制定，其基本思路是结合诊疗实践的需求，提出关键问题，寻找每个关键问题的证据并给予评价，结合卫生经济学因素等，进行证据的整合，诊疗方案中的关键证据，通过专家委员会集体讨论，形成共识。可以看出，遵循循证医学是制定/修订临床路径的关键途径。

临床路径在我国已推行多年，但收效不甚理想。当前，在我国推广临床路径仍有一定难度，主要是因为缺少系统的方法论指导和医护人员循证医学理念薄弱[1]。此外，我国实施临床路径的医院数量少，地域分布不平衡，进入临床路径的病种数量相对较少，病种较单一；临床路径实施的持续时间较短[2]，各学科的临床路径实施情况也参差不齐。英国国家与卫生保健研究所（NICE）制定临床路径的循证方法学中明确指出要定期检索证据以确定是否有必要进行更新，要根据惯用流程和方法对临床路径进行更新。我国三级综合医院评审标准实施细则（2013年版）中亦指出"根据卫生部《临床技术操作规范》《临床诊疗指南》《临床路径管理指导原则（试行）》和卫生部各病种临床路径，遵循循证医学原则，结合本院实际筛选病种，制定本院临床路径实施方案"。我国医疗资源、医疗领域人才分布不均衡[3]，并且临床路径存在修订不及时和篇幅限制的问题，因此依照国家卫生和计划生育委员会颁发的临床路径为蓝本，采用循证医学的思路与方法，进行临床路径的释义能够为有效推广普及临床路径、适时优化临床路径起到至关重要的作用。

基于上述实际情况，为规范《临床路径释义》制定/修订的基本方法与程序，本团队使用循证医学[4]的思路与方法，参考循证临床实践的制定/修订的方法[5]制定本共识。

一、总则

1. 使用对象：本《制定/修订〈临床路径释义〉的基本方法与程序》适用于临床路径释义制定/修订的领导者、临床路径的管理参加者、评审者、所有关注临床路径制定/修订者，以及实际制定临床路径实施方案的人员。

2. 临床路径释义的定义：临床路径释义应是以国家卫生和计划生育委员会颁发的临床路径为蓝本，克服其篇幅有限和不能及时更新的不足，结合最新的循证医学证据和更新的临床实践指南，对临床路径进行解读；同时在此基础上，制定出独立的医师表单、护士表单、患者表单、临床药师表单，从而达到推广和不断优化临床路径的目的。

3. 制定/修订必须采用的方法：制定/修订临床路径释义必须使用循证医学的原理及方法，更要结合我国的国情，注重应用我国本土的医学资料，整个过程避免偏倚，符合便于临床使用的需求。所有进入临床路径释义的内容均应基于对现有证据通过循证评价形成的证据以及对各种可选的干预方式进行利弊评价之后提出的最优指导意见。

4. 最终形成释义的要求：通过提供明晰的制定/修订程序，保证制定/修订临床路径释义的流程化、标准化，保证所有发布释义的规范性、时效性、可信性、可用性和可及性。

5. 临床路径释义的管理：所有临床路径的释义工作均由卫生和计划生育委员会相关部门统一管理，并委托相关学会、出版社进行制定/修订，涉及申报、备案、撰写、表决、发布、试用反馈、实施后评价等环节。

二、制定/修订的程序及方法

1. 启动与规划：临床路径释义制定/修订前应得到国家相关管理部门的授权。被授权单位应对已有资源进行评估，并明确制定/修订的目的、资金来源、使用者、受益者及时间安排等问题。应组建统一的指导委员会，并按照学科领域组建制定/修订指导专家委员会，确定首席专家及所属学科领域各病种的组长、编写秘书等。

2. 组建编写工作组：指导委员会应由国家相关管理部门的领导、临床路径所涉及的各个学科领域的专家、医学相关行业学会的领导、卫生经济学领域专家、循证医学领域专家、期刊编辑与传播领域专家、出版社领导、病案管理专家、信息部门专家、医院管理者等构成。按照学科组建编写工作小组，编写小组由首席专家、组长、编写秘书等人员组成，首席专家应由该学科领域具有权威性与号召力的专家担任，负责总体的设计和指导，并具体领导工作的开展。应为首席专家配备 1~2 名编写秘书，负责整个制定/修订过程的联络工作。按照领域疾病具体病种来遴选组长，再由组长遴选参与制定/修订的专家及秘书。例如，以消化系统疾病的临床路径释义为例，选定首席专家及编写秘书后，再分别确定肝硬化腹水临床路径释义、胆总管结石临床路径释义、胃十二指肠临床路径释义等的组长及组员。建议组

员尽量是由具有丰富临床经验的年富力强的且具有较高编写水平及写作经验的一线临床专家组成。

3. 召开专题培训：制定/修订工作小组成立后，在开展释义制定/修订工作前，就流程及管理原则、意见征询反馈的流程、发布的注意事项、推广和实施后结局（效果）评价等方面，对工作小组全体成员进行专题培训。

4. 确定需要进行释义的位点：针对国家正式发布的临床路径，由各个专家组根据各级医疗机构的理解情况、需要进一步解释的知识点、当前相关临床研究及临床实践指南的进展进行讨论，确定需要进行释义的位点。

5. 证据的检索与重组：对于固定的知识点，如补充解释诊断的内容可以直接按照教科书、指南进行释义。诊断依据、治疗方案等内容，则需要检索行业指南、循证医学证据进行释义。与循证临床实践指南[5]类似，其证据检索是一个"从高到低"的逐级检索的过程。即从方法学质量高的证据向方法学质量低的证据的逐级检索。首先检索临床实践指南、系统评价/Meta 分析、卫生技术评估、卫生经济学研究。如果有指南、系统评价/Meta 分析则直接作为释义的证据。如果没有，则进一步检索是否有相关的随机对照试验（RCT），再通过 RCT 系统评价/Meta 分析的方法形成证据体作为证据。除临床大数据研究或因客观原因不能设计为 RCT 和诊断准确性试验外，不建议选择非随机对照试验作为释义的证据。

6. 证据的评价：若有质量较高、权威性较好的临床实践指南，则直接使用指南的内容；指南未涵盖的使用系统评价/Meta 分析、卫生技术评估及药物经济学研究证据作为补充。若无指南或指南未更新，则主要使用系统评价/Meta 分析、卫生技术评估及药物经济学研究作为证据。此处需注意系统评价/Meta 分析、卫生技术评估是否需要更新或重新制作，以及有无临床大数据研究的结果。需要采用 AGREE Ⅱ工具[5]对临床实践指南的方法学质量进行评估，使用 AMSTAR 工具或 ROBIS 工具评价系统评价/Meta 分析的方法学质量[6-7]，使用 Cochrane 风险偏倚评估工具评价 RCT 的方法学质量[7]，采用 QUADAS-2 工具评价诊

断准确性试验的方法学质量[8]，采用 NICE 清单、SIGN 清单或 CASP 清单评价药物经济学研究的方法学质量[9]。

证据质量等级及推荐级别建议采用 GRADE 方法学体系或牛津大学循证医学中心（Oxford Centre for Evidence‐Based Medicine，OCEBM）制定推出的证据评价和推荐强度体系[5]进行评价，亦可由临床路径释义编写工作组依据 OCEBM 标准结合实际情况进行修订并采用修订的标准。为确保整体工作的一致性和完整性，对于质量较高、权威性较好的临床实践指南，若其采用的证据质量等级及推荐级别与释义工作组相同，则直接使用；若不同，则重新进行评价。应优先选用基于我国人群的研究作为证据；若非基于我国人群的研究，在进行证据评价和推荐分级时，应由编写专家组制定适用性评价的标准，并依此进行证据的适用性评价。

7. 利益冲突说明：WHO 对利益冲突的定义为：“任何可能或被认为会影响到专家提供给 WHO 建议的客观性和独立性的利益，会潜在地破坏或对 WHO 工作起负面作用的情况。”因此，其就是可能被认为会影响专家履行职责的任何利益。

因此，参考国际经验并结合国内情况，所有参与制定/修订的专家都必须声明与《临床路径释义》有关的利益关系。对利益冲突的声明，需要做到编写工作组全体成员被要求公开主要经济利益冲突（如收受资金以与相关产业协商）和主要学术利益冲突（如与推荐意见密切相关的原始资料的发表）。主要经济利益冲突的操作定义包括咨询服务、顾问委员会成员以及类似产业。主要学术利益冲突的操作定义包括与推荐意见直接相关的原始研究和同行评议基金的来源（政府、非营利组织）。工作小组的负责人应无重大的利益冲突。《临床路径释义》制定/修订过程中认为应对一些重大的冲突进行管理，相关措施包括对相关人员要求更为频繁的对公开信息进行更新，并且取消与冲突有关的各项活动。有重大利益冲突的相关人员，将不参与就推荐意见方向或强度进行制定的终审会议，亦不对存在利益冲突的推荐意见进行投票，但可参与讨论并就证据的解

释提供他们的意见。

8. 研发相关表单：因临床路径表单主要针对医师，而整个临床路径的活动是由医师、护师、患者、药师和检验医师共同完成的。因此，需要由医师、护师和方法学家共同制定/修订医师表单、护士表单和患者表单，由医师、药师和方法学家共同制定/修订临床药师表单。

9. 形成初稿：在上述基础上，按照具体疾病的情况形成初稿，再汇总全部初稿形成总稿。初稿汇总后，进行相互审阅，并按照审阅意见进行修改。

10. 发布/出版：修改完成，形成最终的文稿，通过网站进行分享，或集结成专著出版发行。

11. 更新：修订《临床路径释义》可借鉴医院管理的 PDSA 循环原理［计划（plan），实施（do），学习（study）和处置（action）］对证据进行不断的评估和修订。因此，发布/出版后，各个编写小组应关注研究进展、读者反馈信息，适时的进行《临床路径释义》的更新。更新/修订包括对知识点的增删、框架的调改等。

三、编制说明

在制/修订临床路径释义的同时，应起草《编制说明》，其内容应包括工作简况和制定/修订原则两大部分。

1. 工作简况：包括任务来源、经费来源、协作单位、主要工作过程、主要起草人及其所做工作等。

2. 制定/修订原则：包括以下内容：①文献检索策略、信息资源、检索内容及检索结果；②文献纳入、排除标准，论文质量评价表；③专家共识会议法的实施过程；④初稿征求意见的处理过程和依据：通过信函形式、发布平台、专家会议进行意见征询；⑤制/修订小组应认真研究反馈意见，完成意见汇总，并对征询意见稿进行修改、完善，形成终稿；⑥上一版临床路径释义发布后试行的结果：对改变临床实践及临床路径执行的情况，患者层次、实施者层次和组织者层次的评价，以及药物经济学评价等。

参考文献

[1] 于秋红，白水平，栾玉杰，等．我国临床路径相关研究的文献回顾［J］．护理学杂志，2010，25（12）：85-87.

[2] 陶红兵，刘鹏珍，梁婧，等．实施临床路径的医院概况及其成因分析［J］．中国医院管理，2010，30（2）：28-30.

[3] 彭明强．临床路径的国内外研究进展［J］．中国循证医学杂志，2012，12（6）：626-630.

[4] 曾宪涛．再谈循证医学［J］．武警医学，2016，27（7）：649-654.

[5] 王行环．循证临床实践指南的研发与评价［M］．北京：中国协和医科大学出版社，2016.1-188.

[6] Whiting P, Savovi ć J, Higgins JP, et al. ROBIS：A new tool to assess risk of bias in systematic reviews was developed［J］. J Clin Epidemiol, 2016, 69：225-234.

[7] 曾宪涛，任学群．应用 STATA 做 Meta 分析［M］．北京：中国协和医科大学出版社，2017：17-24.

[8] 邬兰，张永，曾宪涛．QUADAS-2 在诊断准确性研究的质量评价工具中的应用［J］．湖北医药学院学报，2013，32（3）：201-208.

[9] 桂裕亮，韩晟，曾宪涛，等．卫生经济学评价研究方法学治疗评价工具简介［J］．河南大学学报（医学版），2017，36（2）：129-132.

DOI：10. 3760/cma. j. issn. 0376-2491. 2017. 40. 004

基金项目：国家重点研发计划专项基金（2016YFC0106300）

作者单位：430071 武汉大学中南医院泌尿外科循证与转化医学中心（曾宪涛、王行环）；解放军总医院肾内科（蔡广研、陈香美），内分泌科（母义明）；《中华医学杂志》编辑部（陈新石）；北京大学口腔医学院（葛立宏）；中国医学科学院阜外医院（高润霖、胡盛寿）；北京大学首钢医院（顾晋）；首都医科大学附属北京同仁医院耳鼻咽喉头颈外科（韩德民），眼科中心（王宁利）；西安交通大学第一附属医院泌尿外科（贺大林）；北京大学人民医院血液科（黄晓军），胃肠外科（王杉）；北京大学第一医院心血管内科（霍勇）；中国医学科学院北京协和医院胸外科（李单青），消化内科（钱家鸣），内分泌科（邢小平），检验科（徐英春），妇产科（郎景和）；中国协和医科大学出版社临床规范诊疗编辑部（林丽开）；河南大学淮河医院普通外科（任学群）；首都医科大学附属北京儿童医院（申昆玲、孙琳）；中国医学科学院肿瘤医院（石远凯）；北京积水潭医院脊柱外科（田伟、鱼锋）；首都医科大学附属北京天坛医院（王拥军、张力伟）；上海交通大学医学院附属瑞金医院皮肤科（郑捷）

通信作者：郎景和，Email：langjh@hotmil. com